DIETA
DE LAS
CALORÍAS
NEGATIVAS

DE: ROCCO

PARA: _____

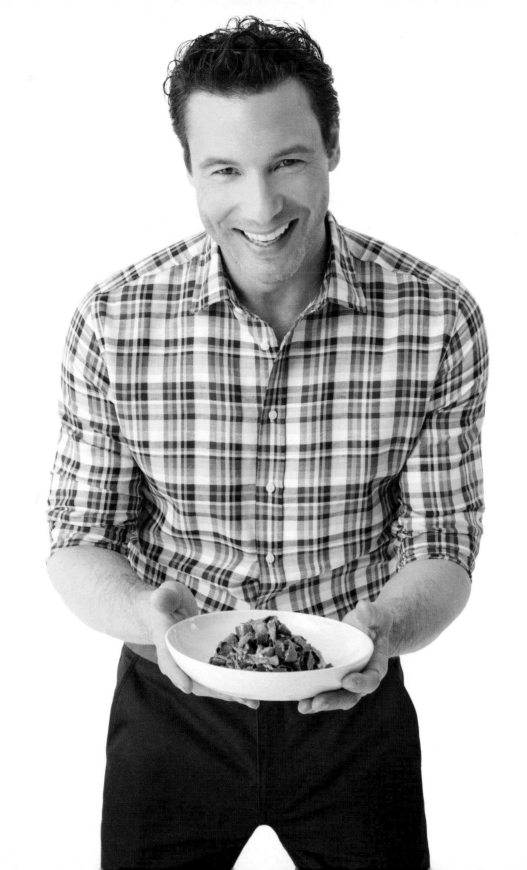

LA DIETA DE LAS CALORÍAS

NEGATIVAS

**BAJA HASTA 5 KILOS EN 10 DÍAS
CON 10 ALIMENTOS SIN RESTRICCIONES**

ROCCO DISPIRITO

OCEANO

Diseño: Hsu+Associates
Fotografía de la portada: © Christopher Testani
Fotografías de interiores: cortesía de Rocco DiSpirito
Fotografías de las páginas: ii, x, 32, 64, 228 y 230, Christopher Testani

LA DIETA DE LAS CALORÍAS NEGATIVAS

Título original: THE NEGATIVE CALORIE DIET: Lose Up to 10 Days with 10 All You Can Eat Foods

© 2016, Flavorworks, Inc.
Todos los derechos reservados

Publicado según acuerdo con HarperWave, una división de HarperCollins Publishers.

Traducción: Aridela Trejo Bejarano

D.R. © 2017, Editorial Océano de México, S.A. de C.V.
Eugenio Sue 55, Col. Polanco Chapultepec
C.P. 11560, Miguel Hidalgo, Ciudad de México
info@oceano.com.mx
www.oceano.mx

Primera edición: 2017

ISBN: 978-607-527-202-3

Depósito legal: B-7486-2017

Hecho en México / Impreso en España
Made in Mexico / Printed in Spain

9004301010617

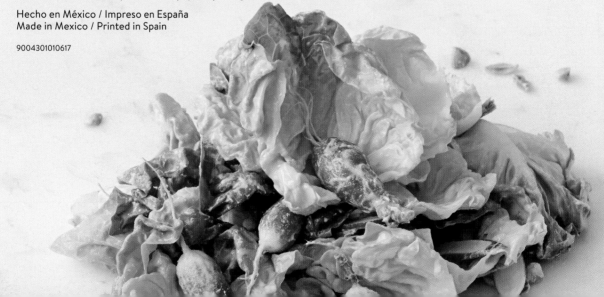

ÍNDICE

Introducción

PRIMERA PARTE

LA DIETA DE LAS CALORÍAS NEGATIVAS

SEGUNDA PARTE

LAS RECETAS CON CALORÍAS NEGATIVAS

TERCERA PARTE

EL ESTILO DE VIDA DE LAS CALORÍAS NEGATIVAS

INTRODUCCIÓN

Hace muchos años causé conmoción en el mundo de la cocina al reinventar "comida casera", como pollo frito, hamburguesas con queso, macarrones con queso y helado. Concebí recetas que fueran deliciosas, pero en versiones con menos calorías y grasas que las originales. No me importó utilizar queso procesado, edulcorantes artificiales, alimentos procesados y aditivos sin calorías para lograrlo. Los resultados tenían un sabor magnífico.

Después recibí críticas severas de mis lectores y clientes. "¡No está bien cocinar con edulcorantes, grasas ni nada artificial!", protestaron. Los escuché fuerte y claro. Investigué qué contienen los alimentos procesados y empecé a derribar mis firmes creencias nutricionales mucho más rápido de lo que un ladrón es capaz de desmantelar un Porsche en una calle secundaria en Nueva York a las tres de la mañana. Me di cuenta de que para estabilizar mi propio peso y tener una salud excelente no bastaba mi estrategia de siempre: reducir las calorías y las grasas. Así que comencé a incorporar más alimentos orgánicos y naturales en mi alimentación; expresamente, verduras y frutas frescas, así como fuentes magras y naturales de proteína.

El punto culminante de mi aventura terminó convirtiéndose en una forma completamente nueva de cocinar, incluso más deliciosa y satisfactoria que los métodos basados en "alimentos artificiales" a los que recurrí en el pasado. No sólo logré bajar esos cinco kilos de más que arrastraba desde hacía tiempo, también descubrí que desde que ingiero alimentos naturales me siento mejor que nunca.

Con cada libro que escribo mi filosofía alimentaria sigue evolucionando. Mis recomendaciones nutricionales se han vuelto un tanto más puras. Me he convertido en un defensor activo de los alimentos orgánicos por encima de los producidos en masa y cultivados en terrenos tóxicos, adulterados con químicos y elaborados sobre todo para enriquecer a los grandes productores de alimentos estadunidenses. En muchos sentidos, he cerrado el círculo: hoy cocino como cuando era niño y veía hacerlo a mi madre y a mi abuela, con alimentos cosechados en casa, en el jardín familiar.

Poco tiempo después de que empecé a comer así, las personas que conocía en programas de televisión u otros proyectos me pidieron que les preparara platillos saludables y se los entregara a domicilio. Acepté y sin darme cuenta, me encontré con la grata coincidencia de haber iniciado una empresa nueva. En el transcurso de estos años he estado al frente de una cocina en donde, junto con un equipo pequeño, cocino comida orgánica, sin gluten, sin azúcar y con nutrientes abundantes para un gran número de clientes que reciben programas personalizados a partir de sus necesidades médicas o nutricionales. Es como tener un restaurante otra vez, pero sin las dificultades intrínsecas... ¡y con muchas más opciones nutritivas en el menú! La empresa ha crecido tan rápido que hace poco nos mudamos a instalaciones con una cocina más grande y apenas nos damos abasto con los pedidos.

En un principio, los platillos que preparamos se inspiraron en las recetas de uno de mis libros más recientes, *The Pound a Day Diet*, pero con el tiempo evolucionaron para incorporar cada vez más platos con calorías negativas. Desde que comenzamos, he identificado que nuestros regímenes alimenticios han tenido resultados impresionantes: mis clientes no sólo han bajado de peso, les encanta la comida. Los avances de algunos en materia de salud han sido tan positivos que han dejado de tomar medicamentos para controlar la diabetes. Otros señalan que sus niveles de energía están por los cielos y que han dejado de depender casi por completo de la cafeína durante el día. Incluso algunos me preguntaron si estaba poniendo en sus comida aditivos de los que tienen las bebidas energéticas.

En todo este tiempo también fui testigo de otro pequeño milagro: la dieta de las calorías negativas era perdurable. Nadie renunciaba. Se trataba de algo inusual, pues muchos programas para bajar de peso tienen un índice de deserción muy alto. Hace varios años, el *International Journal of Obesity* informó que de las más de 60,000 personas que se inscriben en un programa grande y co-

mercial para bajar de peso, sólo 13,000 continúan después de 26 semanas, y tras un año únicamente quedan 3,900 personas. En mi opinión es un índice de deserción inmenso.

No tengo 60,000 personas a mi cuidado (al menos aún), pero quienes se han suscrito a mi programa de comida a domicilio tienen un nivel de permanencia extraordinario. Entrado el segundo año, la mayoría sigue los principios de mi régimen alimenticio y mantiene su peso sin sentir que está "a dieta".

Queda claro que la dieta de las calorías negativas es mucho más que un programa de 30 días; es un estilo de vida. Al término de los 30 días puedes esperar adelgazar —entre cinco y diez kilos—, verte más joven, tener más energía y sentirte más sano. A partir de lo que he visto en mis clientes, también deberías percibir mejoras mensurables en tu digestión, presión sanguínea, control del azúcar en la sangre, nivel de energía y exámenes de sangre de laboratorio (incluido el colesterol).

He dedicado varios años a modificar y mejorar este plan alimenticio, así como mis recetas de calorías negativas, y en el transcurso de ese lapso mis clientes y yo hemos servido como conejillos de indias. Por suerte, a ti no te tomará tanto tiempo porque ya he puesto todo a prueba. Lo único que debes hacer es seguir leyendo.

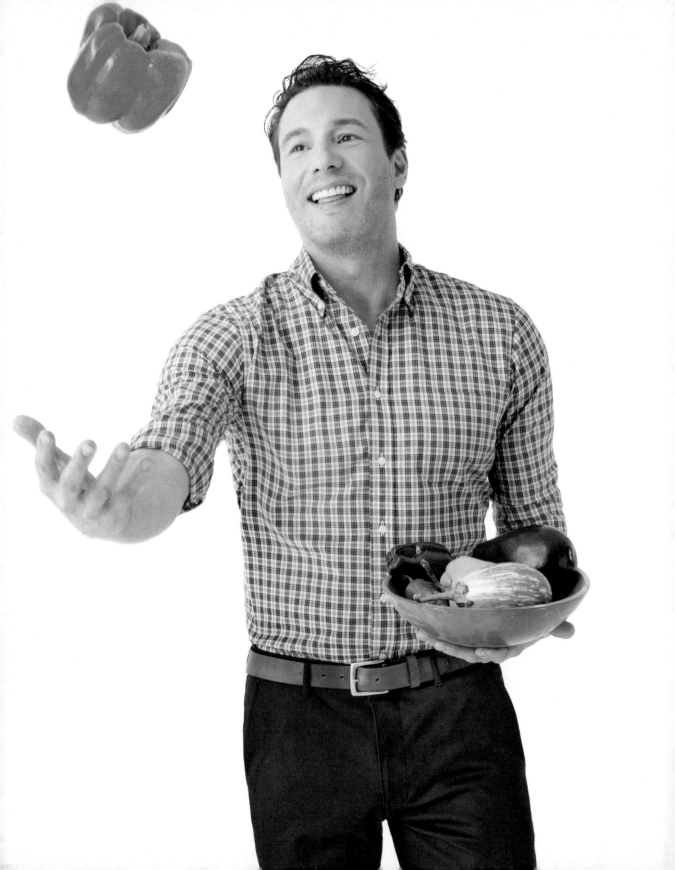

PRIMERA PARTE

LA DIETA DE LAS CALORÍAS NEGATIVAS

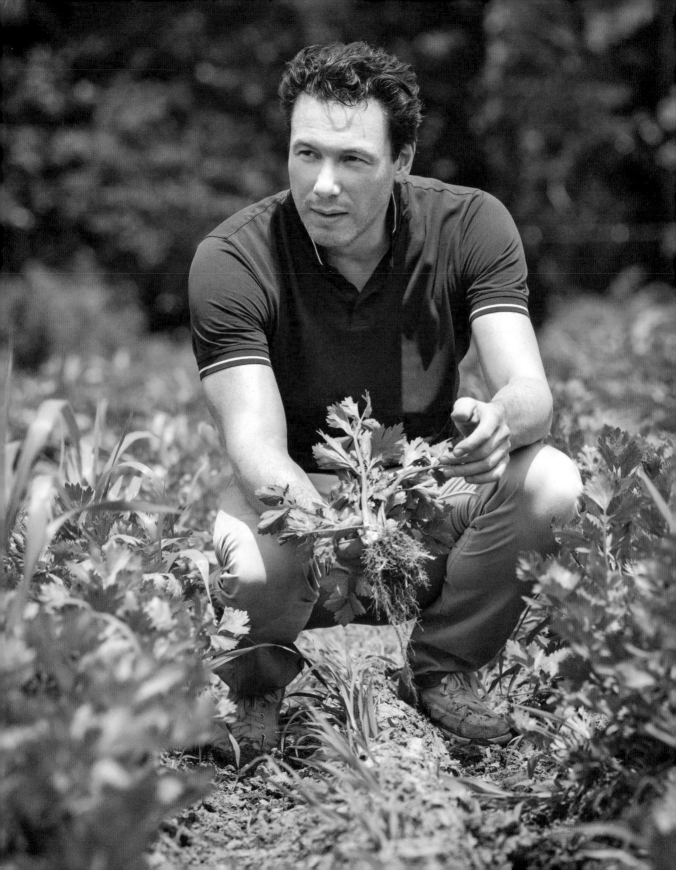

CAPÍTULO UNO

LAS CALORÍAS NO SON EL PROBLEMA

DE AHORA en adelante, antes de comer cualquier alimento vas a preguntarte lo siguiente: "¿Las calorías de este alimento son negativas?".

Si la respuesta es "sí", entonces puedes comerlo porque sabes que nutrirá tu organismo, pues le brindará la energía y los nutrientes necesarios para mantenerte sano. No tienes que contar las calorías que contiene ni servirte raciones diminutas. Puedes ingerirlo, es así de sencillo.

Si la respuesta es "no", entonces querrás devolver ese producto al anaquel del supermercado, sacarlo de tu alacena o del refrigerador, o saltártelo en el menú de un restaurante porque no le aportará nutrientes a tu organismo. Y sin duda no te ayudará a bajar de peso.

Entonces ¿qué es un alimento con "calorías negativas"? te lo enseñaré en este libro. Estás a punto de aprender lo sencillo y delicioso que es comer alimentos que respalden tus esfuerzos por bajar de peso de manera natural. Los alimentos con calorías negativas pueden ayudar a tu organismo a quemar grasa o bajar de peso. Pueden estimular el ritmo en el que el organismo quema calorías, tanto de forma temporal como en el largo plazo. Y pueden ayudarte a que te sientas satisfecho después de ingerirlos, así que al final, comerás menos.

CALORÍAS BUENAS Y MALAS

Si quieres estar en forma debes deshacerte de la grasa y desarrollar músculo. Para quemar grasa debes mantener un "equilibrio de calorías negativas", lo cual quiere decir que debes consumir menos calorías de las que gastas. Tradicionalmente, el equilibrio de calorías negativas se consigue reduciendo calorías para que el organismo recurra a la grasa almacenada cuando necesite energía. Por desgracia, este enfoque implica el esfuerzo tedioso de contar calorías y pasar hambre debido a la restricción de alimentos. En otras palabras, una dieta cortoplacista destinada a fracasar.

Quería descubrir una estrategia mejor para bajar de peso y reducir la grasa corporal. Me preguntaba si había una forma de alcanzar el equilibrio de calorías negativas sin reducir el consumo de calorías y comer todo lo que quisiera.

Resulta que sí, el secreto es comer alimentos reales y nutritivos. O sea, alimentos con calorías negativas.

No soy defensor de las calorías, nunca te sugeriría llevar la cuenta de todas las que consumes. Sin embargo, son una medida útil para determinar el efecto que tiene la comida cuando bajas y subes de peso. Pero ¿qué es una caloría? En sentido estricto es la cantidad aproximada de calor (energía) que se necesita para elevar un gramo de agua a un grado Celsius. Según esa definición, todas las calorías son iguales, sin importar si proceden de la grasa, la proteína o los carbohidratos, lo cual puede ser cierto en teoría, pero ¿será verdad que el organismo procesa igual todas las calorías?

Citemos por ejemplo una naranja grande. Tiene unas 100 calorías. Igual que un chocolate pequeño. ¿Acaso estos dos alimentos tienen el mismo efecto en tu peso? ¡No! El chocolate no tienen ningún valor nutricional y el organismo lo almacena en forma de grasa; en cambio, la naranja contiene vitaminas, minerales y fibra, y de hecho puede ayudarte a controlar el peso.

En mi experiencia, sé que empiezo a subir de peso cuando ceno una rebanada grasosa de pizza con frecuencia; en cambio, cuando ingiero alimentos más sanos, que tienen más o menos la misma cantidad de calorías —digamos, un trozo grande de atún a la plancha y verduras—, mi peso se mantiene estable. No es preciso ser experto en nutrición para darse cuenta de que hay una diferencia abismal entre cenar pizza y cenar pescado. En resumen, no importa *cuántas* calorías consumas (cantidad), sino su *tipo* (calidad).

El primer paso en mi camino para mantenerme en forma fue comer alimentos con calorías negativas. Perdón, retiro lo dicho: el primer paso

fue cuando me cansé de subir y bajar los mismos cinco kilos un millón de veces en esos años. ¡Si sumara todo el peso que he bajado seguro resultaría el de una o dos personas!

NO TODAS LAS CALORÍAS SON IGUALES

Comer calorías de *buena calidad* estimula tu metabolismo y ayuda a tu organismo a quemar grasa, mientras que comer calorías de *poca calidad* produce enfermedades y aumento de peso. Pero no me hagas caso a mí, hay mucha evidencia científica que lo respalda. Veamos algunos ejemplos:

• Investigadores de la Universidad de Connecticut compararon a dos grupos de personas a dieta: quienes comían alimentos de buena calidad como verduras, ensaladas, nueces, semillas, carne magra, pollo y aves, y quienes ingerían alimentos de menor calidad como pan, pasta, jugos de frutas y lácteos. El grupo de los alimentos de buena calidad consumía 300 calorías más a diario que el de los alimentos de menor calidad, pero quemaba más grasa. Este estudio se publicó en *Nutrition and Metabolism* en 2004, y demostró que las calorías de buena calidad (y en mayor cantidad) te dan ventaja metabólica cuando se trata de bajar de peso.

• Investigadores en la Universidad de Pensilvania dividieron a los participantes de un estudio en dos grupos: personas a dieta que consumían alimentos de buena calidad como frutas y verduras frescas ricas en fibra; y personas a dieta, a quienes se permitió comer una variedad de alimentos, incluidas cinco o seis porciones de pan, pasta, bagels, cereales, pretzels sin sal y palomitas de maíz (¡calorías de menor calidad!). En el transcurso de los seis meses que duró el estudio, el grupo de las calorías de buena calidad comió 9,500 calorías más que el otro grupo y su pérdida de peso fue ¡200% mayor!

• Investigadores compararon los resultados de personas que seguían una dieta baja en grasas (la cual suele incluir calorías de menor calidad provenientes de carbohidratos procesados) con los de aquellos que seguían una dieta baja en carbohidratos (la cual suele incluir mucha proteína y verduras frescas y de buena calidad) en el transcurso de 12 semanas. Las mujeres que seguían la dieta de pocos carbohidratos ingerían 1,500 calorías a diario; los hombres, 1,800. A un segundo grupo que seguía la dieta de pocos carbohidratos se le permitió comer 300 calorías adicionales diarias; las mujeres ingirieron 1,800 y los hombres 2,100. En cuanto a la dieta baja en grasas, las mujeres consumieron 1,500 calorías al día y los hombres 1,800. La pérdida de peso promedio fue la siguiente: la dieta de pocos carbohidratos, 11 kilos; la dieta de pocos carbohidratos más 300 calorías diarias, 9 kilos; y la dieta baja en grasa, 7 kilos. Vuelve a leer esas cifras: las personas que siguieron la dieta de pocos carbohidratos más 300 calorías bajaron más kilos (¡una dieta de más calorías!) que los que siguieron la dieta baja en grasas con calorías y grasa controladas.

¿Cómo es posible que se llegue a estos resultados? Por dos motivos: el primero, una caloría no es una caloría. Algunas "engordan" más que otras. El segundo, algunas calorías —las que denomino *calorías negativas*— dan al organismo un equilibrio de calorías negativas y ayudan a bajar de peso.

En un artículo científico publicado en 2014 titulado "Considerar la obesidad y las enfermedades relacionadas desde el punto de vista de las calorías puede confundir y perjudicar la salud pública", los autores emplearon el ejemplo de cuatro tipos de alimentos, cada uno con la misma cantidad de calorías, para demostrar que causan efectos muy distintos en el peso y la grasa corporal cuando se consumen: salmón (una proteína), aceite de oliva (una grasa), arroz blanco (un carbohidrato refinado) y vodka (sobre todo alcohol).

El salmón, la proteína, te ayuda a sentirte satisfecho. La proteína sacia porque suprime varias hormonas del intestino encargadas de regular el apetito.

Después la grasa, el aceite de oliva. Las calorías de grasa engordan más. ¿Por qué? El cuerpo no necesita emplear mucha energía para convertir la grasa de la comida en grasa corporal. Quema veinte veces más energía al digerir proteína que al digerir grasas.

En cuanto al arroz blanco, se absorbe muy rápido y se convierte en azúcar en el torrente sanguíneo aceleradamente. A menos que el azúcar en la sangre se queme pronto o las células la absorban, es muy probable que se almacene como grasa. Al subidón de azúcar le seguirá una caída estrepitosa, la cual te dejará con antojo de más comida.

¡Ah, el alcohol! Incrementa la sensación de hambre. Más aún, el organismo también lo reconoce como un azúcar; por lo tanto, lo convierte rápidamente en grasa que se acumula en torno al vientre y las caderas.

Como puedes ver, cada uno de estos alimentos tiene un efecto distinto en el organismo, caloría por caloría. Así que si bien las calorías pueden ser una medida aproximada útil, cuando quieres bajar de peso es esencial tener en cuenta que no todas las fuentes calóricas son iguales. Lo maravilloso de los alimentos con calorías negativas es que son una fuente calórica de buena calidad, así que puedes comerlas sin restricciones. Sé que parece demasiado bueno para ser cierto, pero te aseguro que no es así. Me ha funcionado y todos los días le funciona a muchos de mis clientes.

Entonces ¿qué es un alimento con calorías negativas? En seguida enumero los criterios mediante los cuales podemos evaluar cualquier comida para decidir si tiene calorías negativas. Debe cumplir estas tres normas:

1. EL FACTOR DE LOS ALIMENTOS NATURALES

Los alimentos con calorías negativas son *naturales*, es decir, no han sido alterados desde su estado original, tampoco modificados, ni siquiera un poco; por ejemplo, no han sido cocinados. Las calorías de los alimentos naturales son de buena calidad.

En contraste, a los alimentos que han sido alterados considerablemente se les denomina *alimentos procesados* y contienen calorías de poca calidad. Por citar un caso, las papas son un alimento natural; las papas fritas son un alimento procesado.

Para quemar grasa debes limitar la ingesta de comida procesada; las galletas, papas y otros alimentos empacados son procesados. Definitivamente no crecen en la presentación que los compras. ¿Alguna vez has visto una planta de papas fritas? Claro que no.

La belleza de comer alimentos naturales radica en que el organismo no almacena sus calorías en forma de grasa, lo que sí ocurre con las de los alimentos procesados y chatarra. Puedes ingerir más calorías de alimentos naturales y bajar de peso.

Un buen ejemplo: científicos en el Centro Médico de City of Hope (Duarte, California) analizaron a dos grupos de personas corpulentas,

quienes seguían una dieta líquida de restricción calórica supervisada por médicos. Como refrigerio, la mitad de los participantes incluía 85 gramos de almendras (un alimento natural que contiene calorías de calidad) en su alimentación diaria, mientras la otra mitad incluía la misma cantidad de calorías, pero en la forma de alimentos procesados como palomitas de maíz y galletas de trigo. Los dos grupos consumían 1,000 calorías diarias. En el transcurso de 24 semanas, los que comían almendras perdieron más peso que los que ingerían productos procesados, aunque los dos consumieron la misma cantidad de calorías. De nuevo, se impusieron las calorías de buena calidad.

Los alimentos naturales —en especial los diez que resaltaré a continuación— ayudan al organismo a prepararse para quemar grasa y bajar de peso.

2. EL FACTOR QUEMAGRASA

Una de las claves para quemar grasa y bajar de peso es estimular el metabolismo, o sea, el proceso del organismo que convierte los alimentos en combustible. Cuanto más eficiente sea el metabolismo, mayor grasa quemará tu cuerpo.

Hay varias formas de acelerar el metabolismo. Una es el ejercicio, sobre todo el entrenamiento de fuerza, pues desarrolla los músculos. El músculo está activo metabólicamente, es el principal tejido quemagrasa del cuerpo. Otra es desintoxicarse con regularidad (lo cual harás en este plan), ya que la desintoxicación limpia el hígado —el órgano quemagrasa más importante— y le permite que funcione con mayor eficiencia.

La tercera es consumir alimentos "termogénicos". Sí, suena complicado, pero simplemente se refiere al calor que genera el organismo al digerir un alimento. Este proceso estimula el metabolismo y quema calorías. De hecho, según la Clínica

Mayo, la termogénesis puede ser responsable de entre 100 y 800 calorías que utilizas cada día.

Ciertos alimentos son más termogénicos que otros: las verduras crucíferas, como el brócoli y la coliflor, y muchas variedades de proteínas. Automáticamente creas un equilibrio de calorías negativas cuando los consumes.

3. EL FACTOR DE LA SACIEDAD

Los alimentos con calorías negativas son satisfactorios, es decir, te "llenan". Considéralo una especie de *bypass* gástrico natural, sin cirugía; los alimentos con calorías negativas te sacian más rápido, así que de manera automática consumes menos. Estos alimentos te sacian mucho porque son ricos en agua y fibra (frutas y verduras), o en proteína (carnes magras).

Si alguna vez has intentado ponerte a dieta y has fracasado es muy probable que el hambre haya sido tu principal obstáculo. Las dietas centradas en las calorías no toman en cuenta la saciedad. Quizá seguiste tu régimen una o dos semanas, pero siempre tenías hambre. ¿Quién quiere sufrir hambre constantemente? Nuestro cuerpo y cerebro no están diseñados para ignorar el hambre. De hecho, la evolución nos ha programado para buscar alimentos con más calorías cuando tenemos mucha hambre. Por eso cuando estás a dieta y tienes hambre constantemente, lo único que quieres es ir directo a la heladería más cercana.

Otra razón por la que muchas dietas te dejan con hambre es porque incluyen carbohidratos procesados, como los cereales para el desayuno, el pan blanco o el arroz blanco. Todos estos carbohidratos están compuestos por moléculas de almidones que el organismo convierte en azúcar poco después de haberlos ingerido. Esa digestión tan rápida provoca un ascenso de glucosa (azúcar en la sangre), al que le sigue una caída estrepitosa.

Recuerda cuando desayunaste un muffin y se te disparó la energía, pero para el medio día la caída fue abrupta y el antojo de azúcar, enorme. Así se siente la otra cara del azúcar. En cambio, los alimentos con calorías negativas brindan una fuente de combustible estable, te mantienen con energía sin despuntes ni caídas. Despídete de las ansias por comer sin parar entre comidas o excederte, siempre que recurras a los alimentos de buena calidad y con calorías negativas.

Ahí lo tienes: los alimentos con calorías negativas tienen calorías naturales que te sacian y ayudan a tu organismo a quemar grasa en vez de almacenarla. Los resultados son reales: pérdida de peso sostenible sin privaciones.

SECRETOS METABÓLICOS REVELADOS

La dieta de las calorías negativas busca situar a tu cuerpo en un equilibrio natural de calorías negativas, sin que tengas que contarlas u obsesionarte con ellas. Puedes ingerir con total impunidad —todo lo que quieras—, siempre que te asegures de que cada comida incluya por lo menos uno o más de los diez alimentos con calorías negativas. De hecho, cuantas más ingieras, mayor podrá ser el peso que bajes (revelaré estos alimentos en el capítulo siguiente, pero si te pica la curiosidad, te doy permiso de ir a la página 11 y revisar la lista ahora).

Ingerir alimentos con calorías negativas en abundancia no es el único as bajo mi manga de chef. También busqué las diez mejores proteínas quemagrasa en el planeta para hacer comidas ricas y satisfactorias. Para el organismo es más difícil digerir la proteína que otros macronutrientes como los carbohidratos o las grasas; por lo tanto, requiere más energía para hacerlo. En una comida que incluye proteína, casi 25% de sus calorías se quemarán mediante termogénesis. De nuevo, haz cuentas: si consumes una comida de 400 calorías que incluye una porción de proteína como carne, pollo o pescado, podrías gastar 100 calorías (25% de las calorías totales de la comida) sólo al digerirla. ¡*Voilà*! La proteína también te ayuda a sentirte satisfecho; además, contiene sustancias esenciales, llamadas aminoácidos, que auxilian al organismo a reparar y regenerar el músculo.

Sazonar los alimentos con especias también crea un efecto termogénico. He identificado las diez mejores especias para aumentar este efecto y estimular el metabolismo (consulta la página 17). Te mostraré cómo usarlas para cocinar platillos sanos y sabrosos. Piensa: proteína + alimentos con calorías negativas + especias = una forma deliciosa de quemar grasa y bajar de peso.

LOS PUNTOS ESENCIALES DEL PLAN ALIMENTICIO

Mi plan alimenticio está pensado para un periodo de 30 días. Cuando lo concluya confío que continúes implementando estos cambios saludables en tu estilo de vida a largo plazo. En seguida el desglose de los primeros 30 días:

• **Una desintoxicación de 10 días** que se centra en 10 alimentos con calorías negativas. En estos primeros días es razonable esperar bajar medio kilo al día, un total de 5 kilos en 10 días. Así es: 5 kilos en 10 días. Suena bien, ¿no?

Esta desintoxicación no exige nada draconiano: todos los días disfrutarás tres deliciosas bebidas purificadoras y una comida sólida, ya sea una ensalada o una sopa sustanciosa. Una razón por la cual la desintoxicación funciona tan bien es

porque depura las sustancias realmente nocivas: azúcares refinados y añadidos, harina blanca, gluten, grasas hidrogenadas, alcohol, alimentos genéticamente modificados y químicos que pueden dañar el metabolismo y restar eficiencia al hígado, y por lo tanto incrementan la grasa corporal.

Mi desintoxicación elimina todo esto y promueve los procesos de desintoxicación naturales del cuerpo. También es una estrategia excelente para arrancar con la dieta de las calorías negativas y, en última instancia, hacer la transición para adoptar mejores hábitos alimenticios en el largo plazo.

• **El plan alimenticio de 20 días,** según el cual ingerirás proteína, alimentos con calorías negativas, especias y una variedad de superalimentos sabrosos y con beneficios para la salud y quemagrasa. En este programa de 20 días podrás comer fuera también. A diferencia de la mayoría de las dietas, la *de las calorías negativas* facilita comer fuera de casa. Y qué alivio no tener que contar las calorías, los carbohidratos o los gramos de grasa; adivinar o medir las porciones; o sumar puntos en cada comida. ¡Qué satisfactorio comer sin restricciones!, siempre que elijas alimentos de buena calidad.

Luego de unos días en el programa te darás cuenta de que el antojo de comida chatarra y golosinas disminuirá y de que ya no tendrás la necesidad de comer de más. A medida que tu cuerpo se vaya sintiendo satisfecho y nutrido gracias a los nutrientes que le proporcionas empezarás a tener antojo de la comida que le está brindando tal bienestar.

Tu paladar empezará a ajustarse a la dulzura sutil de las frutas y verduras orgánicas, y notarás la diferencia en la calidad y el sabor cuando cocines con proteínas libres de ingredientes desagradables como antibióticos y hormonas. A medida que te deshagas de más kilos tu energía se disparará. Es posible que sientas menos malestares y dolores y tu piel luzca mejor, también sobrecargarás tu inmunidad. No querrás volver a la tierra de las sustancias realmente nocivas, no más viajes a la heladería.

- **70 recetas con calorías negativas.** Aquí encontrarás recetas sencillas a partir de alimentos frescos y naturales, mínimamente procesados, cosechados de forma local y orgánicos: comida de verdad con ingredientes de verdad. En general, cada receta requiere no más de diez ingredientes, sin incluir los condimentos, y el tiempo de preparación es muy breve. Después de cocinar 25 años en restaurantes, he pasado los últimos tiempos cocinando para mí, mis amigos y clientes. De inmediato descubrí que cocinar comida casera todos los días exige mucho tiempo y es incompatible con mi vida ajetreada, así que desarrollé comidas maravillosas y nutritivas con menos ingredientes. Estos platillos sencillos se preparan fácilmente y además te ahorrarán dinero.

Para crear estas recetas tuve que investigar mucho. Como soy una persona curiosa por naturaleza que nunca se cansa de probar cosas nuevas recibí la aventura con los brazos abiertos. Durante el proceso, reduje mi universo de condimentos a unos cuantos que sé son naturales y orgánicos. Si un ingrediente era procesado, aunque fuera mínimamente, lo descartaba. Utilicé cacao orgánico en polvo, extracto de fruto del monje (monk fruit) y néctar de coco para los sabores dulces; cítricos, frutas ácidas y vinagres de sabor para los sabores ácidos; algas marinas y sal de mar celta sin procesar para los sabores salados, así como mostazas orgánicas para lo amargo. Así cubrí el panorama de los cuatro sabores que dan vida a los alimentos.

Si estás listo, me gustaría mostrarte cómo eliminar los alimentos que engordan, te hacen sentir cansado e infeliz con tu dieta y te guiaré por el mundo de los alimentos naturales que te ayudarán a estar sano y bajar de peso para siempre.

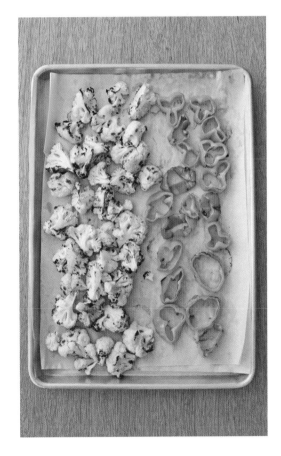

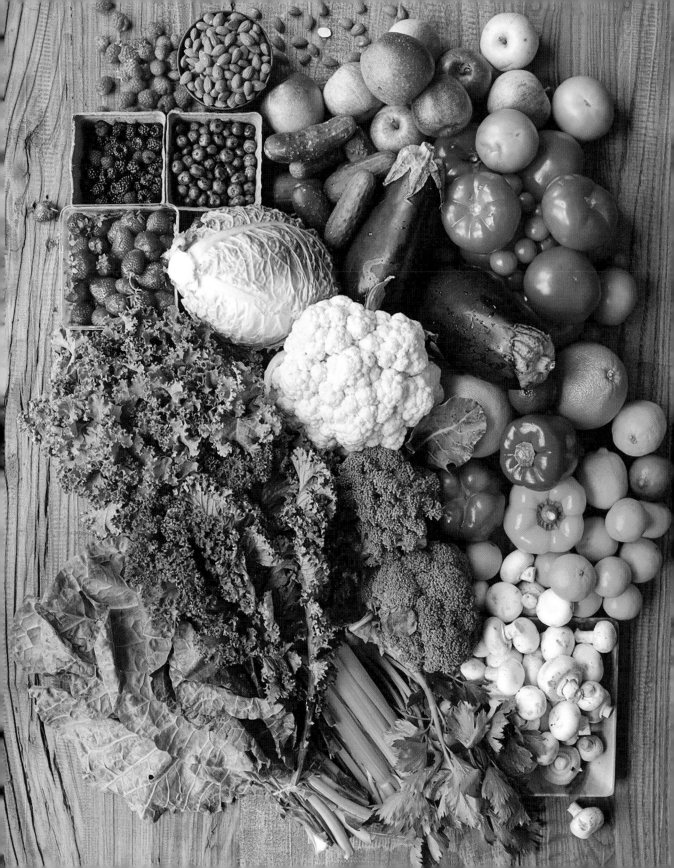

CAPÍTULO DOS

CONOCE LOS 10 ALIMENTOS CON CALORÍAS NEGATIVAS

SIN DUDA, en el planeta hay una variedad de alimentos sanos y repletos de nutrientes. Pero para los fines de este programa, he seleccionado los mejores 10 alimentos con calorías negativas que considero te ayudarán a cumplir tus metas a la hora de bajar de peso. ¿Cómo los elegí? Fácil:

- CIENCIA Cada uno de estos alimentos tiene el respaldo de investigación confiable que demuestra que son sustanciosos, termogénicos y contienen calorías de buena calidad, propias de los alimentos naturales.

- NUTRICIÓN En estos alimentos abundan los nutrientes importantes, entre ellos la fibra, vitaminas y minerales, los cuales no sólo son el sostén de un metabolismo sano, sino también de la salud en general.

- VERSATILIDAD Soy chef, conozco la buena comida y también los obstáculos que impiden a la gente cocinar en casa. Es fácil encontrar los 10 alimentos que he seleccionado en tu tienda o mercado local; es sencillo cocinar con ellos y, sobre todo, son deliciosos.

Estos son los 10 alimentos con calorías negativas que incorporarás a tu dieta. Repasémoslos.

1. ALMENDRAS

En mi opinión, hay pocas cosas tan buenas en la vida como un puñado de almendras. Estos frutos maravillosos hacen todo por tu cuerpo, salvo sudar y lavar tu ropa deportiva. Son ricas en proteína y fibra, lo que significa que un puñado pequeño sacia de verdad.

Investigaciones sugieren que comer almendras también es benéfico cuando se quiere bajar de peso. Un estudio que se publicó en el *European Journal of Clinical Nutrition* reveló que las personas que todos los días comen 40 gramos de almendras (unas 30) a modo de refrigerio se sienten más satisfechas durante el día e ingieren menos calorías en otras comidas. En otras palabras, con un refrigerio diario de almendras es más sencillo evitar comer en exceso a lo largo del día. Otro estudio, publicado en el *Journal of the American College of Nutrition*, reveló que voluntarios acostumbrados a ingerir sólo seis almendras diarias como refrigerio pesaban dos kilos menos y la circunferencia de su cintura era dos centímetros menor que la de sus contrapartes que no las comían.

APROVECHA Las almendras son un refrigerio estupendo para bajar de peso. Intenta comer un puñado 20 minutos antes de los alimentos para controlar el apetito y comer menos. O disfrútalas como refrigerio a cualquier hora del día. Muchas de mis recetas las incluyen de forma creativa, revisa el smoothie de proteína de almendra y vainilla (página 90), el risotto de manzana y canela con salvado de avena y almendras (página 100) o el sushi de pepino y arroz de almendras (página 198).

2. MANZANAS

Voy a modificar un dicho antiguo: "Una manzana al día mantiene *la grasa* en la lejanía".

¿Cómo? Una palabra: polifenoles. Se trata de compuestos vegetales naturales y con muchas propiedades que se encuentran en las manzanas. Se ha demostrado que contribuyen a reducir la grasa corporal, específicamente, la grasa abdominal.

Científicos de la Universidad Nipona de las Ciencias del Deporte, en Tokio, realizaron un estudio con 71 hombres y mujeres obesos. Les pidieron consumir 600 miligramos (unas tres manzanas) al día de polifenoles o un placebo durante tres meses. Midieron su colesterol total, el colesterol LDL (malo), el peso corporal y la grasa abdominal antes y después del experimento. Al final, los investigadores descubrieron que las personas que consumieron los polifenoles de manzana mostraron más reducción y mejoras en todas esas

medidas, a diferencia de los que consumieron un placebo.

Los polifenoles no sólo son la panacea de las manzanas. Éstas también contienen pectina en la cáscara, una fibra de digestión lenta que regula el apetito y te hace sentir satisfecho más tiempo, como demuestran múltiples investigaciones. Una de las cuales informó que las personas que comían una manzana antes de una comida consumían 15% menos calorías. Se cree que la pectina también limita la cantidad de grasa que las células pueden absorber y se ha demostrado que ayuda a reducir el colesterol "malo", o LDL, y estimular el colesterol bueno, o HDL, que nuestro organismo necesita. Si bien es cierto que las manzanas contienen mucha azúcar, su fibra y la pectina implican que comer una (a diferencia de beber un jugo de manzana) no elevará la glucosa.

APROVECHA Cuando no quieras un refrigerio de almendras, cómete una manzana. Igual que éstas, una manzana te saciará. Intenta comer un par de rebanadas de manzana 15 minutos antes de una comida para atenuar el apetito y capitalizar las propiedades de esta fruta tan versátil. También puedes preparar mi ensalada de cangrejo con manzana, apio y verduras de hoja verde (página 122), smoothie especiado de pay de manzana (página 92) o rebanadas de manzana con cacahuate (página 206).

3. MORAS

Sí, son preciosas y deliciosas, pero ¿sabías que las moras también figuran entre las frutas que más queman grasa? Para empezar, son sustanciosas por naturaleza porque tienen mucha fibra. Cuando se trata de alimentos que adoro, como las moras azules frescas, a veces como aunque esté satisfecho por el puro placer de su sabor. Sin embargo, es muy difícil atiborrarse de moras. ¿Cuándo fue la última vez que te comiste dos tazas de fresas o frambuesas? Quizá nunca... porque llega un momento en que te sientes demasiado lleno como para seguir comiendo.

Después está el efecto termogénico de las moras. Estas frutas pequeñitas contienen un compuesto llamado resveratrol (que también se encuentra en las uvas y el vino tinto) que aumenta el calor corporal (termogénesis), lo cual estimula el metabolismo y el proceso quema calorías.

Las moras van un paso adelante en lo que se refiere al control de peso. Contribuyen a regular la leptina, una hormona que producen nuestras células grasas. La leptina proviene de la palabra griega *leptos*, que quiere decir "delgado", y se secreta después de comer. Se dirige al cerebro, donde ayuda a atenuar la sensación de hambre, razón por la cual también se le llama hormona de la saciedad. Es bueno tener niveles altos de leptina en el organismo porque mantiene el apetito a raya y disminuye las probabilidades de comer de más.

Las moras también contienen carnitina; se le considera quemagrasa porque ayuda a transportar la grasa a la fábrica de energía de las células: la mitocondria. Si hay poca carnitina en el organismo la mayoría de las grasas no puede llegar a la mitocondria para ser quemada y convertida en combustible.

Las moras tienen muchas propiedades más. Contribuyen a desintoxicar el cuerpo (por eso están al principio y a la mitad de mi desintoxicación) y a disminuir el colesterol y los niveles de azúcar en la sangre. Además, a veces se les dice *moras cerebrales* porque estimulan la función cognitiva y atenúan la pérdida de la memoria, propia de la edad adulta.

APROVECHA. Disfruta una dosis diaria de moras en smoothies, con un tazón de avena, en ensaladas o solas.

4. APIO

Sé que el apio tiene la mala reputación de ser "una comida de dieta", pero como chef, me encanta esta verdura tan versátil. Tiene un perfil de sabor maravilloso y muchísimo potencial cuando se agrega a diversos platillos. De hecho, ¡en la caja de verduras de mi refrigerador parece que está creciendo apio!

También me encanta el apio porque es muy sustancioso, ya que tiene mucha fibra (se puede percibir por su textura) y agua. Esto quiere decir que sacia sin consumir muchas calorías.

EL MEJOR ALIMENTO CON CALORÍAS NEGATIVAS

La gran revelación: el agua.

El agua contiene cero calorías y además es un factor fundamental a la hora de estimular la termogénesis. En un estudio realizado en la Universidad Estatal Humboldt, en Arcata, California, se demostró que beber un poco más de dos vasos de 240 mililitros de agua incrementa el índice metabólico hasta 30% en sólo 10 minutos.

El agua también satisface la sed y el hambre. Investigadores de Virginia Tech descubrieron que las personas que beben más agua antes de los alimentos bajan más de peso que las que no. Con frecuencia, se confunde la sensación de sed con hambre, así que la próxima vez que se te antoje un refrigerio en el bajón de media tarde, primero bebe un vaso grande de agua y ve cómo te sientes. El oxígeno del agua (H_2O) también le da un poquito de energía al cerebro y ayuda en la desintoxicación.

Para quemar mucha grasa ¡brindemos con agua!

APROVECHA Hay cientos de opciones para comer apio: cómelo sin restricciones como refrigerio. Añádelo a estofados, sopas y ensaladas. Combínalo con manzana en el extractor para obtener una bebida potente que te brindará nutrientes vitales para bajar de peso y prevenir enfermedades. Cada tallo tiene poquísimas calorías, así que puedes comerlo o beberlo hasta saciarte.

5. CÍTRICOS

¿O debería llamarlos "pastillas naturales para adelgazar"? La vitamina C de los cítricos —naranjas, limones, toronjas y más— auxilia al organismo a la hora de quemar grasa y convertirla en combustible, sobre todo si haces ejercicio. En 2005, un estudio que se publicó en el *Journal of the American College of Nutrition* reveló que las personas cuyos niveles de vitamina C son adecuados, queman 30% más grasa cuando practican ejercicio moderado, a diferencia de las personas con niveles bajos. Otra investigación que se publicó posteriormente ha notificado descubrimientos similares, la deficiencia de vitamina C dificulta la pérdida de peso.

Los científicos creen que el efecto que tiene la vitamina C a la hora de quemar grasa se vincula con su papel en la creación de carnitina. Como expliqué antes, la carnitina transporta los ácidos grasos a la maquinaria interior de las células que los quema para convertirlos en combustible.

¿Recuerdas la infame dieta de la toronja de la década de 1980? Aunque nunca sugeriría algo tan extremo como alimentarse de una toronja diaria durante días, hay investigaciones interesantes sobre la eficacia de consumir toronjas para bajar de peso. En un artículo que se publicó en 2006 en el *Journal of Medicinal Food*, científicos dividieron a 91 pacientes obesos en grupos de cuatro. A cada grupo se le dio ya sea: 1) una cápsula placebo y 207 mililitros de jugo de manzana, 2) una cápsula de toronja y 207 mililitros de jugo de manzana, 3) una cápsula placebo y 237 mililitros de jugo de toronja o 4) una toronja fresca. El estudio duró 12 semanas.

El grupo que se comió la toronja fresca perdió más peso. Una posible explicación es que las toronjas contienen un compuesto natural llamado naringenina. Éste contribuye a regular los niveles de azúcar en la sangre y prevenir el síndrome metabólico —precursor de la diabetes—, ya que asiste al hígado para quemar el exceso de grasa.

Todas las frutas cítricas, entre ellas los limones (distintas variedades) y las naranjas, contienen un compuesto natural, el limoneno, que se encuentra en la cáscara de la fruta. El limoneno auxilia al hígado a neutralizar toxinas y carcinógenos. Por supuesto, no solemos comer la cáscara amarga, así que la mejor manera de aprovechar sus propiedades es utilizar un rallador fino para obtenerla. Conozco muchos platillos que mejoran al añadirles cáscara de limón.

APROVECHA Una naranja es un refrigerio estupendo —o postre— cuando se te antoja algo dulce. Ponle rebanadas de limón a tu agua para aprovechar sus propiedades quemagrasa y utiliza un rallador fino para agregar cáscara de cítricos a las ensaladas, los smoothies y el yogur: sácale provecho a estas frutas potentes. Encontrarás todavía más formas deliciosas de utilizar cítricos en mis recetas, como en la ensalada de cítricos con pepinos y albahaca (página 104), el smoothie explosión de cítricos y moras (página 96) y la ensalada de tataki de atún sellado con cítricos, tofu y berros (página 134).

6. VERDURAS CRUCÍFERAS

Se trata de las verduras de la familia de la col: brócoli, col, coliflor y coles de Bruselas. Con frecuencia me preguntan por qué se llaman *crucíferas*, así que lo busqué. Resulta que es por sus hojas en forma de cruz.

Consideré estas verduras alimentos con calorías negativas por dos razones. Primero, porque contienen indol-3-carbinol (I3C), un compuesto natural que frena el crecimiento y la expansión de células grasas, como se descubrió en un estudio de 2013 publicado en el *International Journal of Obesity*. Su función es reducir un estrógeno malicioso que puede causar la acumulación de grasa e interferir con el desarrollo muscular.

En segundo lugar, las verduras crucíferas contienen un ingrediente natural de nombre diindolilmetano, o DIM, auxiliar en la destrucción de estrógenos sintéticos en el organismo. Estos estrógenos provienen de distintas fuentes, entre ellas, gases de la gasolina, plástico, medicinas, pesticidas y perfumes, cualquier producto que proceda de la manufactura petroquímica. Los estrógenos externos también proceden de nuestros alimentos. Las hormonas con las que alimentan a las vacas y los pollos (para engordarlos) contienen estrógeno. Cuando consumimos carne o leche de animales alimentados con hormonas nos transmiten estas hormonas y tienen el mismo efecto en los humanos: provocan el almacenamiento de grasa.

APROVECHA Come verduras crucíferas todos los días sin restricciones: crudas a modo de refrigerio, en salteados o ensaladas o como guarniciones sazonadas con especias o pimientas. Obtén tu dosis de mi ensalada estilo tailandés de brócoli asado con almendras y limón (página 120), coles de Bruselas trituradas con aderezo tibio de ajo rostizado, almendras y limón (página 138) o huevo revuelto a la mexicana con coliflor y chile (página 112).

7. PEPINOS

Los pepinos tienen mucha fibra indisoluble, es decir, que no se disuelve en agua. Al pasar por el intestino, mantiene su forma y acelera el paso de la comida y los desechos (viene a la mente el efecto laxante). La fibra indisoluble también retrasa la digestión de los almidones, con lo que retarda la absorción de glucosa o azúcar que se almacena como grasa; además, ayuda a limpiar las bacterias indeseadas del sistema digestivo.

Responde a esta pregunta: los pepinos son ricos en un antioxidante poco conocido que se considera un compuesto anticancerígeno potente, ¿cuál es?

¿No sabes? La respuesta es fisetina. Según un informe de 2012 que apareció en *Antioxidants and Redox Signaling*, la fisetina de los pepinos es auxiliar en la prevención del cáncer y la pérdida de la memoria. Otros dos alimentos con calorías negativas abundantes en fisetina son las manzanas y las fresas.

APROVECHA Me encantan los pepinos por su sabor y textura y los uso en casi todo: ensaladas, sopas, refrigerios, jugos y sí, sándwiches. Intenta comenzar tus comidas con una ensalada a base de pepinos. Como no la puedes ingerir de un sólo bocado, tendrás que masticar un rato. Al comer pepinos quemarás calorías, te sentirás satisfecho y limpiarás tu sistema digestivo, todo al mismo tiempo.

8. VERDURAS DE HOJA VERDE

¿Tienes el hábito de comer hasta el hartazgo? ¿Los restaurantes buffet te envían tarjetas de agradecimiento?

Controla el deseo de atiborrarte al empezar la comida con una ensalada verde grande (¡pero sin queso, aderezo cremoso ni crutones!). En un estudio que realizó la Universidad Penn State a 42 mujeres, quienes comían una ensalada verde de buen tamaño como primer plato ingerían 12% menos de pasta rica en carbohidratos, aunque les ofrecieron porciones ilimitadas. El volumen de una ensalada antes de la cena te llena antes de que empieces con la entrada.

¿A qué me refiero con "verduras de hoja verde"? Lechuga, espinaca, kale, arúgula, nabo, mostaza china y acelga. Todas las verduras de hoja verde son una fuente amplísima de fitonutrientes y fibra.

Las células vegetales utilizan un grupo de esos fitonutrientes —los tilacoides— durante la fotosíntesis, el proceso mediante el cual las plantas generan su propio alimento al convertir la luz del sol en energía. Los tilacoides se encuentran sobre todo en las hojas de las plantas y se ha descubierto que estabilizan las hormonas que regulan el apetito, normalizan el colesterol y los triglicéridos y reducen el peso corporal tanto de animales como de humanos. En una investigación sueca, un grupo de 15 personas que tomaba un suplemento de tilacoides indicó que le era más fácil resistir la tentación de comer entre comidas. Los tilacoides retrasan la digestión de la grasa y así confunden al estómago para que crea que ha comido suficiente.

Según un estudio publicado en el *Scandinavian Journal of Gastroenterology*, los alimentos que contienen tilacoides también impiden que el organismo secrete insulina en grandes cantidades cuando consumes una comida rica en grasas. Se trata de un descubrimiento importante porque niveles excesivos de insulina pueden ser causantes del aumento de grasa y padecimientos como la diabetes.

¿Cómo saber si una verdura tiene tilacoides? Si es verde, los tiene.

APROVECHA Intenta consumir una ensalada mixta de tamaño moderado todos los días. Y no olvides el apio ni los pepinos. Agrega puñados de espinaca o kale a tus smoothies; no vas a detectar su sabor en mi smoothie de paleta verde de naranja (página 82). Cuando aumentes tu consumo de verduras de hoja verde verás reflejados tus esfuerzos en la báscula.

9. CHAMPIÑONES

Siempre me ha gustado la pizza con champiñones, pero no sabía que esos hongos rebanados tenían la capacidad de quemar la grasa que estaba acumulando gracias a mi pizza.

Aquí el por qué: los champiñones son únicos porque son la única fuente no animal de vitamina D. De hecho, absorben esta vitamina igual que nosotros: del sol. Las personas con niveles insuficientes de vitamina D en la sangre corren el riesgo de desarrollar obesidad y trastornos en el estado de ánimo.

¿Alguna vez te has preguntado por qué los champiñones tienen esa textura y sabor carnosos? Contienen un aminoácido que también se encuentra en la proteína animal, glutamato. Se cree que este aminoácido es responsable del sabor distintivo que los chefs denominan *umami*, se le ha considerado el quinto sabor de los alimentos, además de dulce, salado, ácido y amargo. Los champiñones también contienen moléculas denominadas betaglucanos. Se trata de enlaces de glucosa que el sistema digestivo no puede asimilar debido a su estructura bioquímica. Al llegar al intestino, los betaglucanos se transforman en un gel que retrasa el paso de los alimentos por el aparato digestivo. El gel también se adhiere al colesterol alimentario, lo que evita que el organismo lo absorba y de esa forma disminuye los niveles del colesterol en la sangre. Se cree que estas acciones promueven la saciedad y la pérdida de peso.

¿Quién diría que los champiñones tenían tantas propiedades?

APROVECHA Disfruta los champiñones en ensaladas, verduras salteadas y sopas, omelets o como guar-

LOS 10 MEJORES CONDIMENTOS Y ESPECIAS

Para capitalizar el efecto de la dieta de las calorías negativas no sólo tienes que consumir alimentos con calorías negativas. Las especias son saludables y ofrecen una serie de beneficios quemagrasa. Estos son mis condimentos y especias con calorías negativas favoritos:

1. **Pimienta de cayena:** en muchas culturas se considera un alimento medicinal desde hace por lo menos 9,000 años. Esta variedad de pimienta puede acelerar el metabolismo y estimular la pérdida de grasa hasta 25%. Recuerda: con una pizca basta.

2. **Pimienta negra:** este alimento esencial en toda cocina tiene efecto termogénico y se ha demostrado que alivia la mala digestión. Recomiendo ampliamente que tengas tu pimentero lleno con granos de pimienta y la muelas fresca para cada ocasión.

3. **Cúrcuma:** desde hace siglos se han apreciado las propiedades medicinales de esta especia de color anaranjado vivo. Se ha comprobado que reduce los niveles de triglicéridos, estimula la pérdida de grasa, nivela el azúcar en la sangre y combate la inflamación.

4. **Mostaza:** la mostaza de grano entero (no mostaza con miel ni ninguna otra variedad endulzada) añade sabor a muchos platillos y te ayuda a sentirte satisfecho. Entre los condimentos tiene uno de los efectos termogénicos más altos.

5. **Salsa de rábano picante:** ¡ah, lo que puedes hacer con salsa de rábano! Me encanta en un Bloody Mary, como condimento de una carne al horno o en una salsa para coctel. Me fascina más ahora que sé que me ayudará a quemar grasa y estimular mi metabolismo.

6. **Canela:** esta especia dulce es capaz de retrasar la velocidad con la que tu estómago se vacía, es decir, te ayudará a sentirte satisfecho mucho más tiempo. También reduce la producción de insulina después de cada comida. La insulina es la hormona que convierte el azúcar excesiva en grasa. Disminuir la producción de insulina se refleja en menos peso. Además, la canela es una opción natural para endulzar la comida, así que no tendrás que recurrir al azúcar.

7. **Jengibre:** según estudios, el jengibre aumenta la termogénesis y reduce la sensación de hambre. El fresco es mejor. Prefiero el jengibre joven, recién cosechado: está húmedo, tiene una tintura rosa y sabor suave. Búscalo en tiendas de cocina asiática en primavera y principios del verano. En otras temporadas, el jengibre fresco del supermercado está bien.

8. **Ajo:** este ingrediente tan común en la cocina es termogénico y, por lo tanto, acelera el metabolismo. También puede reducir la presión sanguínea gracias a una sustancia de nombre óxido de nitrógeno que relaja los vasos sanguíneos y como consecuencia, disminuye la presión sanguínea tanto en el caso de las personas con presión normal como en el de hipertensos. El ajo también ayuda a normalizar los niveles de colesterol; actúa como purificador natural en las arterias, pues desintegra las moléculas grasas.

9. **Cardamomo:** esta especia es maravillosa para desintoxicar. Se puede comprar molido o en vaina. La medicina ayurvédica lo ha empleado desde hace mucho como desintoxicante natural, digestivo e incluso para fortalecer el sistema inmunológico. Su sabor es una mezcla de cítricos y pimienta, y es delicioso en productos horneados y platillos indios.

10. **Comino:** popular en las cocinas india, mexicana, sudamericana y de oriente medio, es una de las especias que encontrarás en cualquier mezcla de curry. Se emplea como digestivo y brinda un sabor delicioso, ligeramente especiado, a muchos platillos.

Algunas personas son alérgicas a las verduras solanáceas, pues contienen un compuesto denominado solanina. Cuando se consumen en grandes cantidades, las verduras solanáceas pueden provocar inflamación a las personas hipersensibles a la solanina.

El síntoma principal de esta alergia es el dolor de las articulaciones; si consumes muchas verduras solanáceas y percibes dolores en las articulaciones, elimínalas de tu dieta por lo menos dos semanas y juzga si los síntomas se disipan. Si es así, podrías ser alérgico y deberías consultar a un médico.

niciones para platillos de carne, pollo y pescado. Te invito a explorar las distintas variedades de champiñones. Cada uno tiene un sabor único y todos comparten el común denominador de ayudarte a reducir tallas.

10. VERDURAS SOLANÁCEAS

Esta familia incluye tomates, pimientos morrones rojos y verdes, chiles como los jalapeños y berenjena. ¿Por qué se les llama así? Porque a diferencia de la mayoría de las plantas que crecen bajo el sol durante el día, estas verduras tienen la capacidad de crecer de noche.

Las verduras solanáceas tienen mucha influencia a la hora de bajar de peso. Los tomates, los pimientos morrones y la berenjena tienen una gran cantidad de agua, así que te ayudan a sentirte satisfecho. También tienen mucha fibra. Chiles como los habaneros, jalapeños y chipotles no sólo dan un toque muy sabroso a cualquier platillo, también se ha demostrado que queman la grasa.

¿Por qué? El secreto se encuentra en un químico natural, la capsaicina, la cual tiene dos puntos a su favor. Primero, es termogénica, es decir, activa el proceso natural que convierte los alimentos en calor. El efecto termogénico de la capsaicina aumenta si haces ejercicio. Investigadores de la Universidad de Kioto, Japón, realizaron un estudio para evaluar el efecto termogénico de la capsaicina y el ejercicio. Reclutaron a 10 hombres y les administraron 150 miligramos de capsaicina o un placebo una hora antes de que se ejercitaran, después los analizaron. Resultó que la capsaicina incrementa por mucho la capacidad del cuerpo para quemar grasa y convertirla en energía (a diferencia del placebo). Estos resultados sugieren que la capsaicina induce el empleo de grasas como combustible durante el descanso y el ejercicio, y estimula la pérdida de peso si sigues un régimen alimenticio y de ejercicio.

En segundo, la capsaicina es sustanciosa, contribuye a mitigar el apetito para que consumas menos calorías. Estudios señalan que cuando las personas comen un alimento picante tienden a comer menos después.

APROVECHA Asegúrate de incluir verduras solanáceas en tu carrito del súper: tomates y pimientos para ensaladas, berenjenas para platillos italianos y chiles para comida mexicana. Estas son tres formas sencillas y deliciosas de comerlas: rollos de berenjena (página 164);

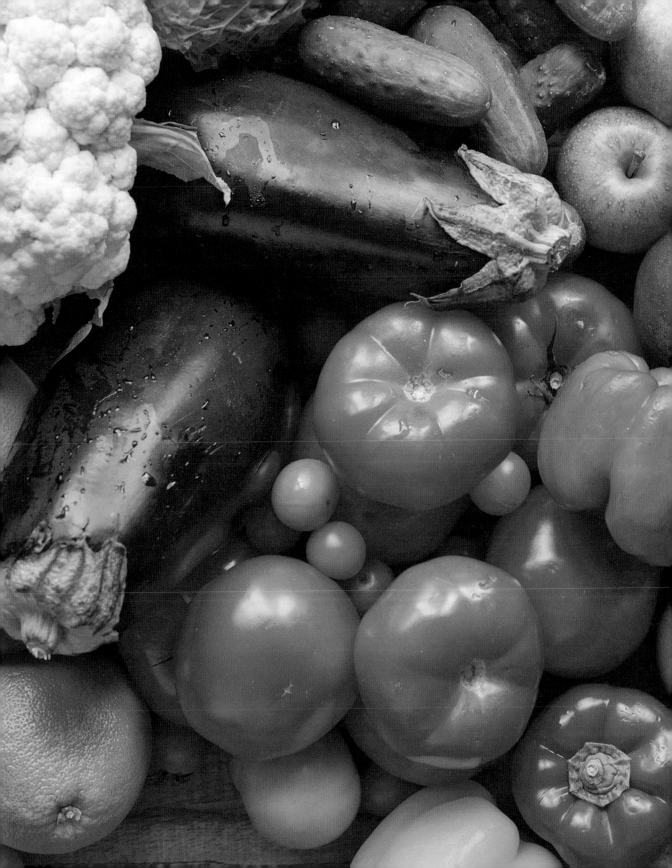

frittata de kale, cebolla morada y tomate (página 108); col rellena de carne molida con *goulash* de pimiento y tomate (página 160).

PROTEÍNA

La proteína magra es un factor clave en la dieta de las calorías negativas pues también es un quemagrasa. Para empezar, la proteína es un macronutriente sumamente termogénico. Incluso puede ayudarte a reducir zonas específicas del abdomen. En una variedad de investigaciones, las personas que incrementan su consumo de proteínas magras entre 25 y 30% respecto a su alimentación total pierden más grasa abdominal que aquellas que comen menos proteína.

Además, la proteína te deja satisfecho después de una comida. También previene la ansiedad que produce el hambre porque la digieres relativamente despacio, con lo que mantiene a raya las hormonas del hambre.

Cuando se trata de proteína es importante elegir con conocimiento. Estas son mis diez fuentes proteínicas favoritas; podrás disfrutar todas ellas en tu plan de 20 días:

1. CARNE DE RES (CORTES MAGROS COMO FALDA Y MOLIDA)

Quiero aclarar algo: no hay razón convincente —ya sea por salud o para bajar de peso— para eliminar por completo la carne roja de tu alimentación. La carne de res tiene proteína en abundancia, además de vitamina B, hierro, zinc y otros minerales esenciales. Desde la perspectiva quemagrasa, la carne magra también es benéfica, pues estimula la producción de leptina.

Cuando sea posible, elige carne de res alimentada con pasto. La carne de res magra de este tipo contiene un nutriente único, llamado ácido linoleico conjugado (ALC), que fomenta el metabolismo de la grasa. El ALC quema la grasa y evita que el intestino la absorba. La carne de ganado alimentado con pasto también contiene menos calorías que la carne de ganado industrial, y sabe mucho mejor.

Recuerda: no toda la carne roja es mala; la clave es seleccionar cortes magros como falda y carne molida 96% magra. Evita la carne que esté marmoleada con grasa. Te enseñaré muchas formas de añadir sabor sin tener que depender de la grasa.

2. POLLO

Un estudio de 2011 que se publicó en *Biological Trace Element Research* reveló que comer cuatro porciones de 200 gramos de pollo a la semana, mientras se sigue una dieta controlada de diez semanas, ayudó a 24 voluntarios a bajar de peso, la mayoría del cual era grasa corporal.

El pollo tiene un efecto termogénico que quema calorías y disminuye los depósitos de grasa, así que tiene sentido que estos voluntarios eliminaran grasa siguiendo una dieta rica en proteína animal. Sólo asegúrate de cocinar pollo orgánico criado en condiciones humanas, sin antibióticos, hormonas ni medicamentos. La calidad del pollo que se encuentra en los supermercados varía mucho y vale la pena invertir en una fuente más limpia de proteínas.

Sé que el pollo aburre a muchas personas que están a dieta, pero no te preocupes. No te voy a pedir que ases una pechuga sosa y la acompañes con verduras al vapor todas las noches. Para este libro he creado algunas recetas con pollo que tienen muchísimo sabor, ya verás.

3. ALMEJAS

Siempre me gustan las almejas, a menos que estén nadando en un tazón de crema de mariscos o sean parte de un plato de mariscos empanizados. Las almejas son una de las mejores fuentes de vitamina B12, la cual tiene un papel clave a la hora de regular el metabolismo. Intenta cocerlas al vapor para conseguir una fuente sencilla y deliciosa de proteína.

4. CANGREJO

Además de ser delicioso, satisfactorio y dulce, el cangrejo contiene yodo, que favorece una función tiroidea saludable. La tiroides se ubica en la parte frontal y central del cuello y produce las hormonas T3 y T4, que regulan el metabolismo. Si la tiroides está inactiva (hipotiroidismo), tu metabolismo será lento y puedes subir de peso, por eso es importante el funcionamiento óptimo de esta glándula. Una forma de ayudarla es comer alimentos ricos en yodo, un mineral esencial para la producción de hormonas tiroideas que regulan el metabolismo. El cangrejo es uno de los pocos alimentos que ofrece una fuente naturalmente concentrada de yodo. Asegúrate de comprar cangrejo de verdad, no la imitación que está saturada de químicos y cuyo sabor no se parece nada al real.

5. HUEVO

En un estudio de 2007, investigadores descubrieron que cuando hombres y mujeres obesos desayunaban dos huevos como parte de una dieta de restricción calórica, en vez de un bagel con el mismo contenido calórico y peso (masa), bajaban tres kilos y no 1.5 en un periodo de ocho semanas. Si bien este estudio se realizó con huevos completos y no con claras (que prefiero y utilizo en mis recetas que contienen huevo), investigadores deducen que se debe a la proteína del huevo que fomenta la saciedad.

Compra huevos de la mejor calidad posible, lo más cercano a la granja. Los mejores huevos tienen yemas anaranjadas brillantes, no amarillas pálidas. De nuevo, como con toda la proteína, la crianza del animal se refleja en el sabor y la aportación de nutrientes.

6. LENGUADO

En general, se cree que el pescado es una fuente proteínica de calidad con pocas grasas saturadas, minerales nutritivos y vitaminas D y B. También contiene ácidos grasos omega-3, los cuales pueden detener el aumento de peso.

Un estudio de 2009 publicado en el *British Journal of Nutrition* respalda esta noción: investigadores australianos clasificaron a 124 hombres y mujeres de distintos pesos en tres grupos: peso normal, sobrepeso y obesos. Los individuos hicieron ayuno de 10 horas y posteriormente se les tomó una muestra de sangre. Después los investigadores midieron los niveles de ácidos grasos omega-3 en la sangre de cada sujeto. Descubrieron que cuanto menores eran los niveles de omega-3, mayor era el peso del individuo, más grande era su abdomen y caderas. ¿Por qué? Los científicos creen que los ácidos grasos omega-3 ayudan a incrementar el músculo magro, lo cual a su vez estimula el metabolismo.

Es importante comer una variedad de pescados. El salmón, las sardinas, el atún, el bacalao y el lenguado son muy buenas opciones. En lo particular, me gusta el lenguado porque es muy versátil, fácil de cocinar y rico en nutrientes.

7. MEJILLONES

Los mejillones son la fuente de proteína animal más económica y sabrosa, y por su sistema natural de filtración son prácticamente inmunes a las toxinas del medio ambiente. Absorben nutrientes microscópicos directamente del agua que habitan.

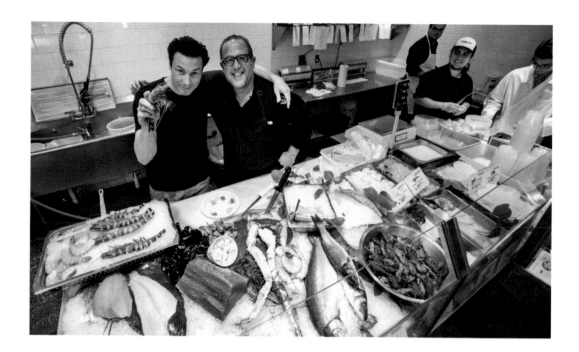

Además, son deliciosos, sanos y es fácil prepararlos. Cuando forman parte de mi sopa de mejillones, sus relucientes conchas azules y negras se ven hermosas.

Los mejillones y otros moluscos también contienen tirosina, importante para sintetizar hormonas tiroideas. En el cerebro la tirosina se convierte en dopamina y norepinefrina, dos químicos cerebrales que fomentan la sensación de bienestar.

8. CAMARONES

Los camarones figuran entre las proteínas más versátiles. Combinan de forma deliciosa con platillos italianos como *scampi*, griegos como *kebabs*, mexicanos como fajitas y salteados asiáticos, sin mencionar que son magníficos en ensalada o coctel, a modo de entrada.

Además, los camarones son un alimento excelente para bajar de peso. Como otros mariscos,

son ricos en yodo. También en calcio, el cual tiene propiedades quemagrasa. Si los encuentras, compra camarones salvajes, saben mejor y tienen más nutrientes que los camarones de piscifactoría.

9. ATÚN

El atún tiene un contenido alto de ácidos grasos omega-3. Como ya mencioné, estas grasas especiales estimulan el metabolismo, pues ayudan al cuerpo a generar músculo. También contribuyen a mejorar la transmisión de químicos cerebrales que regulan el estado de ánimo. Además, las grasas omega-3 incrementan la oxigenación sanguínea, de modo que los nutrientes llegan a los músculos sin demora para que crezcan y se recuperen después de hacer ejercicio.

La forma más sencilla de comprar atún es en lata (en agua) y sabe delicioso en ensaladas y sándwiches. Si quieres probar otra cosa, cómpralo

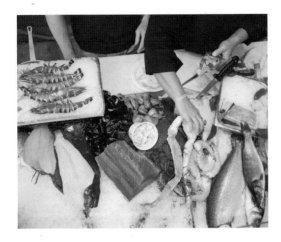

peso y el apetito. Te va a encantar esta maravillosa forma de comer.

Antes de enseñarte a comer más para bajar de peso, hablemos de cómo seleccionar los mejores alimentos con calorías negativas para impulsar tu pérdida de peso.

fresco, salvaje, de calidad para sushi, como el atún aleta amarilla. También puedes comprarlo congelado. Hornéalo, ásalo a la parrilla o en la estufa, no te decepcionará.

Si optas por atún fresco, cómelo no más de un día después de comprarlo. El atún congelado debe consumirse antes de los tres meses de adquirido.

10. PAVO

La carne blanca del pavo contiene menos grasa y colesterol que muchas otras proteínas animales, y la pechuga sin piel brinda abundantes vitaminas y minerales, entre ellos, niacina, vitaminas B6 y B12, hierro, selenio y zinc.

En cuanto al control de peso, el pavo contiene un aminoácido de nombre triptófano, una sustancia que el organismo emplea para producir serotonina, un químico que mejora el estado de ánimo y alivia el estrés. Cuando tus niveles de estrés disminuyen, aumenta la producción de la hormona que contiene el apetito, leptina.

Queda claro que los alimentos con calorías negativas combinados con proteínas tienen un efecto potente en el metabolismo, la pérdida de

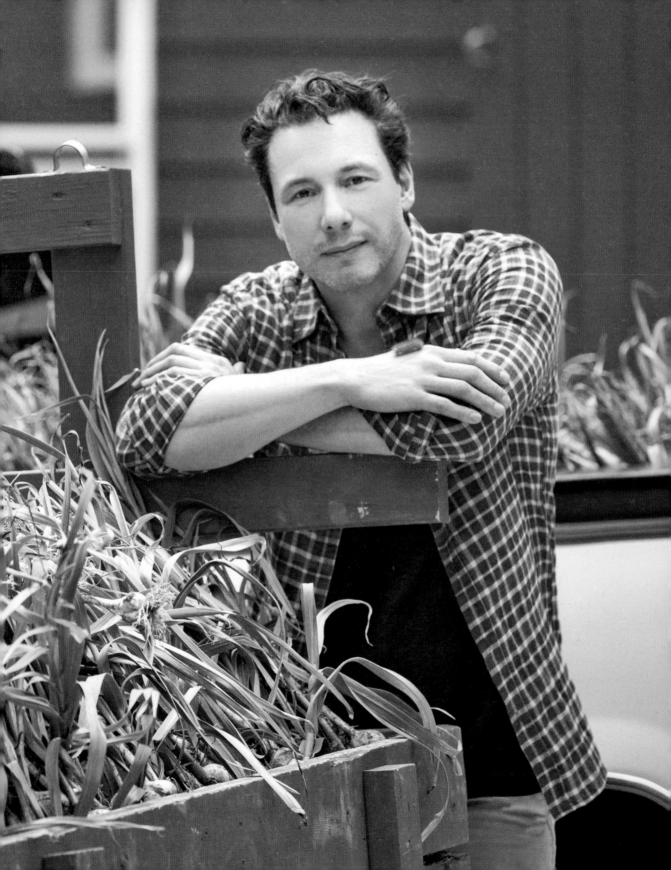

CAPÍTULO TRES

COME COMIDA DE VERDAD, SIÉNTETE DE MARAVILLA, BAJA DE PESO

DE NIÑO pasé mucho tiempo en casa de mi abuela en Long Island. De hecho, era una granja en funcionamiento, con ganado y cultivos de frutas y verduras que se extendían en el horizonte. Había higueras, zarzas, melocotoneros, ciruelos, manzanos y uvas que crecían en parrales. Cultivaba variedad de lechugas —escarola, romana y arúgula—, así como cebolla morada y blanca, brócoli, zanahorias, perejil, tomate, col, chícharos, pimientos y más. A dondequiera que vieras crecía algo, y los jardines de la abuela eran hermosos y fértiles. Comíamos según la estación, un concepto que durante años ha sido una realidad para los agricultores, pero que recientemente se ha convertido en una tendencia gastronómica. También conservábamos algunas verduras como los tomates o pimientos, para poder comerlos todo el invierno. Incluso de niño distinguía la diferencia entre los tomates en lata que se conseguían en el supermercado y los que mi abuela enlataba de forma casera. Cuando hoy en día consumo productos orgánicos revivo aquellos días felices.

No obstante, con el paso del tiempo, a medida que me adentré en el mundo culinario me distancié de la alimentación fresca y saludable de mi infancia. Cuando era chef en un restaurante de tres estrellas en Nueva York mi único objetivo era preparar comida que supiera bien. No me importaba si los alimentos eran orgánicos o modificados genéticamente; tampoco me preocupaban las calorías ni los carbohidratos. La grasa era mi mejor amiga. Acostumbraba buscar formas para agregar la mayor cantidad de grasa en mis platos: de pato, tocino, manteca.

Después me enteré de que tenía el colesterol y la presión sanguínea elevados. El peso que se indicaba en mi licencia para conducir sólo parecía reflejar el lado izquierdo de mi cuerpo. Tuve que tomar decisiones difíciles. Imagina a un chef que renuncia a los trucos culinarios que ha aprendido toda la vida y que debe instruirse en una forma completamente nueva de cocinar que dé prioridad a su salud. No fue fácil, pero lo logré. Si un chef rechoncho que recurría a la grasa con más frecuencia que los niños a la catsup pudo hacerlo, tú también puedes.

LA SOLUCIÓN ORGÁNICA

Es probable que sepas que la palabra *orgánico* se refiere a la práctica agricultora de cultivar respetando los ciclos estacionales y sin añadir herbicidas, fungicidas, pesticidas ni fertilizantes sintéticos. Desde mi punto de vista, el método orgánico describe la agricultura tradicional; de hecho, la agricultura "convencional" es un invento moderno. Para mí es muy importante consumir alimentos frescos, locales y orgánicos, y también lo es para este régimen. Admitiré que al respecto soy muy estricto, pero por la sencilla razón de que es mucho mejor para ti y tu cintura. Los alimentos orgánicos tienen más nutrientes y no contienen químicos como pesticidas, a los que se atribuye una serie de males, entre ellos la obesidad.

Además de seleccionar productos orgánicos, también recomiendo fuentes de proteína orgánicas. Como viste en mi lista del capítulo dos, soy exigente sobre la calidad de mi proteína. Siempre intento cocinar aves y carnes criadas en granjas. Este tipo de crianza no suele recurrir al uso de antibióticos. Y las aves orgánicas no pueden alimentarse de "desechos avícolas", un alimento que mezcla varias cosas, entre ellas, heces (¡ufff!).

En el ganado orgánico se emplean reglas similares. La carne de res etiquetada como "orgánica" se ha criado sin el uso rutinario de antibióticos ni hormonas. También busca las frases que indiquen que la res se ha alimentado con pasto: "American Grass-Fed Approved" (Crianza con pasto aprobada en Estados Unidos) o "USDA Process Verified Grass-Fed" (Proceso de crianza con pasto verificado por el Departamento de Agricultura de los Estados Unidos). Estas certificaciones garantizan que la vaca fue criada con una dieta que consistió 99% de pasto y tuvo acceso a pastura en determinadas temporadas.

En el caso de los mariscos, elegir fuentes de proteína orgánica es más complicado. Las etiquetas de orgánico en los pescados y mariscos no son del todo confiables porque a la fecha la Administración de Alimentos y Medicamentos (FDA, Food and Drug Administration) no ha aprobado normas orgánicas para los pescados y mariscos. Sin embargo, es posible encontrar mariscos etiquetados como "salvajes" o "provenientes de piscifactoría". Los peces de piscifactoría se crían en un ambiente poco ideal. Con frecuencia nacen en jaulas abarrotadas que a menudo están infestadas de piojos marinos. Los criadores utilizan pesticidas para lidiar con estas plagas. Los peces de piscifactoría también puede estar tratados con hormonas de crecimiento y antibióticos, y su alimentación tampoco es maravillosa: a veces los alimentan con bolitas hechas de harina de maíz, soya, aceite de colza genéticamente modificado y otros ingredientes asquerosos. Incluso a ciertos tipos de salmón de granja se les añade color artificial para imitar el rosa intenso del salmón salvaje. El salmón de granja no sabe igual de bien que el salvaje, tiene una textura esponjosa y sabor soso. También ten cuidado con los camarones de piscifactoría. Es habitual que los traten con antibióticos y pueden contener niveles altos de contaminantes.

EL ATAQUE DE LOS OBESÓGENOS

A menos que consumas casi exclusivamente alimentos naturales y orgánicos, es probable que hayas estado expuesto a los obesógenos, también llamados disruptores endocrinos. Se trata de sustancias químicas —alimentarias, farmacéuticas y compuestos industriales— que pueden intervenir con la producción o actividad de las hormonas que produce el sistema endocrino. Los obesógenos "engañan" a nuestro organismo para que crea que son hormonas naturales, de forma que puede incrementar los estrógenos en el cuerpo que fomentan la acumulación de grasa, y boicotear la función de las hormonas tiroideas que estimulan el metabolismo. También disminuyen la regulación del organismo de la leptina (como recordarás, en la página 13 mencioné que nos ayuda a no comer en exceso). En resumen, los obesógenos alientan a nuestro cuerpo a almacenar grasa y nos predisponen para que subamos de peso.

La lista de obesógenos siempre cambia, pero actualmente incluye aditivos alimentarios como jarabe de maíz de alta fructosa y glutamato monosódico, así como pesticidas y BPA, un compuesto químico que se encuentra en algunos plásticos empleados en los empaques de alimentos.

Así que además de elegir alimentos con calorías negativas, debes evitar los obesógenos. No es tan sencillo como leer las etiquetas (aunque eso ayuda mucho, ¡hasta nunca jarabe de maíz de alta fructosa!), pero si sabes dónde acechan los obesógenos podrás eludirlos. En seguida se presentan las fuentes principales de estos químicos.

Carne no orgánica. Como indiqué en el capítulo 2, al ganado criado con prácticas convencionales se le engorda con hormonas similares a los esteroides que consumen fisicoculturistas y atletas. O bien, con hormonas femeninas como estrógeno. Este compuesto sintético esteriliza químicamente al ganado masculino, lo que le permite crecer más rápido. En el caso del ganado femenino, el estrógeno cohíbe el ciclo menstrual y así, la mayoría de la energía de la vaca se centra en crecer (y engordar).

Además de las hormonas que ingerimos cuando comemos filetes o hamburguesas, una porción sustancial de éstas se queda en sus heces y termina en la tierra. Cuando consumimos carne o alimentos cultivados en tierra contaminada con hormonas,

esas sustancias químicas entran en nuestro flujo sanguíneo, donde pueden causar estragos.

Sigue estas recomendaciones para reducir tu exposición a los obesógenos en la carne que consumas:

- Compra los cortes más magros de carne, pues las hormonas se acumulan en la grasa de la res.

- Compra carne, aves o huevos orgánicos o alimentados con pasto.

- Elige carne y aves etiquetadas como "sin antibióticos" o con "certificación orgánica".

- Comienza a incorporar platos fuertes sin carne en tu alimentación. Elige uno o dos días a la semana para comer sólo platillos vegetales.

Lácteos no orgánicos. Los alimentos lácteos también contienen obesógenos, sobre todo provenientes de las vacas alimentadas con hormonas para aumentar su producción de leche. Para evitar los obesógenos en los lácteos una solución es no consumirlos, o por lo menos no consumir leche. Algunas sugerencias:

- Elige leches sin lácteos hechas con nueces, como la leche de almendras o de coco; de granos, como la leche de arroz; o de verduras como el cáñamo (intento no consumir leche de soya, pues muy procesada es un disruptor endocrino).

- Consume fuentes sin lácteos para obtener calcio. Verduras de hoja verde como kale y berza, así como las verduras crucíferas como col de Bruselas y coliflor, éstas son fuentes magníficas de calcio, igual que las sardinas, los garbanzos, los frijoles y los higos.

- ¿Te encantan los lácteos? Compra productos lácteos orgánicos de animales alimentados con pasto.

Pesticidas. Los productos agrícolas se rocían con pesticidas y fungicidas, los cuales también pueden encontrarse en pescados de piscifactoría debido al agua subterránea contaminada. Estas son las mejores maneras de evitar ingerirlos:

- Compra alimentos orgánicos. Recuerda: no están tratados con pesticidas, fungicidas ni químicos.

- Compra pescado salvaje o criado en ambientes saludables. Una buena página de consulta es www.seafoodwatch.org.

Jarabe de maíz de alta fructosa. Esta versión alterada químicamente del jarabe de maíz (ya de por sí un alimento muy procesado) es un obesógeno extremo. La mayoría de los productos que lo contienen no sorprenden: se encuentra regularmente en pan empaquetado, galletas y golosinas, así como en refrescos y bebidas azucaradas. Sin embargo, los productores de comida también lo incluyen en alimentos que en apariencia son "sanos", como barras de granola, yogur, alimentos congelados, salsa de tomate, condimentos e incluso mezclas de nueces. Cuando compres alimentos empaquetados es importante siempre leer las etiquetas con cuidado para asegurarte de que no contengan jarabe de maíz.

El organismo asimila el jarabe de forma distinta de otros azúcares, lo convierte directamente en grasa. Este proceso de transformación también puede elevar los niveles de triglicéridos (grasa en la sangre) y los triglicéridos elevados están vinculados con las enfermedades cardiovasculares. Eliminar el jarabe de maíz de tu dieta puede contribuir a que te deshagas de esos kilos de más y a mejorar tu salud en general. Te aconsejo empezar así:

- Lee las etiquetas de los alimentos y evita los que contengan jarabe de maíz de alta fructosa. Será sencillo si comes alimentos naturales y eliminas el gluten y el azúcar refinada de tu dieta.

- Renuncia al hábito de la comida rápida. La comida rápida suele contener jarabe de maíz, incluso si no sabe dulce.

- Elimina todas las bebidas azucaradas de tu dieta. Bebe más agua y cuando quieras un poco más de sabor, opta por agua mineral, té verde o herbal.

DI NO A LOS OMG

Los organismos modificados genéticamente son resultado de un proceso mediante el cual especialistas insertan genes de un ser vivo (por ejemplo, una bacteria o un virus) en el ADN de otro ser vivo con el que no guarda relación alguna (citemos por caso el maíz) para crear un producto genéticamente modificado tolerante a las nevadas o a los herbicidas, resistente a las plagas o que dura más en el anaquel. Es probable que estés al tanto de la controversia en torno a los OMG por las noticias recientes.

Aunque el debate entre empresas de biotecnología y la industria alimentaria, defensores del medio ambiente y el gobierno sigue su curso, mi voto personal es a favor de distanciarse de todos los alimentos modificados genéticamente.

De hecho, científicos de la Administración de Alimentos y Medicamentos (FDA) advierten que los alimentos genéticamente modificados podrían producir nuevas toxinas y alérgenos, y por lo tanto es preciso someterlos a estudios mucho más rigurosos para establecer sus efectos a largo plazo. Por desgracia, también han manifestado que los OMG son "sustancialmente equivalentes" a los alimentos convencionales y por ahora no requieren análisis de seguridad ni etiquetado especial.

Me opongo a estos alimentos por distintas razones. La primera es que me encanta la comida natural, no quiero comida "Frankenstein". La segunda, los OMG suponen un peligro ambiental verdadero y amenazan con acabar con algunos cultivos tradicionales. El viento puede levantar semillas OMG y esparcirlas por campos de cultivos tanto orgánicos como convencionales.

La tercera razón es que sin lugar a dudas quiero evitar los pesticidas, tan nocivos para la salud y que además propician la acumulación de grasa. Más de 90% de todos los cultivos OMG están diseñados para "tolerar los herbicidas". Esto quiere decir que los han reproducido con un gen que se asegura de que el cultivo sobrevivirá cuando se le rocíe con un herbicida. Sin embargo, de esta práctica ha surgido un problema enorme: ahora hay una epidemia de "superhierbas" que crecen por todas partes, lo cual ha ocasionado que los cultivos tengan que rociarse con pesticidas más que nunca. De hecho, desde que se concibieron los cultivos OMG en la década de 1990 se han empleado más de 230 millones de kilogramos de herbicidas. Por supuesto, esto significa más residuos tóxicos en nuestros alimentos.

En cuarto lugar, quiero proteger mi salud. La Academia Estadunidense de Medicina Ambiental (AAEM, American Academy of Environmental Medicine) ha enumerado los posibles riesgos a la salud ocasionados por el consumo de OMG: infertilidad, sistema inmunitario débil, envejecimiento acelerado, control de insulina deficiente, colesterol anormal y enfermedades gastrointestinales, entre otros. En 2009, la AAEM instó a los médicos a recomendar dietas libres de OMG, recalcando que las enfermedades actuales podrían estar vinculadas a la ingesta de esos alimentos.

Por último, tengo dilemas éticos respecto de las empresas que producen semillas OMG. Conglomerados agroquímicos enormes como Monsanto compran semillas, las modifican genéticamente, las patentan y luego las venden a los agricultores. Al mismo tiempo, demandan a los agricultores en cuyos campos encuentran semillas OMG que terminan ahí por accidente, arrastradas por el viento.

No invertiré un solo centavo en productos elaborados por empresas que siguen tales prácticas. Con las decisiones que tomamos todos los días al adquirir productos tenemos la oportunidad de elegir con nuestras carteras y no consumir OMG. ¿Cómo estar seguro de hacerlo?

CONSUMO LOCAL

¿Y si un alimento no tiene etiqueta ni calcomanía? En ese caso, la mejor solución es averiguar en dónde cosecharon o criaron el artículo de que se trate. Muchos productos en el supermercado viajan miles de kilómetros en carretera o se importan de países extranjeros. ¿Cómo imaginas que las frutas y verduras sobreviven un viaje de varios miles de kilómetros? Les inyectan y los lavan con una variedad de químicos para que se mantengan frescos, o al menos para que lo aparenten. Si puedes, consume productos locales y apoya a tu mercado comunitario. Si vives en la ciudad y los alimentos se cultivaron en zonas aledañas, son locales. No provienen de Bélgica o China. No viajaron desde el otro lado del país para llegar a tus manos y son alimentos naturales llenos de sabor y nutrientes.

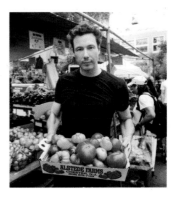

- Revisa el código PLU en la calcomanía de los productos frescos. Cualquier código que inicie con 8 indica que se trata de un alimento genéticamente modificado. Por fortuna, buena parte de los productos agrícolas estadunidenses siguen siendo libres de OMG. Con excepción del maíz, la soya, la remolacha, la calabacita, la calabaza amarilla y la papaya.

- Consume productos orgánicos (¡insisto!). Los productos con certificación orgánica no pueden contener OMG de manera deliberada, así que busca las etiquetas "100% orgánico" o "hecho con ingredientes orgánicos".

- Evita la mayoría de los alimentos empaquetados y cuando los compres, siempre lee la etiqueta y busca las variedades y marcas orgánicas.

DEJA DE COMER ALIMENTOS INFLAMATORIOS

Cuando optas por alimentos naturales, orgánicos y sin OMG, no sólo evitas los obesógenos y mejoras tu nutrición, también previenes una de las causas subyacentes más insidiosas de diversas enfermedades: la inflamación.

La inflamación es un proceso natural, la respuesta del organismo frente al estrés o al trauma, y no siempre es mala. Cuando tienes una herida, como una cortada, un esguince o una enfermedad ocasionada por gérmenes, el organismo envía un escuadrón de sanadores: enzimas, anticuerpos, células blancas y nutrientes para que combatan la infección y expulsen los gérmenes. Debido a esta respuesta, después de una herida, la zona se inflama o tienes fiebre cuando te enfermas. Cuando el proceso curativo está en marcha, la inflamación disminuye: se te quita la fiebre y la hinchazón.

Pero el cuerpo también se inflama cuando está vulnerable debido a una nutrición deficiente, acumulación de toxinas, estrés y toxinas ambientales. Con el tiempo la inflamación puede volverse crónica. No siempre es perceptible porque sucede en el interior del organismo, pero la inflamación crónica puede ocasionar muchas enfermedades como la diabetes, la hipertensión, trastornos cardiovasculares, demencia, artritis, eczema e incluso cáncer. En un informe publicado en el *Journal of Epidemiology*, investigadores descubrieron que de más de 80,000 personas que formaron parte del estudio, quienes desarrollaron cáncer tenían marcadores inflamatorios mucho más altos que las personas sanas.

Cada vez hay más pruebas que demuestran que llevar una buena nutrición y seguir estrategias para reducir el estrés pueden ayudar a prevenir la inflamación crónica. Estos son algunos pasos cotidianos que puedes dar:

- Come frutas y verduras orgánicas, están repletas de antioxidantes que combaten las enfermedades, y de fitoquímicos buenos para la salud; todos ellos contrarrestan la inflamación. Las verduras crucíferas —brócoli, col, col de Bruselas, kale y coliflor— son particularmente ricas en estos compuestos que combaten la inflamación. Al elegir productos orgánicos también reduces la exposición a pesticidas, causantes de inflamación en el organismo.

- Elimina los carbohidratos refinados y todos los alimentos procesados de tu alimentación. Me refiero a alimentos hechos con harina blanca, azúcar añadido y jarabe de maíz de alta fructosa. Estos carbohidratos nocivos favorecen la inflamación.

- Elige grasas saludables. Éstas son aceite de oliva extravirgen y aguacate, nueces y semillas

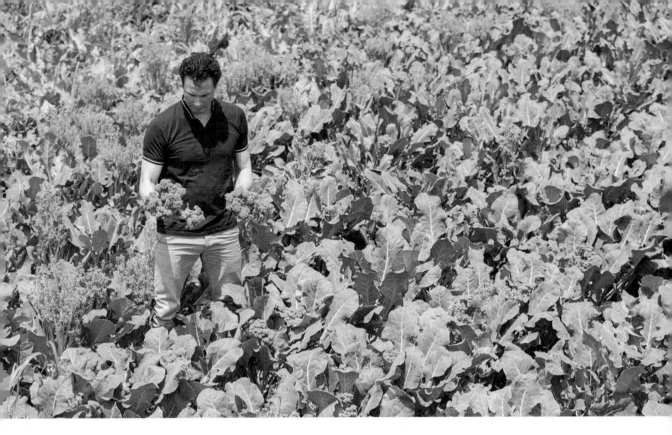

en cantidades moderadas. Las grasas saludables contrarrestan la inflamación.

- Come pescado salvaje un par de veces a la semana. Las grasas omega-3 que abundan en pescados como el atún, la caballa, las sardinas y el salmón ayudan a disminuir la inflamación.

- Condiméntalo. Como mencioné en la página 17, las especias son más que agentes de sabor, también tienen propiedades quemagrasa. Además, tienen fitoquímicos que combaten la inflamación. Dos de las mejores especias antiinflamatorias son el jengibre y la cúrcuma.

- Elimina posibles alérgenos de tu alimentación. Ignorar cualquier intolerancia o sensibilidad al gluten, lactosa u otras sustancias podría empeorar la inflamación crónica. Cuando el organismo reconoce estos alérgenos como invasores hostiles, el sistema inmunitario se acelera y aumenta la circulación de compuestos inflamatorios.

- Cuida tu peso. Los kilos de más pueden favorecer la inflamación. Tan solo bajar 5 o 10% de tu peso corporal puede tener un efecto enorme a la hora de disminuir la inflamación. La dieta de las calorías negativas te ayudará a alcanzar y mantener tu peso ideal.

Me encanta sentirme bien y cuando consumo alimentos naturales me siento bien. Mi mente y mi cuerpo se sienten vivos, animados. Mi espíritu florece porque siento que además de hacer algo sano por mí también estoy haciendo algo bueno por el planeta.

Puedes elegir hacer lo mismo. Todo empieza con una alimentación natural. Vamos a empezar...

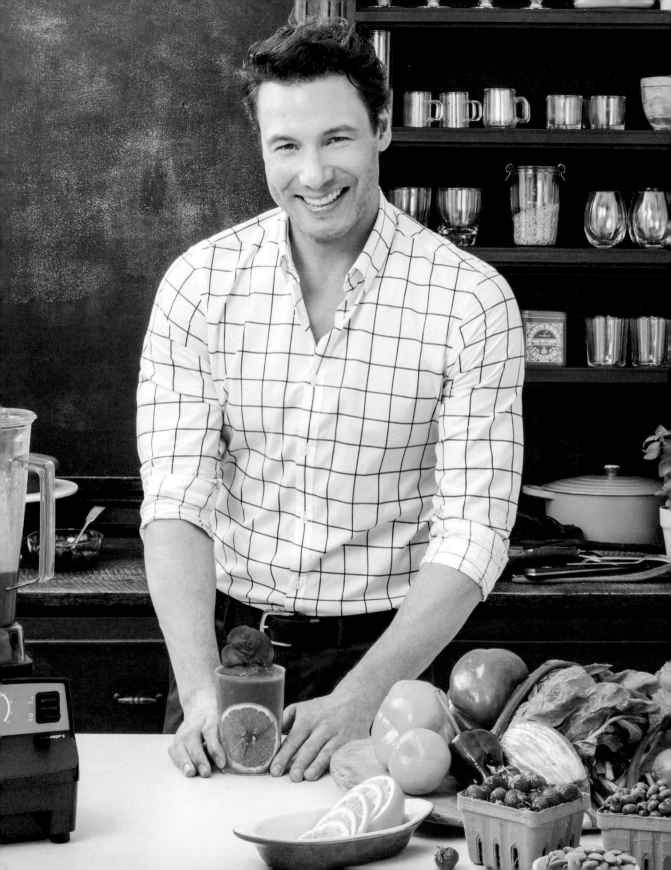

CAPÍTULO CUATRO

LA DESINTOXICACIÓN DE 10 DÍAS DE LAS CALORÍAS NEGATIVAS

SEGURO has escuchado mucho sobre desintoxicación (también denominada *detox*), pues se ha vuelto una tendencia. Tal vez hayas leído entrevistas de famosos que no pueden vivir sin *detox* de jugos o productos costosos que venden en línea, o tal vez algún amigo o colega del trabajo elogia las virtudes del *detox* de moda. Te estarás preguntando qué es exactamente una desintoxicación y por qué tus amigos necesitan "purificarse".

Todas las células del organismo producen desechos que deben eliminarse. Todos hemos estado expuestos (y lo seguiremos estando) a toxinas, gracias a los pesticidas, la radiación, los químicos, los conservadores y otros derivados sintéticos que se encuentran en el agua, la comida y el aire. Esto puede dañar el organismo y supone una carga enorme en los órganos que desintoxican el cuerpo de forma natural, es decir, la piel, los riñones, los intestinos y el hígado.

Podemos ayudar a estos órganos al comer alimentos naturales, tomar agua y hacer ejercicio de forma regular. Estas medidas son esenciales para auxiliar a nuestros órganos para que eliminen las toxinas del organismo de forma eficiente y efectiva. Me gusta pensar que la desintoxicación es una limpieza de la casa mediante la cual el organismo vuelve a funcionar de maravilla.

Otro efecto secundario de la desintoxicación de la dieta de las calorías negativas es la pérdida de peso. Mucha gente baja medio kilo al día en esta parte del programa. Haz cuentas: ¡son 5 kilos en 10 días! Como estarás comiendo alimentos con calorías negativas y a la par eliminando el azúcar y los carbohidratos procesados de tu alimentación —dos categorías de alimentos que fomentan el aumento de peso— tu cuerpo logrará un equilibrio natural de calorías negativas. Además, comerás y beberás mucha fibra, lo cual estimula la pérdida de peso al eliminar la grasa y las calorías excesivas del cuerpo. Consumir más líquidos —parte fundamental de esta desintoxicación— también contribuye a acelerar la pérdida de peso y grasa.

A diferencia de algunas desintoxicaciones populares a base de ayunos y jugos, con este programa no sentirás hambre durante el proceso de desintoxicación porque consumirás alimentos con calorías negativas que son sanos y satisfactorios. Podrás llevar a cabo tus actividades diarias —trabajar, ejercitarte, jugar con tus hijos— sin sentir fatiga. No tendrás que hacer una pausa en tu vida, posponer actividades ni cancelar citas. Puedes hacer tus cosas sin tener que descansar.

SMOOTHIES, SOPAS Y ENSALADAS

Durante esta desintoxicación disfrutarás un trío de opciones de comida: smoothies, sopas y ensaladas, para ingerir un total de cuatro al día. De estas cuatro comidas, tres son smoothies y la cuarta puede ser una sopa o una ensalada. A continuación, te muestro la razón de tal estructura.

SMOOTHIES

Primero, todos los smoothies están hechos con dos o más alimentos con calorías negativas para consumir una bebida concentrada de nutrientes que te ayudará a acelerar tu metabolismo. Segundo, mis smoothies tienen mucha agua y fibra para hacerlos lo más satisfactorios posibles. Por último, fortificarás tus smoothies con proteína en polvo. Y como ya sabes, la proteína fomenta el proceso quemagrasa, ayuda a generar músculo metabólicamente activo y aumenta la saciedad.

SOPAS

No hay nada más rico que un tazón abundante de sopa casera. Es la mejor comida. Pero la sopa tiene otro mérito sustentado por una montaña de investigación: contribuye a bajar y luego mantenerlo. Esto se debe a que, aunque es sobre todo agua, te hará sentir muy satisfecho.

Estudios realizados en el curso de más de dos décadas demuestran que la sopa aumenta la saciedad, alivia el hambre y evita que comamos en exceso. La razón: la sopa es un auténtico "alimento de densidad energética baja", esto es, te brinda más alimentos y nutrientes con pocas calorías, así que al final te sientes más satisfecho. Y como los smoothies, mis sopas tienen muchos ingredientes con calorías negativas.

ENSALADAS

Las frutas y verduras son particularmente eficaces para fines purificadores cuando se consumen crudas, pues de esta forma su fibra y sus nutrientes naturales se mantienen intactos. Las vitaminas, los minerales y los antioxidantes son muy beneficiosos, y los azúcares naturales de la fruta disminuyen los antojos de dulce. Las ensaladas en particular son una forma muy rica de obtener tu dosis diaria de vitaminas. Tal vez dudes de si una ensalada satisfará tu apetito, pero créeme, lo hará. Para crear una ensalada que te sacie y te ayude a quemar grasa es importante añadir algo de proteína; las recetas en este libro incluyen fuentes de proteína vegetal y animal.

La desintoxicación es mucho más de lo que das a tu cuerpo. Es igual de importante considerar qué cosas no debes darle. Este es mi enfoque de tres pasos para prepararse para un *detox*:

PASO 1: ELIMINA LAS TOXINAS

Todos los días estamos expuestos a toxinas nocivas que deterioran nuestra salud. Se encuentran en el ambiente, la comida e incluso en el aire que respiramos y pueden acumularse en el hígado, el principal órgano desintoxicador del organismo. ¿Cómo saber si tu hígado está sobrecargado de toxinas? Las principales señales son fatiga crónica, dolores de cabeza, alergias, inflamación, problemas en la piel, cambios en el estado de ánimo y falta de claridad mental.

La forma más simple de reducir la exposición a las toxinas del ambiente (sobre todo las de los alimentos) es consumir productos naturales y beber agua todos los días. ¡Harás las dos cosas en este programa!

PASO 2: PURIFICA TU ALIMENTACIÓN

Esto es lo que no debes consumir y por qué.

- **Azúcar añadido y edulcorantes.** El azúcar es sumamente adictiva; algunos expertos han afirmado que es la adicción más difícil de dejar, tal vez entre seis y ocho veces más que la cocaína. Un aspecto negativo del azúcar es que te "eleva" de manera natural al ocasionar que el cerebro secrete un "químico optimista", la serotonina. Como te gusta esa sensación, comes más azúcar. Investigadores de la Universidad de Yale revelaron que cuando a un grupo de mujeres le mostraban fotografías de una malteada de helado de chocolate su actividad cerebral era similar a la de adictos a drogas o alcohol.

Desde luego, consumir mucha azúcar también puede contribuir a la obesidad, a la diabetes y a las enfermedades cardiovasculares. Evidentemente, en esta desintoxicación los refrescos están prohibidos; 350 mililitros de refresco de cola tienen unas 12 cucharaditas de azúcar. También están prohibidos los smoothies embotellados, lo mismo que los jugos procesados de fruta o verdura, los cafés endulzados y cualquier bebida embotellada que tenga jarabe de maíz de alta fructosa. Tam-

bién están prohibidos los edulcorantes artificiales, ¡así que olvídate del refresco de dieta!

- **Alimentos procesados.** Incluyen los cereales procesados y muchos alimentos que se venden en caja. Éstos contienen azúcar añadido, aditivos y conservadores. Son como contaminación en tu cuerpo. Cuando se adhieren a las células grasas pueden provocar problemas, como interferir con los niveles de glucosa, desencadenar la inflamación y entorpecer el metabolismo. Elimínalos de tu dieta y notarás una diferencia de inmediato: te sentirás más ligero, fuerte y agudo mentalmente.

- **Lácteos.** Los lácteos de producción comercial contienen alérgenos comunes capaces de poner a prueba el sistema inmunitario si eres hipersensible. Con frecuencia, muchas personas hipersensibles a los lácteos experimentan síntomas relacionados con la intolerancia a la lactosa, como diarrea e inflamación, pero no lo relacionan hasta que dejan de consumir productos lácteos y sus síntomas desaparecen. En esta desintoxicación vamos a descansar de los lácteos durante 10 días. Asegúrate de prestar atención a cómo te sientes antes y después. A veces las hipersensibilidades alimentarias permanecen ocultas porque consumimos cierto alimento de forma cotidiana, sólo cuando lo dejamos nos damos cuenta de lo bien que nos sentimos cuando no lo comemos.

- **Gluten.** El gluten es una proteína vegetal que se encuentra en el trigo, la cebada y el centeno. Muchas personas son intolerantes al gluten y al comerlo sufren malestares digestivos. Según las estadísticas, aproximadamente un estadunidense de cada 133 es alérgico al gluten. Esta alergia se denomina enfermedad celíaca, una reacción inmunitaria severa en el intestino delgado tras la ingesta de gluten que pueden provocar deficiencias nutrimentales.

En sentido estricto, no tiene nada de malo comer cereales. Los granos integrales son ricos en fibra y muchos aportan vitaminas y minerales importantes, como ácido fólico. Sin embargo, el trigo y los granos que consumimos en Estados Unidos son en su mayoría OMG, los cuales contienen muchísimo gluten. Muchos de mis clientes que no consumen gluten señalan que cuando viajan al extranjero —a Italia, por ejemplo—, comen pasta y no tienen ningún problema. Les explico que se debe a que en Italia y otros países europeos el trigo no ha cambiado en el curso de más de 500 años y que esos países prohíben los OMG.

Si dejas de comer cereales —por lo menos un tiempo— espera bajar de peso. ¿Por qué? Porque en Estados Unidos los comemos en cantidades ridículas y tienen muchas calorías. Cuando elimines de tu dieta los cereales que contienen gluten empezarás a sentirte mejor y a lucir mucho más esbelto.

• **Aceites hidrogenados.** Te recomiendo ampliamente prescindir de alimentos que contengan "aceites vegetales parcialmente hidrogenados", una fuente de grasas trans (¡deberías hacerlo aunque no sigas la desintoxicación!). Las grasas trans desaceleran el metabolismo y hacen que el organismo sea más resistente a la insulina. Siempre revisa los ingredientes de las etiquetas; evita todo lo que sea "hidrogenado".

• **Alcohol.** Quiero dejar claro que *nada* (nada) combina mejor con una comida deliciosa que una buena copa de vino tinto. Pero mientras sigas esta desintoxicación están descartadas todas las bebidas alcohólicas. Sí, entiendo que renunciar a

tu cóctel nocturno será uno de tus sacrificios más grandes. El alcohol perjudica al hígado, retrasa el metabolismo al debilitar el sistema nervioso central y añade calorías a tu ingesta diaria. Beber en exceso también detiene la capacidad quemagrasa del cuerpo y acumula grasa abdominal. Así que mientras des tiempo a tu organismo de sanar con un *detox*, deja de tomar.

• **Café.** Esto lo dejo a tu consideración, pero con ciertas advertencias. En teoría, el café no representa ningún problema; no es el caso del café americano. Estudios han revelado que éste contiene tal cantidad de ácido que causa inflamación y, por lo tanto, puede ser dañino para la salud.

Otra razón para dejar el café: diversos estudios sugieren que la ingesta regular de cafeína puede producir resistencia a la insulina, lo cual podría incrementar el riesgo de padecer diabetes, así como facilitar el aumento de peso.

Si eres adicto a la cafeína, sugiero que cambies a mi energizante favorito: el expreso (¡sólo uno al día durante la desintoxicación!). Debido a que es una cantidad pequeña y concentrada de café, es menos probable que cause inflamación, a diferencia de cuando consumes tazas grandes de café americano. También podrías considerar cambiarlo por té verde o matcha, los dos tienen un efecto quemagrasa demostrado. O bien opta por tés herbales o sustitutos de café. Otra alternativa es probar el té de maca, el legendario superalimento peruano y estimulante de la energía y resistencia.

PASO 3: PREPÁRATE UN DÍA ANTES DE LA DESINTOXICACIÓN

Antes de purificar tu cuerpo necesitarás limpiar tu refrigerador y tu alacena. Tira cualquier cosa que pueda estropear tu desintoxicación, incluido todo lo indicado en el paso 2. Di a tu familia y a tus amigos que te desintoxicarás y que no podrás salir a comer ni a tomar un café. Son sólo 10 días. Puedes hacerlo.

Un día antes de empezar pésate y anota el resultado. No te vuelvas a pesar hasta un día después de que termines la desintoxicación. El peso fluctúa igual que la bolsa de valores, subirte a la báscula constantemente y ver estas fluctuaciones podría ser frustrante y distraerte de tu objetivo.

PASO 4:
SIGUE LAS 10 REGLAS
DE LA DESINTOXICACIÓN

Las reglas son sencillas. Consulta esta página cada que tengas dudas durante la desintoxicación.

1. Lo primero que debes hacer al despertar es beber dos litros de agua para limpiar tu sistema y despertar tu metabolismo.

2. Bebe otras 8 tazas de agua en el transcurso del día. Puedes aprovechar algunas de estas porciones para hacer infusiones herbales, pero no tomes nada más: no está permitido el café, el té ni el alcohol. Agrega un poco de jugo de limón recién exprimido a tu agua para obtener una infusión sabrosa y nutritiva.

3. Toma 3 smoothies al día y cena una comida sólida. Cada dos días tu comida sólida deberá ser una ensalada o una sopa. En esos días puedes comer la ensalada o la sopa durante la comida y cenar el smoothie correspondiente a la comida 2 o 3.

4. Sigue el plan de comidas que sugiero en las páginas 38 y 39 o improvisa. Puedes elegir los smoothies que más te gusten y repetirlos a lo largo de los 10 días, o sigue el plan tal como está. Lo mismo en el caso de las sopas y las ensaladas, las cuales puedes comer o cenar.

5. Come hasta sentirte satisfecho.

6. No cuentes las calorías. No peses ni cuentes nada. Si ingieres los alimentos adecuados para la desintoxicación tu instinto te dirá cuánto comer y qué es bueno para tu cuerpo.

7. No comas después de las 8 pm. La digestión de todo lo que comes después de esta hora es mucho más lenta porque el metabolismo se demora más durante la hora de dormir. Evita comer tarde para liberar a tu sistema y permitirle que trabaje a su máxima capacidad.

8. Si estás cansado, duerme. Cuando descansas tu organismo tiene oportunidad de reponerse y regenerar células.

9. Evita los alimentos que mencioné en el paso 2 (páginas 35 y 36).

10. No sigas la desintoxicación más de 10 días.

EL PLAN DE COMIDAS PARA LA DESINTOXICACIÓN DE 10 DÍAS DE LOS ALIMENTOS CON CALORÍAS NEGATIVAS

DÍA 1

COMIDA 1 Smoothie verde de pepino y fresa

COMIDA 2 Smoothie diosa verde

COMIDA 3 Smoothie de sangrita de tomate, naranja y pimiento rojo

COMIDA 4 Ensalada de tataki de atún sellado con cítricos, tofu y berros

DÍA 2

COMIDA 1 Smoothie de proteína de manzana, limón y cilantro

COMIDA 2 Smoothie amanecer tropical

COMIDA 3 Smoothie Virgin Mary

COMIDA 4 Sopa de pollo con escarola y poro

DÍA 3

COMIDA 1 Smoothie especiado de pay de manzana

COMIDA 2 Smoothie verde "eneldicioso"

COMIDA 3 Smoothie de espinaca, piña, limón y menta

COMIDA 4 Ensalada del chef Rocco

DÍA 4

COMIDA 1 Smoothie de pastel de fresa

COMIDA 2 Smoothie de limón y jengibre

COMIDA 3 Smoothie de proteína de almendra y vainilla

COMIDA 4 Caldo de garbanzos y verduras de hoja verde mixtas

DÍA 5

COMIDA 1 Smoothie de paleta verde de naranja

COMIDA 2 Smoothie de limón y jengibre

COMIDA 3 Smoothie Virgin Mary

COMIDA 4 Ensalada de pavo con acelgas, pasas rubias y alcaparras

DÍA 6

COMIDA 1 Smoothie de moras azules y albahaca

COMIDA 2 Smoothie de proteína de manzana, limón y cilantro

COMIDA 3 Smoothie de espinaca, piña, limón y menta

COMIDA 4 *Pot-au-feu* de verduras

DÍA 7

COMIDA 1 Smoothie explosión de cítricos y moras

COMIDA 2 Smoothie diosa verde

COMIDA 3 Smoothie amanecer tropical

COMIDA 4 Ensalada de cangrejo con manzana, apio y verduras de hoja verde

DÍA 8

COMIDA 1 Smoothie verde de pepino y fresa

COMIDA 2 Smoothie de sangrita de tomate, naranja y pimiento rojo

COMIDA 3 Smoothie especiado de pay de manzana

COMIDA 4 Ensalada de filete de falda de res con salsa de rábano picante y manzana

COMIDA 1 Smoothie de paleta verde de naranja

COMIDA 2 Smoothie verde "eneldicioso"

COMIDA 3 Smoothie de espinaca, piña, limón y menta

COMIDA 4 Sopa asiática de mejillones y curry

DÍA 10

COMIDA 1 Smoothie de proteína de almendra y vainilla

COMIDA 2 Smoothie de limón y jengibre

COMIDA 3 Smoothie de pastel de fresa

COMIDA 4 Ensalada de camarón con pepino, cebolla morada y chile poblano

LA LISTA DE LAS COMPRAS

También vamos a desintoxicar tu lista del súper semanal. Como ya he dicho —pero es particularmente importante para la purificación—, en la medida de lo posible intenta comprar frutas y verduras orgánicas, frescas y de temporada. El fin no es limpiar tu cuerpo para llenarlo de pesticidas provenientes de productos agrícolas cultivados de forma convencional. Cambiar a alimentos orgánicos incluso por poco tiempo puede tener efectos mensurables en la salud: investigadores de la Universidad de Emory pidieron a los participantes en un estudio que siguieran una alimentación orgánica un par de días y después una convencional otro par de días. Cuando tomaron muestras de orina, éstas revelaron que cuando las personas comieron alimentos orgánicos los niveles de dos pesticidas comunes disminuyeron y se volvieron indetectables, pero se revirtieron cuando volvieron a introducir alimentos convencionales en su dieta.

Esta es una lista muestra del súper para la desintoxicación. Está dividida en dos listas de 5 días, pues tendrás que ir de compras por lo menos dos veces en el transcurso de los 10 días para asegurarte de tener productos frescos a la mano. Tu lista del súper será un tanto distinta si decides preparar menos smoothies. Esta lista refleja las compras para una persona. Evidentemente, si otros miembros de tu familia se desintoxican contigo tendrás que aumentar la cantidad de alimentos que compres.

DÍA 1–5

FRUTAS

◊ 1 plátano

◊ 6 manzanas

◊ 2 kiwis

◊ 4-6 limones amarillos

◊ 4 limones

◊ 3 o 4 naranjas

◊ 1 paquete de fresas frescas

Fruta seca

◊ Un paquete de 140 gramos de arándanos sin azúcar

◊ Un paquete de 140 gramos de pasas rubias sin azúcar

VERDURAS

◊ 1 manojo de kale

◊ 1 o 2 manojos de espinaca

◊ 1 manojo de berza

◊ 1 manojo de mostaza china

◊ 2 manojos de escarola

◊ 2 bolsas de corazones de lechuga romana

◊ 2 manojos de acelga

◊ 1 bolsa de apio

◊ 2 o 3 pepinos

◊ 1 poro chico

- ◇ 1 manojo de cebollín
- ◇ 1 cebolla blanca
- ◇ 1 cebolla morada
- ◇ 1 cabeza de ajo
- ◇ 1 pimiento morrón rojo chico
- ◇ 1 cabeza chica de brócoli
- ◇ 3 o 4 tomates
- ◇ 1 paquete de tomate cherry

Hierbas frescas

- ◇ Cilantro
- ◇ Eneldo
- ◇ Menta
- ◇ Tomillo

PROTEÍNA

- ◇ Un paquete de 230 gramos de almendras naturales
- ◇ Un bote de un kilo de proteína en polvo (cualquiera hecha con claras de huevo orgánico en polvo, caldo de res deshidratado o proteína de chícharo. Asegúrate de que la marca que elijas no tenga azúcar añadido)
- ◇ Un paquete de 600 gramos de tofu suave
- ◇ 1 paquete de pechuga ahumada de pavo, sin piel y en rebanadas delgadas
- ◇ 1 docena de huevo
- ◇ Un filete de atún para sushi
- ◇ ½ o 1 kilo de pechugas de pollo sin piel ni hueso

ALIMENTOS CONGELADOS

- ◇ 1 bolsa de 350 gramos de fresas congeladas, sin azúcar

ALIMENTOS ENLATADOS

- ◇ Una lata de 425 gramos de garbanzos sin sal
- ◇ Una lata de 425 gramos de piña en trozos, en su jugo

EDULCORANTES

- ◇ Una bolsa de 140 gramos de extracto de fruto del monje

ESPECIAS Y ADEREZOS

- ◇ Jengibre fresco
- ◇ Pimienta de Cayena
- ◇ Extracto de vainilla orgánico
- ◇ Extracto de almendra
- ◇ Chipotle en polvo (u otro chile ahumado o picante, o ambos)
- ◇ Canela molida
- ◇ Sal, de preferencia sal de mar celta, sin procesar (véase la página 178)
- ◇ Granos de pimienta negra para moler
- ◇ Paprika ahumada

CONDIMENTOS

- ◇ Pasta miso
- ◇ Aminos de coco natural
- ◇ Vinagre de vino tinto
- ◇ Aceite de oliva extravirgen
- ◇ 1 frasco de salsa de rábano picante
- ◇ 1 frasco de alcaparras

MISCELÁNEOS

- ◇ 1 bolsa de 115 gramos de fibra de acacia
- ◇ 1 frasco de 425 gramos de mantequilla de coco

- ◇ 2 litros de bebida de almendra sabor vainilla
- ◇ Aceite de oliva en espray
- ◇ 2 o 3 paquetes de 900 mililitros de caldo de pollo sin sal
- ◇ 1 paquete de queso parmesano rallado

─────── DÍA 6-10 ───────

FRUTAS

- ◇ 1 plátano
- ◇ 6-8 manzanas
- ◇ 2 kiwis
- ◇ 4 limones amarillos
- ◇ 4 limones
- ◇ 3 naranjas
- ◇ 1 paquete de fresas frescas

Fruta seca

- ◇ Un paquete de 140 gramos de arándanos sin azúcar
- ◇ Un paquete de 140 gramos de pasas rubias sin azúcar

VERDURAS

- ◇ 1 manojo de kale en bolsa
- ◇ 2 manojos de espinaca en bolsa
- ◇ 1 manojo de berza
- ◇ 1 manojo de mostaza china
- ◇ 4 cabezas de lechuga francesa
- ◇ 1 bolsa de apio (si no te sobró de los días previos)
- ◇ 10 pepinos
- ◇ 1 o 2 berenjenas japonesas
- ◇ 1 cabeza de coliflor

- ◇ 3 cebollas blancas
- ◇ 1 cebolla morada
- ◇ 4 pimientos morrones rojos
- ◇ 1 chile poblano
- ◇ 1 chile jalapeño rojo
- ◇ 1 cabeza chica de brócoli
- ◇ Un paquete de 230 gramos de champiñones
- ◇ Un paquete de 230 gramos de hongos shiitake
- ◇ 2 paquetes de tomate cherry

Hierbas frescas

- ◇ Albahaca
- ◇ Cilantro
- ◇ Eneldo
- ◇ Menta
- ◇ Perejil

PROTEÍNA

- ◇ Un paquete de 600 gramos de tofu suave
- ◇ 340 gramos de carne de cangrejo azul
- ◇ Un filete de falda de res de 340 gramos
- ◇ 1 kilo de mejillones

ALIMENTOS CONGELADOS

- ◇ 1 bolsa de 350 gramos de arándanos congelados, sin azúcar
- ◇ 1 bolsa de 350 gramos de mezcla de moras congeladas, sin azúcar

ALIMENTOS ENLATADOS

- ◇ Una lata de 425 gramos de piña en trozos, en su jugo

ESPECIAS Y ADEREZOS

◊ Condimento de caldo de cangrejo

◊ Curry en polvo

◊ Condimentos

◊ 1 frasco de mostaza Dijon

◊ Aceite de coco sin refinar

MISCELÁNEOS

◊ 2 litros de bebida de almendra sabor vainilla

◊ 2 litros de leche de almendras sin azúcar

◊ 1 paquete de postre de coco congelado, sin azúcar

◊ 2 o 3 paquetes de 1 litro de caldo de verdura

◊ Un paquete de 170 gramos de yogur griego natural, sin grasa ni azúcar

CÓMO LIDIAR CON EL HAMBRE Y LOS ANTOJOS

¿Te mueres por comer pizza o pastel de chocolate? Los primeros días de la desintoxicación pueden ser duros, pero mi consejo es aguantar e ir poco a poco. Los antojos no durarán. Para el tercer día estarás bien. Comenzarás a experimentar los efectos positivos de la limpieza: disminuirán tus antojos de azúcar y sal, cambiarán tus papilas gustativas y no querrás las cosas que antes se te antojaban.

Estos consejos te guiarán durante el proceso de desintoxicación:

• Come a conciencia. Durante la desintoxicación intenta extender tus comidas. Relájate, mastica o bebe despacio y saborea lo que comes o bebes.

• Hidrátate. La mayoría de los antojos entre comidas son una señal de deshidratación, la cual puede solucionarse con un vaso de agua. Otra estrategia es tomar una taza de té herbal tibio. El té de menta es fabuloso para paliar los antojos dulces.

• Desayuna un smoothie. No te saltes la primera bebida por la mañana o podrías padecer antojos en el curso del día.

• Complementos verdes. Añade unas cucharaditas de espirulina, hierba de cebada, hierba de trigo o una combinación de polvos verdes a tu smoothie o jugo. Todos son superalimentos en presentación de suplemento y ayudan a tus células a desarrollarse, con lo que tendrás más energía y vitalidad.

• Limita la cafeína. Si sigues tomando café, considera consumir menos o dejarlo por completo. La cafeína puede estimular hormonas del estrés que avivan el hambre. Sustitúyelo por una taza de té verde, el cual contiene cafeína, pero no es tan agresivo con tu sistema.

• Detente antes de sobrepasarte. Antes de ceder pregúntate: "¿Tengo hambre? ¿O estoy enojado, estresado, solitario, aburrido o cansado?". Es fácil recurrir a la comida cuando te sientes susceptible o agobiado. En vez de comer, desahógate mental o físicamente: haz ejercicio, lee un libro, sal a caminar, escríbele un cibermensaje a un amigo, cualquier cosa que te distraiga de comer y te tranquilice. La necesidad de comer pasará.

• Duerme. Intenta dormir entre siete y ocho horas todas las noches. La calidad deficiente del sueño aumenta el apetito y desconcierta a las hormonas que controlan el hambre. Querrás comer todo lo que se te ponga enfrente.

• No pases hambre. Espacia tus smoothies y tus alimentos para que comas cada tres o cuatro horas, así controlarás el hambre.

• Mantente activo. Camina, haz yoga o un poco de ejercicio. El movimiento estimula químicos como la serotonina, las endorfinas y las dopaminas que mejoran el estado de ánimo. Además, moderan tu apetito y te ayudan a mantenerte energético. Y si sudas un poco, tanto mejor, pues la sudoración es un desintoxicante natural y eficaz que secreta toxinas por la piel.

Cuando termines la desintoxicación de 10 días con éxito pregúntate cómo te sientes física y mentalmente. Desintoxicarse es una oportunidad para obtener realimentación sobre tu salud, te da la oportunidad de conectarte con tu cuerpo y averiguar cómo se siente. Después de desintoxicarse, muchas personas aseguran gozar de mayor claridad mental, energía y mejor digestión. ¿Te diste cuenta de que tu estómago se sentía mejor cuando no consumías ciertos alimentos? ¿Cómo te fue con la cafeína? ¿Se te limpió la piel o desapareció ese dolor de cabeza cotidiano?

Desde luego, cuando termines es hora de subirte a la báscula. Según tu peso inicial, habrás bajado 5 kilos o más: es la mejor manera para empezar la siguiente fase de la dieta de las calorías negativas.

¡Empecemos!

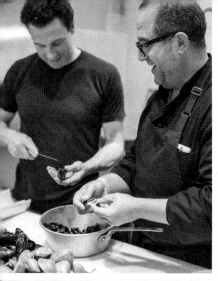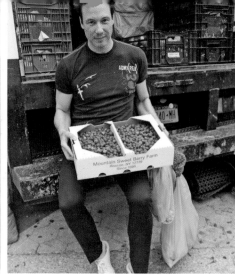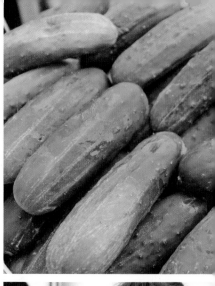
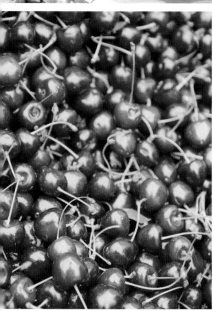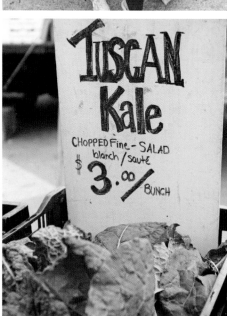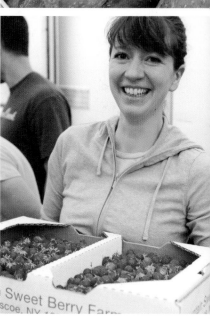

TUSCAN Kale

CHOPPED Fine - SALAD
blanch/sauté
$3.00/BUNCH

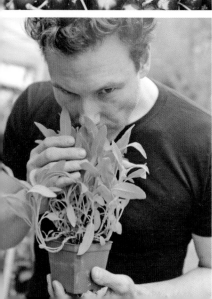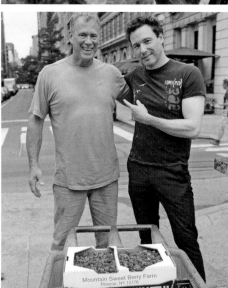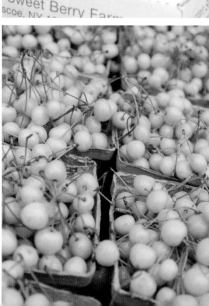

CAPÍTULO CINCO

EL PLAN DE 20 DÍAS PARA COMER SIN RESTRICCIONES

ESPERO que los resultados después de la desintoxicación de 10 días —ojos resplandecientes, cabello luminoso, piel radiante, más energía y por supuesto, bastantes menos kilos— te hayan inspirado para comenzar la siguiente fase de este viaje: la dieta de las calorías negativas.

Esta dieta es diferente de la mayoría que quizás hayas seguido en el pasado. ¿Por qué? Para empezar, porque no elimina ningún grupo alimenticio ni macronutrientes: no es antigrasa, baja en carbohidratos ni alta en proteínas. Un ejemplo magnífico de la inclusión de este programa es la fruta, una categoría de alimentos que en muchas dietas se elimina por completo porque la fruta contiene azúcares y carbohidratos. Pero como ya sabes, ¡tres de mis 10 alimentos con calorías negativas son frutas! No sólo permito comer manzanas, cítricos y moras, además lo recomiendo.

Otra diferencia entre este estilo de alimentación y muchas otras dietas es que no vamos a fiscalizar tus porciones. Cuando consumes alimentos con calorías negativas puedes disfrutarlos sin restricciones. No se trata de llevar las medidas exactas ni calcular las calorías, sino de aprender a reconocer y elegir los alimentos a partir de su potencial nutricional y quemagrasa.

En realidad, la dieta es un estilo de vida que se centra en el equilibrio y la nutrición. Obtendrás los nutrientes que necesitas de muchos tipos de frutas y verduras, la energía de los carbohidratos y la saciedad de fuentes saludables de proteína. Los resultados son francamente asombrosos y cuando se suman a los beneficios para la salud, como menor inflamación y mejor regulación del azúcar en la sangre, tienes una receta para una forma completamente distinta de vivir mejor y con un aspecto más esbelto.

Recuerda, te estoy pidiendo 20 días. Piensa en lo rápido que se pasan 20 días… ¡ni siquiera son tres semanas! Te mereces dedicarle este tiempo a tu salud y bienestar.

PREPÁRATE PARA UN CUERPO NUEVO Y MÁS SANO

No puedes ir de viaje sin antes decidir tu destino, trazar tu ruta o hacer reservaciones. Como con la mayoría de las cosas en la vida, hay una forma organizada y lógica para comenzar un programa alimenticio. Te invito a que sigas estos pasos para concluir el programa con éxito.

PREGÚNTATE POR QUÉ QUIERES BAJAR DE PESO

Hay muchas razones para bajar de peso, pero una de las más citadas entre mis clientes es la cosmética. Afrontémoslo, todos queremos vernos mejor, ponernos nuestros pantalones favoritos y sentirnos seguros sin tener que ocultar el abdomen. Aunque es importante reconocer que nuestros ideales al respecto de la imagen corporal se nos han salido de las manos y no todo el mundo puede tener una cintura de 60 centímetros, no tiene nada de malo querer verse bien. Mirar tu reflejo esbelto en el espejo refuerza tu seguridad. Los resultados visibles también son motivantes, te recuerdan que los cambios y el esfuerzo que estás realizando rinden frutos.

Además de la seguridad, hay muchas otras razones para bajar de peso, entre ellas aliviar o prevenir enfermedades serias, como presión sanguínea alta, diabetes tipo 2, enfermedades cardiovasculares, derrames cerebrales, padecimientos en la vesícula biliar e incluso ciertos tipos de cáncer. Otros beneficios de bajar peso incluyen:

◊ Poder subir las escaleras sin jadear ni sentirte exhausto.
◊ Participar en las actividades de tus hijos.
◊ Prolongar y mejorar tu esperanza de vida.
◊ Aliviar el dolor crónico en las articulaciones y la espalda.
◊ Tener más energía y mejorar tu actitud.

Al final, este es tu viaje, la única persona que logrará que sigas este nuevo régimen alimenticio eres tú. Es importante que reflexiones sobre las razones que te trajeron aquí. Cada que vaciles, recuérdalas.

CONCÉNTRATE EN LO POSITIVO

Cuando tu meta es bajar de peso es evidente que te centras en algo que no quieres: kilos de más. Pero concentrarse en lo negativo puede resultar contraproducente porque en vez de visualizar qué quieres, te distraes pensando en lo que no quieres. Si te ha costado bajar de peso en otras ocasiones es posible que inicies este nuevo programa con una disposición negativa, centrándote en lo que percibes son tus fallas.

Comienza imaginando qué quieres en vez de lo que no quieres. Elimina los pensamientos negativos. Piensa: "Tengo ganas de sentirme bien y estar delgada y sana" o "Qué ganas de comprarme ropa nueva en 20 días" en vez de "Qué gordo estoy" "Hoy me veo fatal" u "Odio estar a dieta".

También es útil concentrarse en pasos pequeños y metas de corto plazo en el transcurso de estos días. Investigadores han demostrado que fijarse metas prácticas y graduales es la clave para bajar de peso. Psicólogos de la Universidad Libre de Berlín se percataron de que las personas que se sometían a dietas tenían mejores resultados si contaban con un "plan de implementación" (*cómo* lograban bajar de peso) y no un "plan para cumplir metas" (*qué* lograban en su régimen). Reflexiona en qué puedes hacer ahora para obtener lo que quieres. En la primera semana, en vez de pensar "Voy a bajar 10 kilos", visualiza: "Voy a prepararme una cena rica con productos frescos y sanos".

Intenta enfocar tu mentalidad hacia una dirección más positiva y práctica. Recuerda, lograrás aquello en lo que te centres.

PREPARA A TUS FAMILIARES Y AMIGOS

Antes de comenzar tu nuevo régimen alimenticio es buena idea explicar tus intenciones a tu familia y amigos. Es probable que te apoyen (¡eso espero!), es más, tal vez quieran acompañarte. Por otra parte, podrían mostrarse escépticos. Espéralo: siempre habrá gente que diga: "Mírala, ya está a dieta otra vez". ¡No importa! Que piensen lo que quieran. No permitas que su negatividad te afecte. Esto se trata de ti, no de ellos.

Intenta ignorar los comentarios negativos y recuerda que nadie sabe mejor que tú qué es lo mejor para tu cuerpo y tu salud. En el capítulo 13 encontrarás consejos para seguir este programa con y sin el apoyo de tu familia, así como para lidiar con problemas familiares que pueden desencadenarse cuando una persona cambia sus hábitos alimenticios. Lo maravilloso de este programa es que se adapta a la vida familiar de tal forma que tu pareja y tus hijos nunca sentirán que están "a dieta".

ELIGE CUÁNDO EMPEZAR

Es importante planear —y respetar— una fecha para empezar. No vale posponerlo para "mañana"; cuando hayas seleccionado una fecha, circúlala con rojo en tu calendario, pon una alarma en tu teléfono e incluso publícalo en redes sociales para sentirte responsable frente a los demás. Una vez que te hayas comprometido, no te retractes.

¿Cuándo es la mejor época para comenzar un programa alimenticio? Según una encuesta británica que se realizó a 2,000 mujeres que estaban a dieta, es más factible tener éxito si se inicia en domingo o lunes. Empezar de cero al principio de la semana supone una motivación psicológica para continuar. La encuesta también reveló que 88% de las personas que empezaban su dieta en domingo lograban conservar su peso ideal.

¡Elige el día con prudencia!

LO ESENCIAL DE LA DIETA DE 20 DÍAS

Como he enfatizado, la dieta de calorías negativas se centra en un plan de alimentación de 20 días que elimina grasa y ayuda a la salud, en el cual disfrutarás de 10 alimentos de calorías negativas en cantidades ilimitadas. También comerás una variedad de 10 proteínas, junto con otros alimentos altos en fibra y nutrientes.

COMERÁS:

◇ 4 comidas al día: desayuno, comida, cena y un refrigerio.
◇ Cantidades ilimitadas de alimentos con calorías negativas.

LIMITARÁS:

◇ Ciertos carbohidratos.
◇ Lácteos (se incluyen cantidades moderadas de yogur griego y algunos quesos italianos).

NO COMERÁS:

◇ Alimentos refinados o procesados.
◇ Alimentos no orgánicos u OMG.
◇ Grasas trans.
◇ Azúcar o alcohol.
◇ Refrescos o bebidas azucaradas o con edulcorantes artificiales.
◇ Café americano (expreso sí).

FRUTAS Y VERDURAS QUE PUEDES INCLUIR EN TUS COMIDAS

VERDURAS NATURALES

Acelga
Ajo
Apio
Arúgula
Berenjena
Berro
Berza
Bok choy
Brócoli
Calabacita
Calabaza amarilla
Castaña de agua
Cebolla
Cebollín
Champiñón, todas las variedades
Chícharo
Col, todas las variedades
Col de Bruselas
Coliflor
Ejote, todas las variedades
Escarola o endivia
Espárrago
Espinaca
Germinado (alfalfa, brócoli, frijol, etcétera)
Grelo
Hoja de betabel
Hoja de diente de león
Hoja de nabo
Jícama
Tomate, todas las variedades
Kale
Lechuga, todas las variedades
Mostaza china
Ocra
Pepino
Perejil
Pimiento, todas las variedades

FRUTAS NATURALES

Arándano
Caqui
Cereza
Chabacano
Ciruela
Durazno
Frambuesa
Fresa
Granada
Guayaba
Mandarina
Mango
Manzana
Maracuyá
Melón, todas las variedades
Mora azul
Naranja
Necatrina
Papaya
Pera
Piña
Plátano
Sandía
Tangelo
Toronja
Uva
Zarzamora

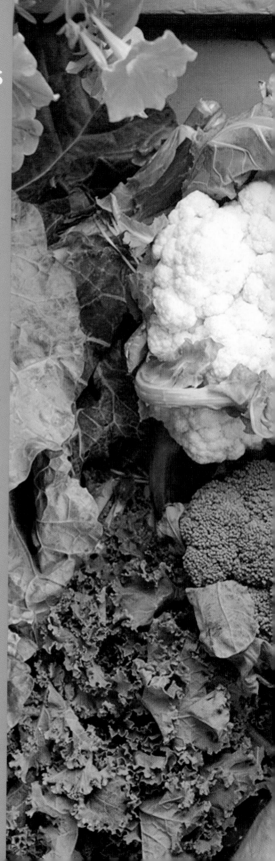

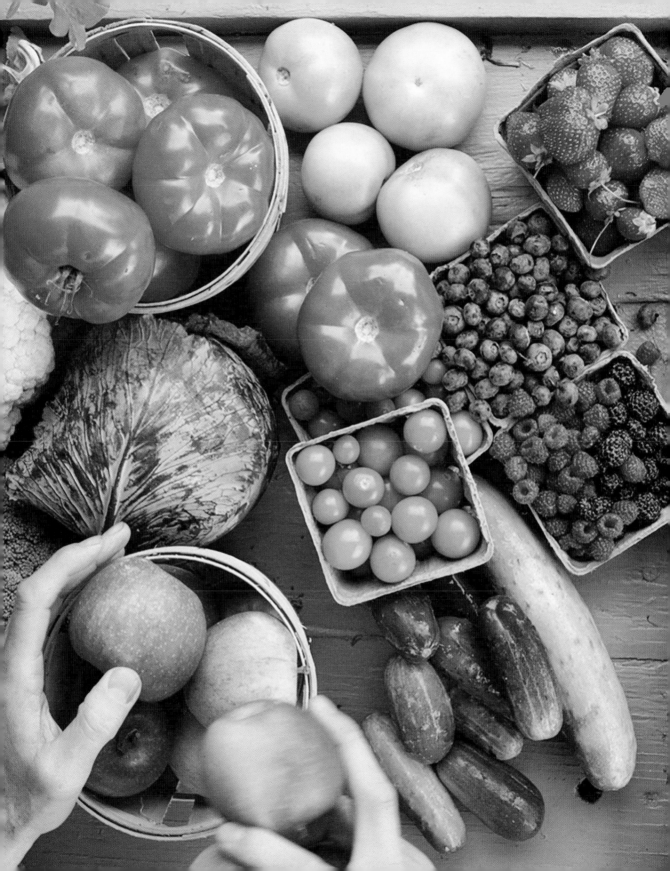

CÓMO FUNCIONA LA DIETA DE LAS CALORÍAS NEGATIVAS

Todos los días comerás tres comidas y un refrigerio. Para que te formes una idea de cómo puedes organizar tus alimentos he creado un plan de comidas con menús de muestra. Los menús incorporan mis recetas, las cuales empiezan en la página 68. Excepto los smoothies, todas las recetas rinden cuatro porciones, así que si vas a cocinar para dos, divide los ingredientes y las listas de compras a la mitad. Si vas a seguir la dieta solo, puedes cocinar para dos o cuatro y recalentar lo que sobre al día siguiente o congelarlo para otra semana.

Si no te gusta tomar decisiones sobre lo que comes y no eres muy delicado con tu comida, te sugiero que sigas los menús al pie de la letra. No tener que organizar tus comidas te facilitará la vida. Si en cambio prefieres crear tus propios menús, adelante, este programa te brinda la flexibilidad de hacerlo. En ese caso, te sugiero ir a la tercera parte y revisar las recetas; selecciona las que más se te antojen y repítelas para el desayuno, la comida, la cena y los refrigerios con la frecuencia que quieras. Si durante la desintoxicación encontraste un par de recetas de smoothies que te encantaron, puedes desayunarlos a diario en el curso de los siguientes 20 días. También puedes encontrar recomendaciones para planear tus propios menús en la página 60, en la sección "Aprópiate de la dieta de las calorías negativas".

Si eres vegano o vegetariano puedes seguir este programa. De hecho, diseñé muchas de mis recetas especialmente para ti. Cuando veas una entrada de carne en el plan de comidas, simplemente cámbiala por una de mis recetas sin carne del capítulo 9. También consulta el capítulo 12, en el que se abordan las necesidades de las personas que quieren seguir una versión 100% vegetariana de la dieta de las calorías negativas. Te explicaré como hacerlo, junto con los beneficios de no consumir carne.

A medida que sigas la dieta de las calorías negativas, siéntete con la libertad de añadir otras verduras ricas en fibras y con poco almidón, así como otras frutas frescas (consulta ideas en la página 48). Sólo no incluyas almidones para que los alimentos con calorías negativas surtan su magia. Y no olvides beber agua a lo largo del día —entre 8 y 10 vasos de 250 mililitros—, pues es el nutriente con más calorías negativas.

Te invito a que te metas en la cocina en los próximos 20 días; te prometo que las recetas de este libro son lo suficientemente sencillas como para que incluso un cocinero novato las prepare, no implican ningún truco profesional ni herramientas complejas. He aprovechado mi experiencia y entrenamiento para dar sabor de forma innovadora, no para complicar las cosas en exceso. Recuerda, cocinar tu propia comida te da el control sobre todo lo que sucede en tu cuerpo y esto te permite controlar tu peso. Si te gusta comer fuera o necesitas hacerlo, por favor revisa las recomendaciones del capítulo 14. Te mostraré cómo navegar por el menú de un restaurante y al mismo tiempo seguir la dieta de las calorías negativas.

Para ayudarte durante la dieta he incluido listas del súper para los días 1 a 7, 8 a 14 y 15 a 20. Sólo deben servirte de guía, las preparé teniendo en mente una casa con cuatro personas, pero evidentemente la cantidad de comida que debes comprar depende del número de personas para las que cocinarás, así que no olvides modificar las cantidades de cada ingrediente según sea el caso. Las listas también variarán según cuánto te apegues a los menús de muestra. Por ejemplo, si preparas smoothies para desayunar o como refrigerios en vez de los desayunos que sugiero tendrás que personalizar las listas de compras para incluir los ingredientes de tus smoothies favoritos. En cuanto a las especias y condimentos, seguro ya tienes la mayoría en la alacena, no hace falta comprar todo un especiero nuevo.

Aunque este es un plan para 20 días, no tienes que detenerte cuando termine ese lapso. A muchos de mis clientes les gusta tanto la comida y tienen tan buenos resultados que deciden seguir el programa de forma indefinida. También puedes volver a desintoxicarte en cualquier momento si sientes que has dejado de bajar de peso o si unas vacaciones o celebraciones recientes te han retrasado. Con la desintoxicación retomarás el camino.

Bueno... aquí vamos. ¡Es hora de cocinar!

MENÚS SUGERIDOS PARA LA DIETA DE 20 DÍAS DE LAS CALORÍAS NEGATIVAS

DÍA 1

DESAYUNO

Risotto de manzana y canela con salvado de avena y almendras o un smoothie con calorías negativas

COMIDA

Ensalada estilo tailandés de brócoli asado con almendras y limón

REFRIGERIO

Sushi de pepino y arroz de almendras o un smoothie con calorías negativas

CENA

Pollo al horno con col morada agridulce + *Crêpes Suzette* con naranjas y crema de vainilla

DÍA 2

DESAYUNO

Avena de quinoa y moras azules con menta o un smoothie con calorías negativas

COMIDA

Sopa de pollo con escarola y poro

REFRIGERIO

Sushi de pepino y arroz de almendras o un smoothie con calorías negativas

CENA

Lenguado con costra de almendras, espinaca picada y caldo de almejas + tazón de cítricos y mezcla de moras con cubierta batida

DÍA 3

DESAYUNO

Ensalada de cítricos con pepino y albahaca o un smoothie con calorías negativas

COMIDA

Ensalada de cangrejo con manzana, apio y verduras de hoja verde

REFRIGERIO

Barras de manzana, arándanos y almendras o un smoothie con calorías negativas

CENA

Rollos de berenjena + trufas de chocolate y crema de almendras

DÍA 4

DESAYUNO

Pizza con champiñones y brócoli o un smoothie con calorías negativas

COMIDA

Sobrantes de sopa de pollo con escarola y poro

REFRIGERIO

Barras de manzana, arándanos y almendras o un smoothie con calorías negativas

CENA

Lomo de res con kale estofado y aceitunas negras + trufas de chocolate y crema de almendras

DÍA 5

DESAYUNO

Frittata de kale, cebolla morada y tomate o un smoothie con calorías negativas

COMIDA

Ensalada de camarón con pepino, cebolla morada y chile poblano

REFRIGERIO

Coliflor y manzanas con salsa tailandesa de crema de almendras o un smoothie con calorías negativas

CENA

Pappardelle de pollo con pesto de invierno + fresas cubiertas con chocolate y almendras troceadas

DÍA 6

DESAYUNO

Pan tostado con aguacate, espinaca y tomate o un smoothie con calorías negativas

COMIDA

Caldo de garbanzos y verduras de hoja verde mixtas

REFRIGERIO

Coliflor y manzanas con salsa tailandesa de crema de almendras o un smoothie con calorías negativas

CENA

Lenguado a la plancha con salsa catalana de berenjena + fresas cubiertas con chocolate y almendras troceadas

DÍA 7

DESAYUNO

Huevo revuelto a la mexicana con coliflor y chile o un smoothie con calorías negativas

COMIDA

Ensalada de camarón con pepino, cebolla morada y chile poblano

REFRIGERIO

Tazón de ensalada de verduras ralladas con aderezo de chía o un smoothie con calorías negativas

CENA

Albóndigas con *gravy* de champiñones y espinaca + almendras espolvoreadas con chocolate

LISTA DE COMPRA DÍAS 1-7

FRUTAS

◊ 8 manzanas grandes

◊ 7 limones

◊ 2 o 3 limones amarillos

◊ 2 aguacates

◊ 6 naranjas

◊ 2 o 3 toronjas

◊ 2 paquetes de moras azules frescas

◊ Varios paquetes de distintas variedades de moras

◊ 1 paquete de fresas

Fruta seca

◊ 1 paquete de 140 gramos de arándanos sin dióxido de azufre

◊ 1 paquete de 140 gramos de pasas rubias sin azúcar ni dióxido de azufre

VERDURAS

◊ Varias cabezas de escarola

◊ 8 bolsas de 280 gramos de espinaca

◊ 4 cabezas de lechuga francesa

◊ 2 manojos de kale rizado

◊ 4 manojos de kale toscano

◊ Cuatro bolsas de 280 gramos de mezcla de verduras de hoja verde (kale, berza, mostaza china)

◊ 1 cabeza de ajo

- ◊ 1 o 2 cebollas
- ◊ 1 cebolla morada
- ◊ 1 berenjena grande
- ◊ 3 berenjenas japonesas grandes
- ◊ 1 poro
- ◊ 2-5 cabezas de brócoli
- ◊ 3 cabezas de coliflor
- ◊ 1 o 2 paquetes de champiñones
- ◊ 3 o 4 tomates frescos
- ◊ 5 paquetes de tomate cherry
- ◊ 10 pepinos
- ◊ 2 cabezas de col morada
- ◊ 1 paquete de tallos de apio
- ◊ 2 pimientos morrones rojos
- ◊ 1 pimiento morrón verde
- ◊ 2 chiles poblanos o pimientos morrones verdes
- ◊ 4 zanahorias

Hierbas frescas

- ◊ Jengibre
- ◊ Cilantro (varios manojos)
- ◊ Menta
- ◊ Tomillo
- ◊ Albahaca

CARNE DE RES

- ◊ Cuatro filetes de 85 gramos de lomo magro, desgrasado
- ◊ 340 gramos de molida 96% magra

PESCADO Y MARISCOS

- ◊ 1 kilo de camarones cocidos y sin cáscara
- ◊ 1 kilo de almejas de las más pequeñitas (aproximadamente unas 24 piezas)

- ◊ 5 filetes de 115 gramos de lenguado o rapante
- ◊ 340 gramos de carne de cangrejo azul, desmenuzado

AVES

- ◊ 4 pechugas de 115 gramos de pollo, deshuesadas y sin piel
- ◊ Muslos de pollo de 225 gramos deshuesados y sin piel
- ◊ Pechugas de pollo de 340 gramos deshuesados y sin piel

HUEVOS

- ◊ 3 docenas de huevo

CEREALES Y GRANOS

- ◊ 1 paquete de 340 gramos de salvado de avena
- ◊ 1 paquete de 450 gramos de quinoa roja
- ◊ 1 paquete de 680 gramos de hojuelas de avena
- ◊ 208 gramos de masa para pizza congelada y sin gluten
- ◊ 1 rebanada de pan sin gluten
- ◊ 1 paquete de 170 gramos de arroz integral inflado

ALIMENTOS ENLATADOS

- ◊ 1 lata de 425 gramos de alubias
- ◊ 1 lata de 60 gramos de aceitunas negras rebanadas
- ◊ 1 lata de 425 gramos de garbanzos sin sal
- ◊ 2 latas de 425 gramos de tomates triturados sin sal

EDULCORANTES

◊ Una bolsa de 140 gramos de extracto de fruto del monje

◊ Una botella de 340 mililitros de néctar de coco sin refinar

◊ 3 barras de 85 gramos de chocolate oscuro, sin azúcar

ACEITES Y VINAGRES

◊ Aceite de coco

◊ Aceite de oliva extravirgen

◊ Aceite de oliva en espray

◊ Vinagre de arroz

◊ Vinagre de manzana

ESPECIAS Y ADEREZOS

◊ Pimienta negra en grano

◊ Canela

◊ Sal, de preferencia de mar celta, sin procesar (véase la página 178)

◊ Semillas de alcaravea picadas

◊ Extracto de vainilla

◊ 1 vaina de vainilla

◊ Chile de árbol martajado

◊ Condimento de caldo de cangrejo

◊ Pimienta de Cayena

◊ Semillas de hinojo

◊ Paprika

◊ Paprika ahumada

◊ Cilantro en polvo

◊ Comino

◊ Chile en polvo

◊ Ajo en polvo

◊ Arrurruz

◊ Un paquete de 225 gramos de cacao en polvo orgánico, sin azúcar

CONDIMENTOS Y SALSAS

◊ Salsa picante

◊ Salsa verde picante

◊ Salsa de pescado tailandesa

◊ Aminos de coco

◊ Wasabi en polvo

◊ Mostaza Dijon

◊ Un paquete de 750 mililitros de salsa marinara, sin grasa y sin sal

◊ Pasta de curry rojo tailandés

LÁCTEOS Y SUSTITUTOS

◊ Queso parmesano

◊ Queso pecorino romano

◊ 2 litros de leche de almendras sabor vainilla, sin azúcar

◊ Un bote de 170 gramos de yogur griego natural, sin grasa ni azúcar

◊ 2 litros de leche de coco sin azúcar

MISCELÁNEOS

◊ 2 o 3 paquetes de 225 gramos de almendras crudas

◊ 1 paquete de 225 gramos de almendras fileteadas

◊ 1 bolsa de 340 gramos de semillas de chía

◊ 1 paquete de 10 o 50 nori (hojas de alga)

◊ 1 lata de 340 gramos de copos de cáscara de psilio

◊ Una bolsa de 225 gramos de clara de huevo en polvo

◊ Varios paquetes de 900 mililitros de caldo de pollo sin sal

◊ 1 paquete de 225 gramos de grenetina en polvo

◊ 1 paquete de 50 gramos de chips de manzana secas y congeladas

◊ 1 frasco de 340 gramos de crema de almendras crudivegana

DÍA 8

DESAYUNO
Avena de quinoa y moras azules con menta o un smoothie con calorías negativas

COMIDA
Sobrantes de caldo de garbanzos y verduras de hoja verde mixtas

REFRIGERIO
Tazón de ensalada de verduras ralladas con aderezo de chía o un smoothie con calorías negativas

CENA
Salteado de shiitake y bok choy + almendras espolvoreadas con chocolate

DÍA 9

DESAYUNO
Omelet de espinaca y champiñones o un smoothie con calorías negativas

COMIDA
Ensalada de filete de falda de res con salsa de rábano picante y manzana

REFRIGERIO
Dip de berenjena y almendras con apio o un smoothie con calorías negativas

CENA
Estofado de camarones con col y chile + pastel instantáneo de almendras con mezcla de moras

DÍA 10

DESAYUNO
Risotto de manzana y canela con salvado de avena y almendras o un smoothie con calorías negativas

COMIDA
Bouillon de champiñones, poro, tofu y wasabi

REFRIGERIO
Dip de berenjena y almendras con apio o un smoothie con calorías negativas

CENA
Col rellena de carne molida con *goulash* de pimiento y tomate + pastel instantáneo de almendras con mezcla de moras

DÍA 11

DESAYUNO
Avena de quinoa y moras azules con menta o un smoothie con calorías negativas

COMIDA
Ensalada de verduras de hoja verde con aderezo cremoso de almendras y rábano

REFRIGERIO
Rebanadas de manzana con cacahuate o un smoothie con calorías negativas

CENA
Pasta de pesto de espinaca con tomate + trufas de chocolate y crema de almendras

DÍA 12

DESAYUNO
Ensalada de cítricos con pepino y albahaca o un smoothie con calorías negativas

COMIDA
Sobrante de *bouillon* de champiñones, poro, tofu y wasabi

REFRIGERIO
Rebanadas de manzana con cacahuate o un smoothie con calorías negativas

CENA

Camarones a la plancha con pepinos, kale y coliflor marinados + trufas de chocolate y crema de almendras

---
DÍA 13

DESAYUNO

Pizza con champiñones y brócoli o un smoothie con calorías negativas

COMIDA

Ensalada del chef Rocco

REFRIGERIO

Salsa de arándanos orgánica y sin azúcar + galletas saladas o un smoothie con calorías negativas

CENA

Col rellena de carne molida con *goulash* de pimiento y tomate + fresas cubiertas con chocolate y almendras troceadas

---
DÍA 14

DESAYUNO

Frittata de kale, cebolla morada y tomate o un smoothie con calorías negativas

COMIDA

Sopa asiática de mejillones y curry

REFRIGERIO

Salsa de arándanos orgánica y sin azúcar, acompañada de galletas saladas o un smoothie con calorías negativas

CENA

Filete rebanado con pimienta, acelga y champiñones + fresas cubiertas con chocolate y almendras troceadas

LISTA DE COMPRA DÍAS 8-14

FRUTAS

◊ 10 manzanas grandes

◊ 2 o 3 limones amarillos

◊ 3 o 4 naranjas

◊ 2 o 3 toronjas

◊ 2 paquetes de moras azules frescas

◊ Varios paquetes de distintos tipos de moras

◊ 1 taza de moras azules frescas

◊ 1 paquete de fresas

VERDURAS

◊ 1 bolsa de 500 gramos de espinaca

◊ 1 manojo grande de mostaza china

◊ 6 cabezas de lechuga francesa

◊ 1 bolsa de 56 gramos de espinaca prelavada

◊ 2 cabezas de lechuga romana, lavadas

◊ 4 o 5 manojos de kale

◊ 1 cabeza de col china

◊ 2 cabezas de col de Saboya

◊ 1 manojo de acelga

◊ 4 rábanos grandes

◊ 1 cabeza de ajo

◊ 2 cebollas grandes

◊ 1 manojo de cebollín

◊ 3 echalotes

◊ 2 berenjenas japonesas grandes

◊ 1 manojo de poro

◊ 2 cabezas de brócoli

◊ 2 cabezas de coliflor

◊ 1 paquete de 280 gramos de champiñones shiitake

◊ 680 gramos de champiñones

◊ 680 gramos de hongos mixtos rebanados

◊ 3 tomates grandes

◊ 3 o 4 paquetes de tomate cherry

◊ 7-9 pepinos

- ◇ 1 cabeza de col roja
- ◇ 7 u 8 pimientos morrones rojos
- ◇ 4 zanahorias
- ◇ 1 paquete de 340 gramos de germinado de soya
- ◇ 1 cabeza grande de bok choy

Hierbas frescas

- ◇ Cilantro (varios manojos)
- ◇ Menta
- ◇ Albahaca

CARNE DE RES

- ◇ 1 filete de 340 gramos de falda de res, desgrasado
- ◇ 1 filete de 450 gramos de falda de res, desgrasado
- ◇ 900 gramos de molida de res magra

PESCADOS Y MARISCOS

- ◇ 450 gramos de camarones sin cáscara, limpios y desvenados
- ◇ 1 kilo de mejillones

AVES

- ◇ 225 gramos de pechuga de pavo ahumada, sin piel, en rebanadas delgadas

HUEVO

- ◇ 3 docenas de huevo

PROTEÍNA VEGETAL

- ◇ 1 paquete de 570 gramos de tofu firme

CEREALES Y GRANOS

- ◇ 1 paquete de 450 gramos de quinoa

- ◇ 208 gramos de masa para pizza congelada y sin gluten
- ◇ 1 paquete de 130 gramos de tortitas de arroz integral sin sal

ALIMENTOS ENLATADOS

- ◇ 2 latas de 425 gramos de garbanzos sin sal
- ◇ 1 lata de 425 gramos de puré de tomate sin sal

EDULCORANTES

- ◇ 3 barras de 85 gramos de chocolate oscuro, sin azúcar

VINAGRE

- ◇ Vinagre de jerez

ESPECIAS Y ADEREZOS

- ◇ Mezcla de especias *baharat*
- ◇ Curry en polvo
- ◇ Extracto de almendra

CONDIMENTOS Y SALSAS

- ◇ 1 frasco de salsa de rábano picante
- ◇ 1 frasco de salsa de ajo y chile
- ◇ 1 botella de salsa de soya sin gluten y reducida en sodio

LÁCTEOS Y SUSTITUTOS

- ◇ 2 litros de leche de almendras sabor vainilla, sin azúcar

MISCELÁNEOS

- ◇ 2 cucharadas de semillas de cáñamo
- ◇ 2 o 3 paquetes de 225 gramos de almendras crudas

- ◇ Una bolsa de 450 gramos de harina de almendra
- ◇ 1 frasco de 180 gramos de crema de cacahuate en polvo
- ◇ 1 frasco de 100 gramos de bayas de alcaparras
- ◇ 1 paquete de 30 gramos de pectina cítrica
- ◇ 1 frasco de 450 gramos de pimientos cherry encurtidos
- ◇ Varios paquetes de 900 mililitros de caldo de pollo sin sal
- ◇ 4 vasos de papel sin cera con capacidad para 170 mililitros

DÍA 15

DESAYUNO

Pan tostado con aguacate, espinaca y tomate o un smoothie con calorías negativas

COMIDA

Ensalada de tataki de atún sellado con cítricos, tofu y berros

REFRIGERIO

Hormigas rojas sobre un tronco o un smoothie con calorías negativas

CENA

Pollo con mostaza china, quinoa y naranjas + almendras espolvoreadas con chocolate

DÍA 16

DESAYUNO

Huevo revuelto a la mexicana con coliflor y chile o un smoothie con calorías negativas

COMIDA

Sobrante de sopa asiática de mejillones y curry

REFRIGERIO

Hormigas rojas sobre un tronco o un smoothie con calorías negativas

CENA

Albóndigas con *gravy* de champiñones y espinaca + almendras espolvoreadas con chocolate

DÍA 17

DESAYUNO

Avena de quinoa y moras azules con menta o un smoothie con calorías negativas

COMIDA

Coles de Bruselas trituradas con aderezo tibio de ajo rostizado, almendras y limón

REFRIGERIO

Barras de manzana, arándanos y almendras o un smoothie con calorías negativas

CENA

Camarones con mostaza china, champiñones y miso + *Crêpes Suzette* con naranjas y crema de vainilla

DÍA 18

DESAYUNO

Omelet de espinaca y champiñones o un smoothie con calorías negativas

COMIDA

Sopa de pollo con escarola y poro

REFRIGERIO

Barras de manzana, arándanos y almendras o un smoothie con calorías negativas

CENA

Pasta de pesto de espinaca con tomate + tazón de cítricos y mezcla de moras con cubierta batida

DÍA 19

DESAYUNO

Huevo revuelto a la mexicana con coliflor y chile o un smoothie con calorías negativas

COMIDA

Ensalada de pavo con acelgas, pasas rubias y alcaparras

Tazón de ensalada de verduras ralladas con aderezo de chía o un smoothie con calorías negativas

CENA

Salteado de shiitake y bok choy + pastel instantáneo de almendras con mezcla de moras

---

DÍA 20

DESAYUNO

Avena de quinoa y moras azules con menta o un smoothie con calorías negativas

COMIDA

Sopa de pollo con escarola y poro

REFRIGERIO

Tazón de ensalada de verduras ralladas con aderezo de chía o un smoothie con calorías negativas

CENA

Lenguado a la plancha con salsa catalana de berenjena + pastel instantáneo de almendras con mezcla de moras

LISTA DE COMPRA DÍAS 15-20

FRUTAS

◊ 3 aguacates

◊ 2 manzanas

◊ 4-6 limones amarillos

◊ 10-12 naranjas

◊ 6-8 paquetes de varios tipos de moras

Fruta seca

◊ 1 paquete de 140 gramos de arándanos deshidratados y sin azúcar

◊ 1 paquete de 50 gramos de chips de manzana deshidratadas y congeladas

VERDURAS

◊ 16 tazas de espinaca

◊ 500 gramos de espinaca lavada, bien comprimida

◊ 1 bolsa de 560 gramos de espinaca prelavada

◊ 16 tazas de mostaza china

◊ 12 tazas de escarola limpia y troceada

◊ 6 tazas de acelga

◊ 1-3 cebollas

◊ 1 cebolla morada

◊ 1 manojo de cebollín

◊ 1 paquete de tallos de apio

◊ 6 tazas de coles de Bruselas

◊ 2 o 3 echalotes

◊ 3 berenjenas japonesas grandes

◊ 1 manojo de poro

◊ 3 cabezas de brócoli

◊ 4 cabezas de coliflor

◊ 680 gramos de champiñones

◊ 680 gramos de champiñones mixtos, rebanados

◊ 340 gramos de champiñones de cualquier variedad

◊ 1 tomate grande

◊ 3 paquetes de tomate cherry

◊ 2 cabezas de col morada

◊ 2 o 3 pimientos morrones rojos

◊ 8 zanahorias

◊ 1 paquete de 340 gramos de germinado de soya

◊ 1 cabeza grande de bok choy

Hierbas frescas

◊ Perejil

◊ Tomillo

◊ Albahaca

CARNE DE RES

◊ 340 gramos de molida de res 96% magra

PESCADO Y MARISCOS

◊ 1 filete de atún para sushi de 340 gramos

◊ ½ kilo de camarones limpios, sin cáscara y desvenados

◊ 4 filetes de 115 gramos de rapante o lenguado

AVES

◊ 4 pechugas de pollo de 115 gramos deshuesadas y sin piel

◊ 225 gramos de muslos de pollo deshuesados y sin piel

◊ 170 gramos de pechuga de pavo ahumada, sin piel

HUEVOS

◊ 4 docenas de huevos

PROTEÍNA VEGETAL

◊ 1 paquete de 570 gramos de tofu firme

ALIMENTOS ENLATADOS

◊ 3 latas de 425 gramos de tomates triturados, sin sal

ESPECIAS Y ADEREZOS

◊ Semillas de mostaza

◊ 2 vainas de vainilla

◊ Condimento de caldo de mariscos

CONDIMENTOS Y SALSAS

◊ Pasta miso

LÁCTEOS Y SUSTITUTOS

◊ 2 litros de leche de almendras sabor vainilla, sin azúcar

◊ Queso parmesano

◊ 1 bote de 170 gramos de yogur griego natural, sin grasa ni azúcar

MISCELÁNEOS

◊ 1 o 2 paquetes de 225 gramos de almendras crudas

◊ Varios paquetes de caldo de res sin sal

◊ 1 o 3 paquetes de 900 mililitros de caldo de pollo sin sal

◊ 4 u 8 vasos de papel sin cera con capacidad para 170 mililitros

APRÓPIATE DE LA DIETA DE LAS CALORÍAS NEGATIVAS

En este capítulo desglosé un plan para 20 días completos que incluye todas las comidas. He recurrido a todas mis recetas; con ellas el programa es muy variado y comerás una diversidad de alimentos con calorías negativas. Los he aprovechado todo lo posible, pues cuanto más los comas, menos probable será que subas de peso.

Tienes la opción de seguir el plan de 20 días tal como lo he detallado o modificarlo según tu tiempo, agenda y gustos. Te voy a enseñar cómo hacerlo guiándote por "Un día en la dieta de las calorías negativas".

DESAYUNO

Para empezar, no te saltes el desayuno. Es bien sabido que las personas que desayunan bajan más de peso y tienen menos ansiedad que quienes no lo hacen. Un desayuno común dentro de la dieta de las calorías negativas puede incluir cualquiera de estas opciones:

- Un smoothie con calorías negativas.
- Huevo revuelto con claras, más una o dos frutas con calorías negativas. Añade espinaca, champiñones, tomates (o todos) a tus huevos para obtener un toque quemagrasa adicional.
- Un tazón pequeño de avena coronado con moras.
- Una de mis recetas para el desayuno.

COMIDA

Para la comida, prepárate una ensalada: una cama generosa de verduras de hoja verde, tomate, apio y pepinos rebanados u otra verdura con calorías negativas, corónala con pollo, camarones u otro marisco, pavo, atún o carne. Rocíala con aceite de oliva, vinagre y tal vez una o dos especias quemagrasa, y tendrás la ensalada con calorías negativas perfecta. Otras opciones para la comida incluyen:

1 tomate relleno de carne de cangrejo, camarón o atún, y si quieres, una fruta con calorías negativas de postre.

Sobrantes de: carne de res o pollo con verduras verdes o crucíferas, cualquier guarnición, o ambas.

Una de mis recetas de sopa o ensalada.

Sobrantes de una de mis recetas de entradas.

CENA

La cena también es pan comido. Combina una proteína, digamos, pollo asado, con una verdura con calorías negativas, sopa o ensalada y tendrás una comida completa que fomentará la pérdida de peso. Ni siquiera te tienes que limitar a las verduras de la categoría de verduras con calorías negativas. Puedes incluir otras verduras con pocas calorías y mucha fibra (consulta la lista en la página 48). Sólo asegúrate de que en las comidas principales consumas por lo menos dos alimentos con calorías negativas. ¡No olvides incluir postres con calorías negativas! Estas son algunas ideas para la cena:

- Cualquiera de las 10 proteínas quemagrasa combinada con dos o más de los 10 alimentos con calorías negativas.
- Una sopa o ensalada de mis recetas.
- Cualquiera de mis recetas de entradas, más un postre, si quieres.
- Sobrantes de la entrada de la noche anterior.
- Sin carne: disfruta las entradas vegetales.

PREPARA TU COCINA

Te prometí que para hacer mis recetas no necesitarías equipo extravagante y así es. Sin embargo, quiero asegurarme de que hablamos de lo mismo cuando se trata de equipo fuera de lo común (los chefs nos dejamos llevar cuando compramos equipo). Esta es una lista de los artículos "especiales" que necesitarás para cocinar las recetas del libro:

- Licuadora. Las recetas de smoothies se preparan en una licuadora casera. Sin embargo, si estás listo para mejorar la tuya, te sugiero una Vitamix o Blendtec. La NutriBullet no es igual de potente que estas dos, pero también funciona y es sumamente práctica.

- Rallador Microplane: algunas recetas llevan parmesano o pecorino romano recién rallado. Este rallador es imbatible a la hora de aprovechar toda la superficie del queso. Tampoco tiene competencia para rallar cítricos.

- Sartén antiadherente y sartén parrilla. Busca alternativas no tóxicas y ecológicas que no tengan capas de politetrafluoroetileno (PTFE) y ácido perfluorooctanoico (PFOA). Ecolution es una marca que ofrece alternativas seguras y estupendas.

REFRIGERIOS

La dieta de las calorías negativas es un plan de cuatro comidas diarias y una de ellas es un refrigerio. Puedes comerlo a media mañana o a media tarde, cuando tengas más hambre. Los refrigerios que recomiendo son frutas con calorías negativas como manzanas, cítricos o moras o bien, verduras con calorías negativas. Combínalos con almendras para obtener una dosis de fibra y grasas saludables. Te sentirás satisfecho toda la mañana o la tarde y no llegarás hambriento a la comida o la cena. Otras ideas para refrigerios:

- Sobrantes de una sopa con calorías negativas.
- Un smoothie con calorías negativas.
- Apio con crema de almendras.
- Cualquiera de mis refrigerios con calorías negativas.

CÓMO ESTRUCTURAR LAS COMIDAS

La estructura para comer en esta dieta es sencilla. Las comidas son una combinación de alimentos con calorías negativas, proteínas magras y grasas saludables. Cuando planees tus propias comidas ten esta estructura en mente: 2 o más alimentos con calorías negativas + 1 proteína magra + 1 porción pequeña de grasa como aceite de oliva extra-virgen o aguacate. Y recuerda, no hay lugar para contar calorías, gramos de grasa, carbohidratos o porciones. Cuando consumes alimentos con calorías negativas no necesitas analizar cada bocado.

Para cuando hayas avanzado en el programa de los 20 días reconocerás qué comer y cómo organizar tus comidas. Te resultarán familiares los principios metabólicos de los productos con calorías negativas y su función para ayudarte a eliminar grasa corporal.

En los siguientes capítulos encontrarás las recetas para la desintoxicación y la dieta. Todas son sencillas y su preparación es fácil. A medida que sigas la desintoxicación y la dieta podrás seleccionar tus recetas y smoothies favoritos y repartirlos como quieras; puedes repetir tus predilectos las veces que quieras.

La mayoría de los ingredientes de mis recetas se encuentran en cualquier supermercado, aunque hay algunos más especializados que requerirán un viaje a la tienda de productos orgánicos o gourmet. También puedes encontrarlos en línea. En el caso de los ingredientes poco comunes, he añadido recomendaciones de marcas. Salvo mis smoothies, todas las recetas rinden cuatro porciones. Incluso si cocinas para una o dos personas, te sugiero que hagas la receta completa para que tengas sobrantes a la mano y ahorres tiempo.

Incluso si no has pasado mucho tiempo en la cocina, es el mejor momento para poner manos a la obra. Te aseguro que mis recetas son a prueba de tontos, ¡no te puedes equivocar!

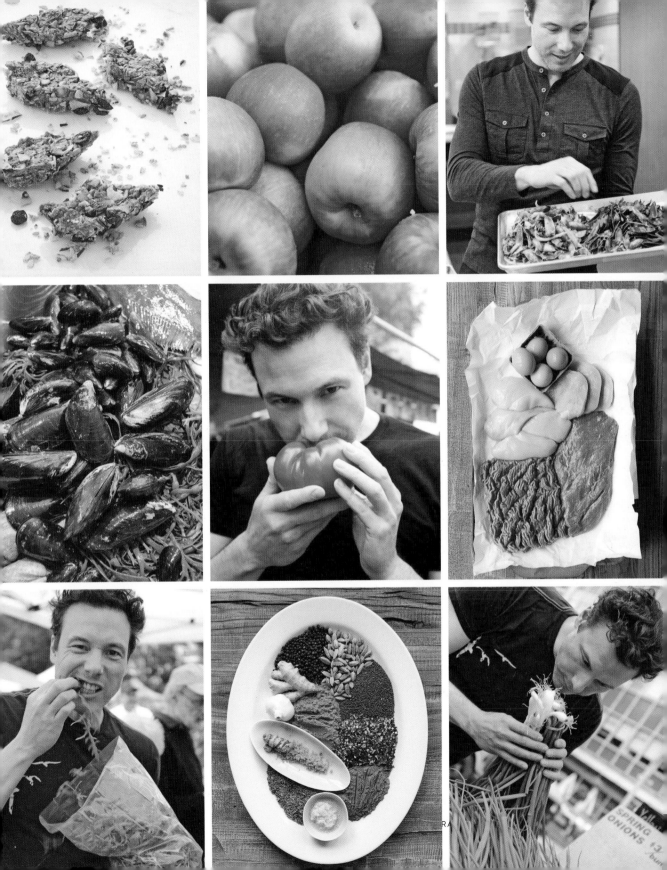

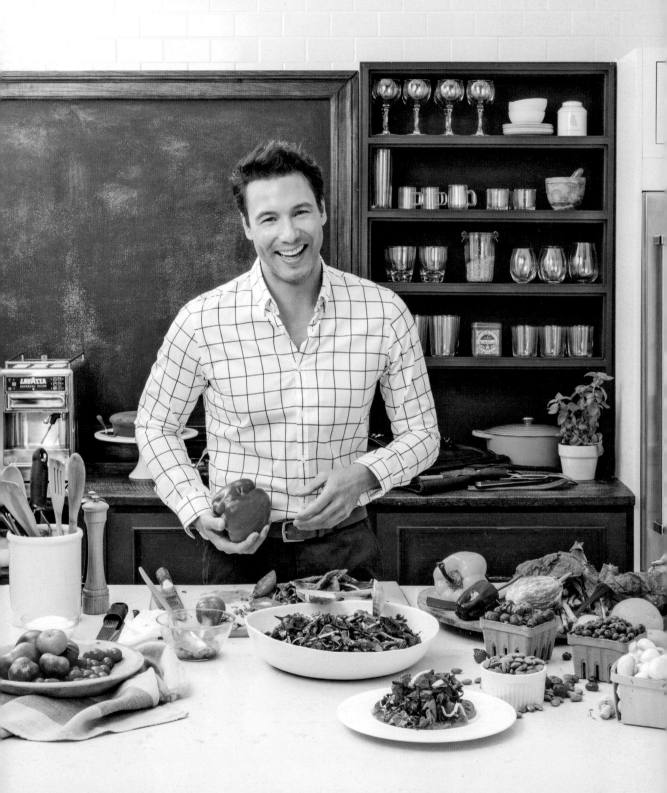

LAS RECETAS CON CALORÍAS NEGATIVAS

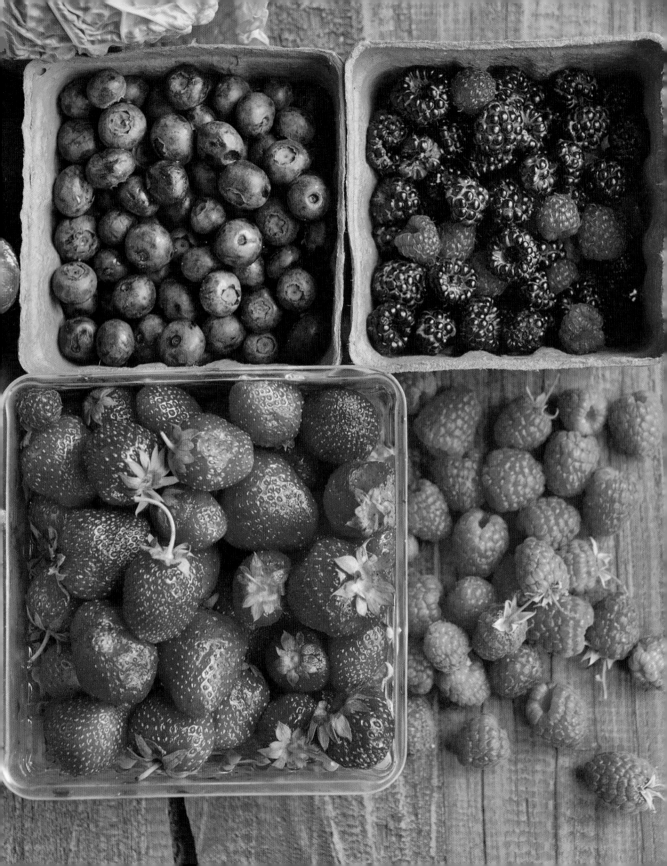

SMOOTHIE VERDE DE PEPINO Y FRESA

RINDE: 1 SMOOTHIE
TIEMPO DE PREPARACIÓN: 5 MINUTOS
TIEMPO DE LICUADO: 3 MINUTOS

Celebro al inventor del smoothie, quienquera que sea. ¿Qué otra bebida hace tantas cosas al mismo tiempo? Es una comida, un refrigerio, repone después de un entrenamiento e incluso es un postre. Este refrescante smoothie verde está lleno de vitaminas y minerales. Es perfecto para desayunar cuando tienes prisa o incluso para un almuerzo rápido, sólo asegúrate de incluir proteína en polvo para mantenerte satisfecho hasta la comida.

POR PORCIÓN

253 calorías
3.5 g de grasa
28.5 g de proteína
31 g de carbohidratos
9 g de fibra
411 mg de sodio

INGREDIENTES

½ taza de agua

1 paquete de extracto de fruto del monje

5 almendras crudas

1 cucharada de fibra de acacia pura

1 taza bien comprimida de hojas de kale, sin el tallo

½ taza de pepino picado

¼ de taza de fresas congeladas, sin azúcar

¼ de taza de plátano rebanado

1 porción de proteína en polvo

½ taza de hielo picado o en cubos pequeños

PREPARACIÓN

1. Licuar el agua, el extracto de fruta del monje, las almendras y la fibra de acacia en la licuadora hasta incorporar. Agregar el kale, el pepino, la fresa y el plátano hasta obtener una consistencia suave.

2. Añadir la proteína en polvo y el hielo, y seguir licuando. Servir de inmediato.

TIP

Cuando tengas un plátano supermaduro, en las últimas, no lo tires. Envuélvelo en aluminio y congélalo. Tendrás un aditamento saludable para tus smoothies y no necesitarás hielo. Los plátanos congelados dan una consistencia espesa e indulgente a los smoothies, ¡como una malteada sana!

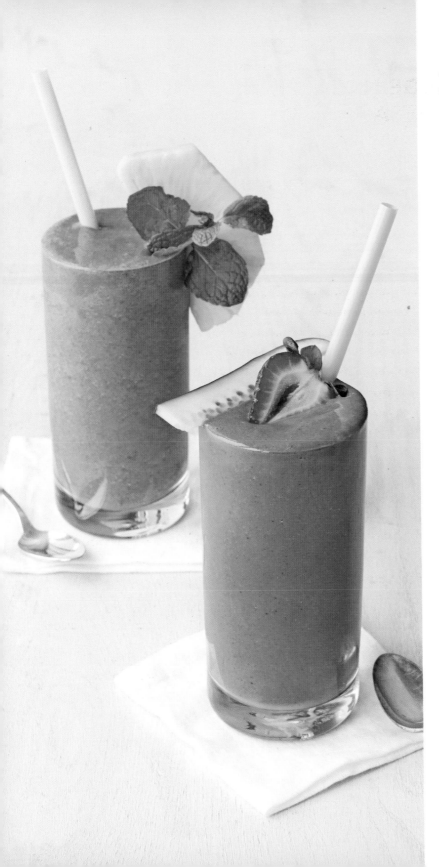

FIBRA DE ACACIA

La fibra de acacia es un suplemento de fibra relativamente nuevo en el mercado, está hecho a partir del árbol de acacia. La presentación es en polvo y se puede agregar a smoothies o cereales. Aunque en Estados Unidos es nuevo, esta fibra se ha empleado como medicina natural desde la antigüedad: ¡los egipcios la usaban para embalsamar momias!

Considero la acacia un complemento con calorías negativas porque el organismo no puede digerirla y ayuda a eliminar calorías, azúcar y grasa excesivos. La fibra de acacia también te ayuda a sentirte satisfecho, otra propiedad de los alimentos con calorías negativas.

Si tienes problemas digestivos como síndrome del intestino irritable (SII), la acacia es una opción natural maravillosa. Puedes comprar esta versátil fibra en tiendas de productos orgánicos y a veces en supermercados.

SMOOTHIE DE ESPINACA, PIÑA, LIMÓN Y MENTA

RINDE: 1 SMOOTHIE
TIEMPO DE PREPARACIÓN: 5 MINUTOS
TIEMPO DE LICUADO: 3 MINUTOS

Me encanta el sabor de la menta fresca, me recuerda el verano. La menta también tiene una serie de propiedades medicinales: alivia las migrañas, la indigestión, el síndrome del intestino irritable y el dolor muscular. Y su aroma puede darte energía durante tu entrenamiento. En un estudio se descubrió que los atletas corrían más rápido y hacían más lagartijas después de oler menta.

POR PORCIÓN

250 calorías
0.5 g de grasa
27 g de proteína
39 g de carbohidratos
10.5 g de fibra
425 mg de sodio

INGREDIENTES

¼ de taza de agua

1 cucharada de fibra de acacia pura

½ taza de manzana en trozos

1 taza de piña fresca o congelada, en trozos

1 taza bien comprimida de espinaca

⅓ taza bien comprimida de hojas de menta fresca

1 cucharadita de jugo de limón recién exprimido

⅛ de cucharadita ralladura de limón

1 porción de proteína en polvo

½ taza de hielo picado o en cubos pequeños

PREPARACIÓN

1. Licuar el agua, la fibra, la manzana, la piña, la espinaca, la menta, el jugo de limón y la ralladura hasta incorporar.
2. Añadir la proteína en polvo y el hielo, y licuar hasta obtener una consistencia suave. Servir en un vaso alto.

PROTEÍNA EN POLVO: QUÉ BUSCAR

Hoy en día hay tantas proteínas en polvo en el mercado que decidirse por una puede ser confuso. Permíteme ayudarte a resolverlo. Cuando busco proteína en polvo tengo en cuenta lo siguiente:

Porcentaje total de proteína: lo más importante al seleccionar proteína en polvo para controlar tu peso es buscarla con una cantidad elevada de proteína por porción: lo mejor es 90% de proteína o más, pero 80% está bien. Para calcularlo revisa la etiqueta y divide la cantidad de proteína entre la porción (en gramos). Por ejemplo, si una porción de 30 gramos contiene 25 gramos de proteína, el polvo tiene 83% de proteína.

Sabor: cada tipo de proteína en polvo tiene distintos sabores y, por desgracia, éste varía según la marca. Me gusta la proteína de clara de huevo porque en general tiene un sabor muy neutro, aunque para ciertos licuados, la combino con proteína de arroz integral sabor chocolate sencillamente porque sabe mejor.

Textura: algunas proteínas en polvo pueden ser grumosas. La proteína de clara de huevo tiene un brillo sedoso y da a los licuados una textura ligera. La textura de la proteína de chícharo es más densa, así que es mejor para smoothies de fruta. La proteína de arroz integral tiene pocos grumos, así que combina bien con otros polvos o en smoothies de fruta o verdura.

Fuente de proteína: la fuente de la proteína que elijas responderá a tus preferencias personales o restricciones alimentarias. Por ejemplo, los veganos y vegetarianos querrán optar por proteínas vegetales, pero los carnívoros pueden elegir la que más les convenga. Estas son mis tres proteínas en polvo favoritas:

- **Proteína de clara de huevo.** De todas las proteínas en polvo, el organismo absorbe mejor ésta y es una fuente proteínica excelente. En general una porción contiene 30 gramos de proteína, 0.5 gramos de carbohidratos, 0 gramos de grasa y sólo 100 calorías.
- **Proteína de chícharo amarillo.** Esta es una proteína vegetal. Contiene entre 15 y 30 gramos de proteína por porción, además de 2 gramos de carbohidratos, 2 gramos de grasa y 140 calorías. La única desventaja es que cuando se licua con smoothies, su consistencia es fangosa.
- **Proteína aislada de soya.** A menos que seas intolerante o alérgico a la soya, esta opción vale la pena. Contiene 30 gramos de proteína, 16 gramos de carbohidratos, 3 gramos de grasa y 216 calorías por porción.

Todas estas proteínas en polvo pueden ser muy útiles en otras técnicas de cocina, como aireación, unión o emulsificación. Sólo asegúrate de elegir proteína "cruda" para que las propiedades de la proteína sean 100% puras e intactas.

SMOOTHIE DE PROTEÍNA DE MANZANA, LIMÓN Y CILANTRO

RINDE: 1 SMOOTHIE
TIEMPO DE PREPARACIÓN: 5 MINUTOS
TIEMPO DE LICUADO: 3 MINUTOS

¿Alguna vez has visto que en los gimnasios los que levantan pesas toman smoothies de proteína y te has preguntado por qué? Hay una buena razón: consumir una combinación de carbohidratos y proteínas después de entrenar acelera la acción de las hormonas implicadas en la construcción de músculo y la eliminación de grasa. ¡Así que bebe después de entrenar! Tus músculos te lo agradecerán.

POR PORCIÓN

238 calorías

0 g de grasa

26 g de proteína

34 g de carbohidratos

10.5 g de fibra

410 mg de sodio

INGREDIENTES

½ taza de agua

1½ taza de manzana picada

1 cucharada de fibra de acacia pura

1 pizca de pimienta de Cayena (opcional)

1 taza de espinaca

1 cucharada de jugo de limón recién exprimido

⅛ de cucharadita de ralladura de limón

1 taza bien comprimida de hojas de cilantro fresco

1 porción de proteína en polvo

½ taza de hielo picado o en cubos pequeños

PREPARACIÓN

1. Licuar el agua, las manzanas y la fibra hasta incorporar.

2. Agregar la pimienta de Cayena, si es el caso, la espinaca, el jugo de limón, la ralladura y el cilantro, y licuar hasta obtener una mezcla homogénea.

3. Añadir la proteína en polvo y el hielo, y seguir licuando hasta obtener una consistencia suave. Servir de inmediato.

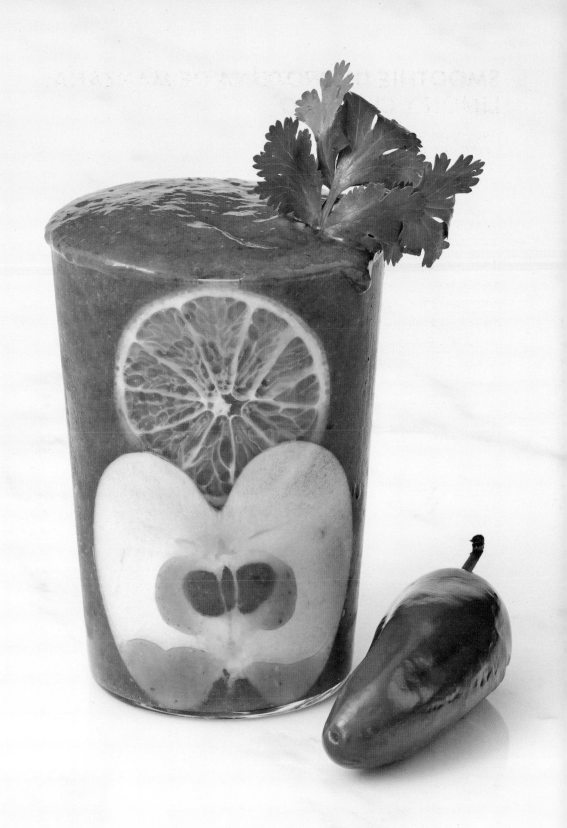

SMOOTHIE DIOSA VERDE

RINDE: 1 SMOOTHIE
TIEMPO DE PREPARACIÓN: 5 MINUTOS
TIEMPO DE LICUADO: 3 MINUTOS

Si revisaste la lista de ingredientes y te asustaste al leer "brócoli", no temas: el kiwi endulza el smoothie y el jengibre fresco añade un toque especiado: ¡ni te enterarás de que estás "bebiendo" brócoli! Este smoothie es maravilloso para consumir cuatro alimentos con calorías negativas en una sola bebida.

POR PORCIÓN

224 calorías
1 g de grasa
28.25 g de proteína
29.5 g de carbohidratos
10.25 g de fibra
433 mg de sodio

INGREDIENTES

½ **taza de agua**

1 cucharada de fibra de acacia pura

1 cucharada de jengibre fresco, sin cáscara y picado

1 taza de brócoli

¼ **de taza de apio picado (un tallo de 12 cm)**

1 kiwi maduro pelado

½ **cucharadita de jugo de limón amarillo**

1 porción de proteína en polvo

½ **taza de hielo picado o en cubos pequeños**

PREPARACIÓN

1. Licuar el agua, la fibra y el jengibre hasta hasta incorporar.
2. Agregar el brócoli, el apio, el kiwi y el jugo de limón, y licuar hasta obtener una mezcla homogénea.
3. Añadir la proteína en polvo y el hielo, y seguir licuando hasta obtener una consistencia suave. Servir de inmediato.

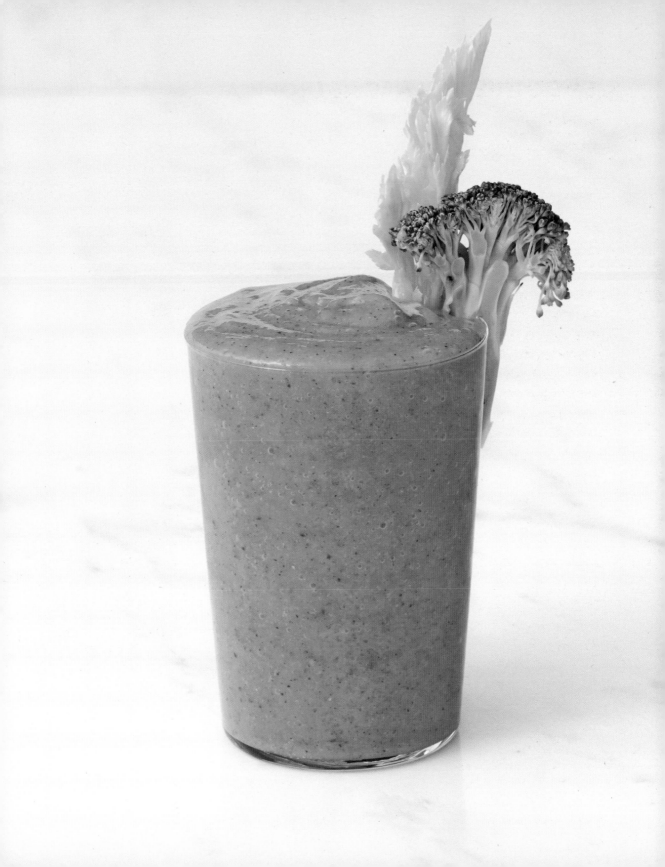

SMOOTHIE AMANECER TROPICAL

RINDE: 1 SMOOTHIE
TIEMPO DE PREPARACIÓN: 5 MINUTOS
TIEMPO DE LICUADO: 3 MINUTOS

Me encanta preparar este smoothie suculento para desayunar. La combinación de coco, limón y kiwi sabe a algo que deberías disfrutar con los pies en la arena, y te brinda un momento relajante en la mañana. Agrega una taza de berza (o cualquier otra verdura de hoja verde que tengas a la mano) para obtener fitonutrientes, y pepino (con calorías negativas) ¡y tendrás un comienzo alegre!

POR PORCIÓN

253 calorías
5 g de grasa
27 g de proteína
27.5 g de carbohidratos
10 g de fibra
393 mg de sodio

INGREDIENTES

½ taza de agua

½ cucharadita de extracto de vainilla

1 cucharada de fibra de acacia pura

1½ cucharaditas de mantequilla de coco

1 taza bien comprimida de berza

1 taza de pepino picado

1 kiwi, pelado

⅛ de cucharadita de ralladura de limón

1 cucharada de jugo de limón recién exprimido

1 porción de proteína en polvo

½ taza de hielo picado o en cubos pequeños

PREPARACIÓN

1. Licuar el agua, el extracto de vainilla, la fibra, la mantequilla de coco, la berza, el pepino, el kiwi, la ralladura y el jugo de limón hasta incorporar.

2. Añadir la proteína en polvo y el hielo, y seguir licuando hasta obtener una consistencia suave. Servir de inmediato.

TIP

Prueba hacer una infusión fría de manzanilla con el agua antes de preparar tu smoothie.

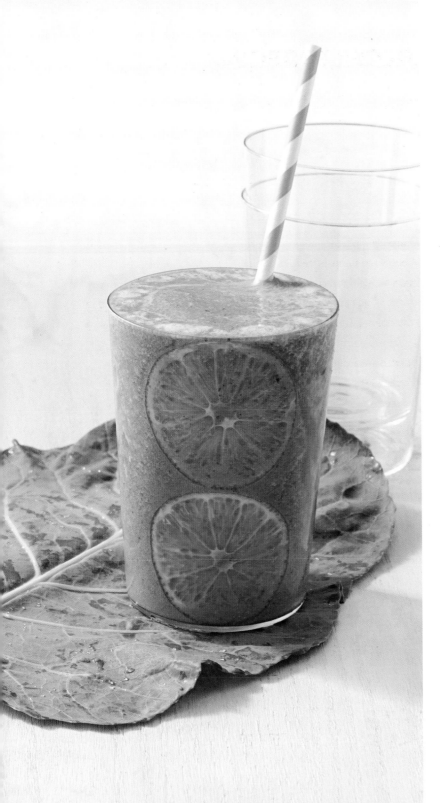

INGREDIENTES AL DESCUBIERTO
MANTEQUILLA DE COCO

La mantequilla de coco se prepara igual que la crema de almendras o la crema de cacahuate. Es coco molido mezclado con aceite de coco para formar una pasta cremosa y sedosa.

Como otras presentaciones de coco, contiene muchos triglicéridos de cadena media (TGMC), una especie de grasa que el organismo absorbe con mucha facilidad y ayuda a eliminar la grasa corporal y a mejorar la resistencia a la insulina.

Aunque la mantequilla de coco es rica en grasas saturadas, contribuye a disminuir el colesterol total y el LDL, así como a incrementar el HDL (colesterol "bueno"). Como el aceite de coco, la mantequilla de coco también es rica en ácido láurico, un compuesto que combate las bacterias y los gérmenes. La mantequilla de coco también posee propiedades antiinflamatorias.

La mantequilla de coco es sumamente versátil. Puedes cocinar con ella o utilizarla para sustituir mantequilla, crema de cacahuate o mayonesa. Se solidifica a temperatura ambiente, así que si quieres que sea untable deberás introducir el frasco en agua tibia para suavizarla.

SMOOTHIE VERDE "ENELDICIOSO"

RINDE: 1 SMOOTHIE
TIEMPO DE PREPARACIÓN: 5 MINUTOS
TIEMPO DE LICUADO: 3 MINUTOS

Comenzarás tu día con una buena dosis de vitamina C, calcio, fibra e ingredientes con calorías negativas gracias a este smoothie matutino. He añadido un poco de eneldo fresco para darle un toque fuerte y herbal. El eneldo también es bueno para la digestión. El tofu otorga al smoothie su textura cremosa, así como una explosión de proteína, pero si quieres, puedes sustituirlo con leche de almendras.

POR PORCIÓN

230 calorías
2.5 g de grasa
31.25 g de proteína
22 g de carbohidratos
7 g de fibra
414 mg de sodio

INGREDIENTES

½ taza de agua

1 cucharada de fibra de acacia pura

1 taza bien comprimida de hojas de kale, sin los tallos más gruesos

½ taza de manzana picada

1 taza de pepino picado

⅛ paquete de tofu sedoso o ½ taza de leche de almendras

½ taza de eneldo fresco picado

1 cucharadita de jugo de limón amarillo recién exprimido

1 porción de proteína en polvo

½ taza de hielo picado o en cubos pequeños

PREPARACIÓN

1. Licuar el agua, la fibra, el kale, la manzana y el pepino hasta incorporar.

2. Agregar el tofu, el eneldo y el jugo de limón, y licuar hasta obtener una mezcla homogénea.

3. Añadir la proteína en polvo y el hielo, y seguir licuando hasta obtener una consistencia suave. Servir en un vaso alto.

TIP

Agrega ¼ de aguacate para obtener una textura más suave, más fibra y una dosis de grasa monosaturada beneficiosa para el corazón.

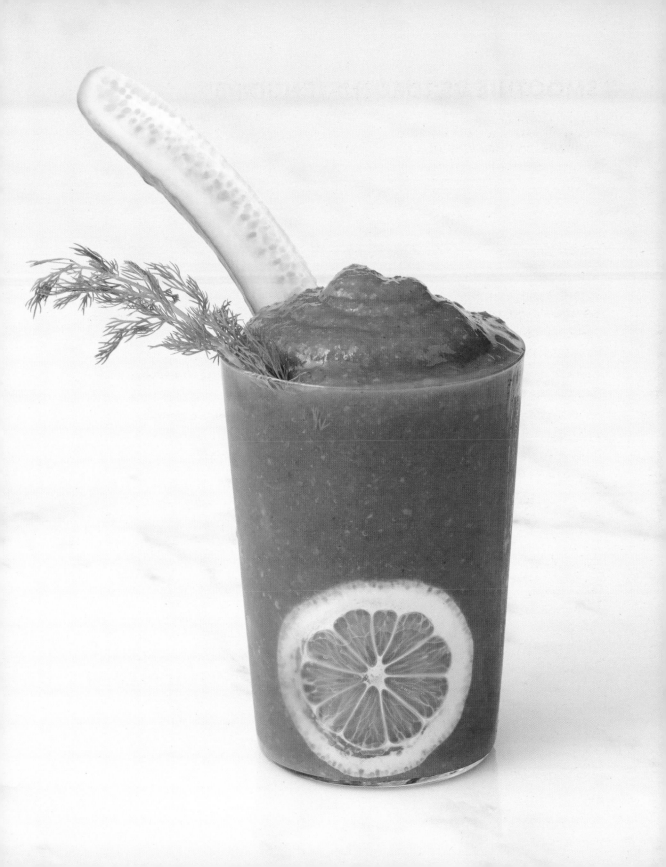

SMOOTHIE DE LIMÓN Y JENGIBRE

RINDE: 1 SMOOTHIE
TIEMPO DE PREPARACIÓN: 5 MINUTOS
TIEMPO DE LICUADO: 3 MINUTOS

Este smoothie me fascina. Tiene un sabor ligero, natural y sencillo y tiene muchas vitaminas y nutrientes. La dulzura de la manzana se equilibra con el jugo de limón recién exprimido. El apio y el kale le dan un toque de verdor y el jengibre fresco un poco de picor, ¡delicioso!

POR PORCIÓN

270 calorías

1 g de grasa

27 g de proteína

44 g de carbohidratos

11 g de fibra

425 mg de sodio

INGREDIENTES

½ taza de agua

1 cucharada de fibra de acacia pura

⅛ de cucharadita de canela

¾ de cucharadita de jengibre fresco, picado y sin piel

1½ tazas de manzana picada

1 taza bien comprimida de hojas de kale, sin los tallos más gruesos

1 tallo de 12 cm de apio picado

1 cucharada de jugo de limón amarillo, recién exprimido

1 porción de proteína en polvo

½ taza de hielo picado o en cubos pequeños

PREPARACIÓN

1. Licuar el agua, la fibra, la canela, el jengibre, la manzana, el kale, el apio y el jugo de limón hasta incorporar.

2. Añadir la proteína en polvo y el hielo, y seguir licuando hasta obtener una consistencia suave. Servir en un vaso alto.

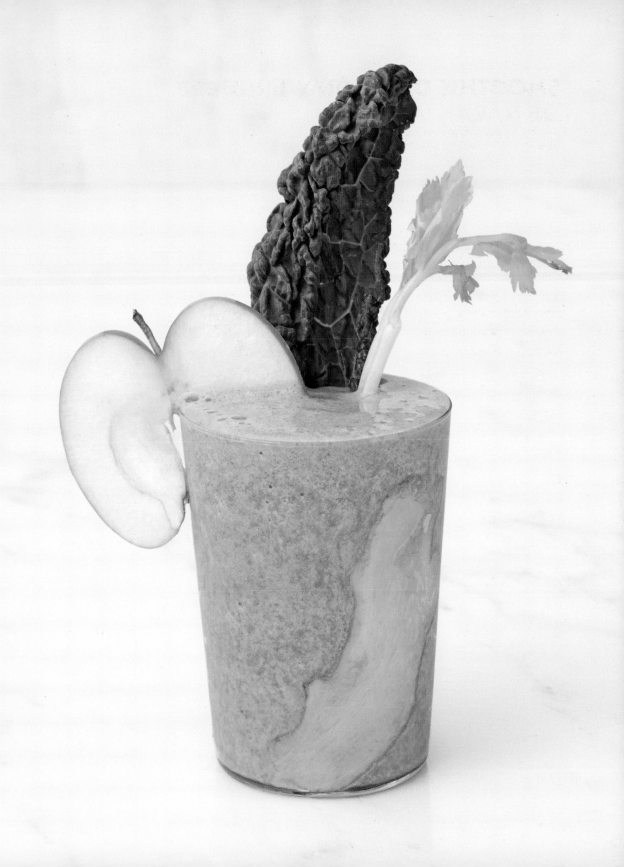

SMOOTHIE DE PALETA VERDE DE NARANJA

RINDE: 1 SMOOTHIE
TIEMPO DE PREPARACIÓN: 5 MINUTOS
TIEMPO DE LICUADO: 3 MINUTOS

Aunque las bebidas verdes tienen muchos nutrientes, vitaminas y antioxidantes que desintoxican y alcalinizan, muchas personas temen que sepan muy... "verdes". No es el caso de este smoothie cremoso que contiene leche de almendras sabor vainilla y naranjas frescas... ¡sabe a postre!

POR PORCIÓN

247 calorías
2.5 g de grasa
32 g de proteína
28 g de carbohidratos
9.5 g de fibra
450 mg de sodio

INGREDIENTES

¾ de taza de leche de almendras sabor vainilla, sin azúcar, o leche de almendras casera (consulta la página 91)

1 cucharada de fibra de acacia pura

2 tazas de espinaca

⅛ de cucharadita de ralladura de naranja

¾ de taza de gajos de naranja

1 cucharadita de extracto de vainilla

1 porción de proteína en polvo

½ taza de hielo picado o en cubos pequeños

PREPARACIÓN

1. Licuar la leche de almendras, la fibra, la espinaca, la ralladura de naranja, los gajos de naranja y la vainilla hasta incorporar.
2. Añadir la proteína en polvo y el hielo, y seguir licuando hasta obtener una consistencia suave. Servir en un vaso alto.

TIP

Agrega 1½ cucharaditas de mantequilla de coco para obtener más cremosidad.

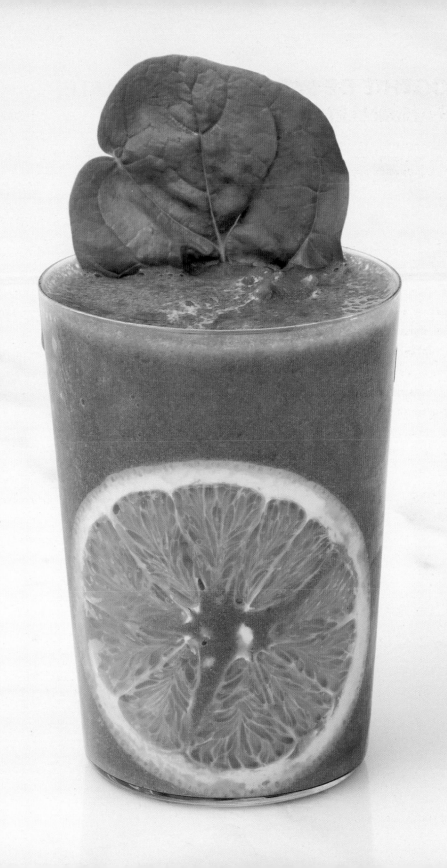

SMOOTHIE DE SANGRITA DE TOMATE, NARANJA Y PIMIENTO ROJO

RINDE: 1 SMOOTHIE
TIEMPO DE PREPARACIÓN: 5 MINUTOS
TIEMPO DE LICUADO: 3 MINUTOS

La sangrita tradicional mexicana me inspiró para crear esta bebida picante y refrescante. Originalmente, la sangrita tenía la función de apagar el fuego después de beber tequila. Se alternaba la sangrita y el tequila para enfriar el paladar. Omite el tequila, el sabor puro y especiado de este smoothie es rico por sí mismo.

POR PORCIÓN

245 calorías
0.5 g de grasa
28 g de proteína
39.5 g de carbohidratos
12 g de fibra
390 mg de sodio

INGREDIENTES

1 taza de tomates frescos picados

1 cucharada de fibra de acacia pura

¾ de taza de gajos de naranja pelados

½ taza de pimiento morrón rojo picado

1 cucharada más 1 cucharadita de jugo de limón recién exprimido

⅛ de cucharadita de chile ancho en polvo (u otro chile picante o ahumado)

1 porción de proteína en polvo

½ taza de hielo picado o en cubos pequeños

PREPARACIÓN

1. Licuar los tomates, la fibra, los gajos de naranja, el pimiento morrón, el jugo de naranja y el chile en polvo hasta obtener una mezcla homogénea.

2. Añadir la proteína en polvo y el hielo, y seguir licuando hasta obtener una consistencia suave. Servir en un vaso alto.

TIP

1. Puedes ponerle un chorrito de tu salsa picante favorita.

2. Agrega un chorrito de cualquier bitter para obtener un sabor alcohólico auténtico.

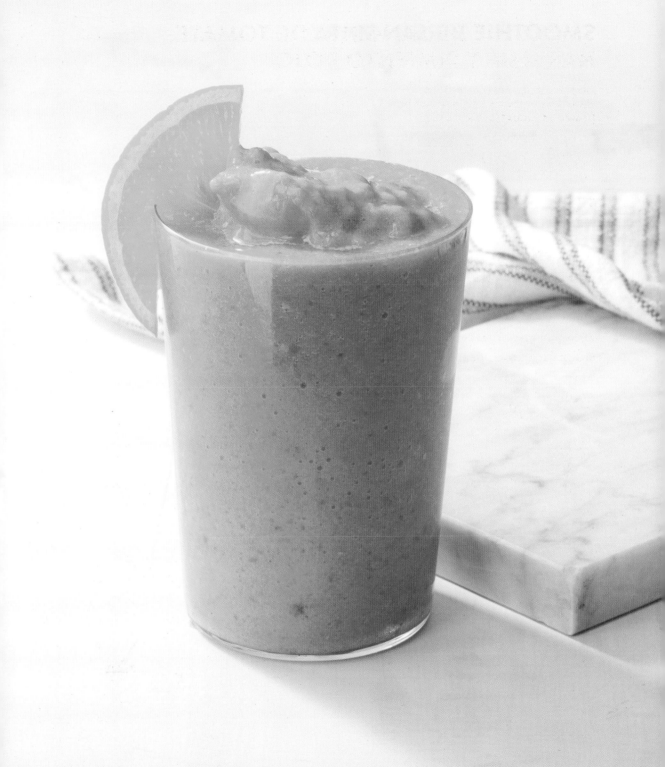

SMOOTHIE VIRGIN MARY

RINDE: 1 SMOOTHIE
TIEMPO DE PREPARACIÓN: 5 MINUTOS
TIEMPO DE LICUADO: 3 MINUTOS

Si bien cuando estoy creando recetas de smoothies me gusta experimentar con distintas combinaciones de sabores, a veces me inspiro en los clásicos. Esta mezcla de tomate, apio y rábanos me recuerda a un Bloody Mary, pero en vez de alcohol con calorías vacías le añadí proteína que estimula la energía.

POR PORCIÓN

203 calorías
0.5 g de grasa
7 g de proteína
26.5 g de carbohidratos
10 g de fibra
450 mg de sodio

INGREDIENTES

½ taza de agua

1 cucharada de fibra de acacia pura

1½ tazas de tomate fresco picado

½ taza de apio picado

1 cucharadita de salsa de rábano picante

1 cucharada de limón amarillo recién exprimido

2 fresas congeladas sin azúcar

1 porción de proteína en polvo

½ taza de hielo picado o en cubos pequeños

Pimienta negra recién molida

PREPARACIÓN

1. Licuar el agua, la fibra, los tomates, el apio, la salsa de rábanos, el jugo de limón y las fresas hasta incorporar.

2. Añadir la proteína en polvo y el hielo, y seguir licuando hasta obtener una consistencia suave. Servir en un vaso alto y espolvorear pimienta negra molida.

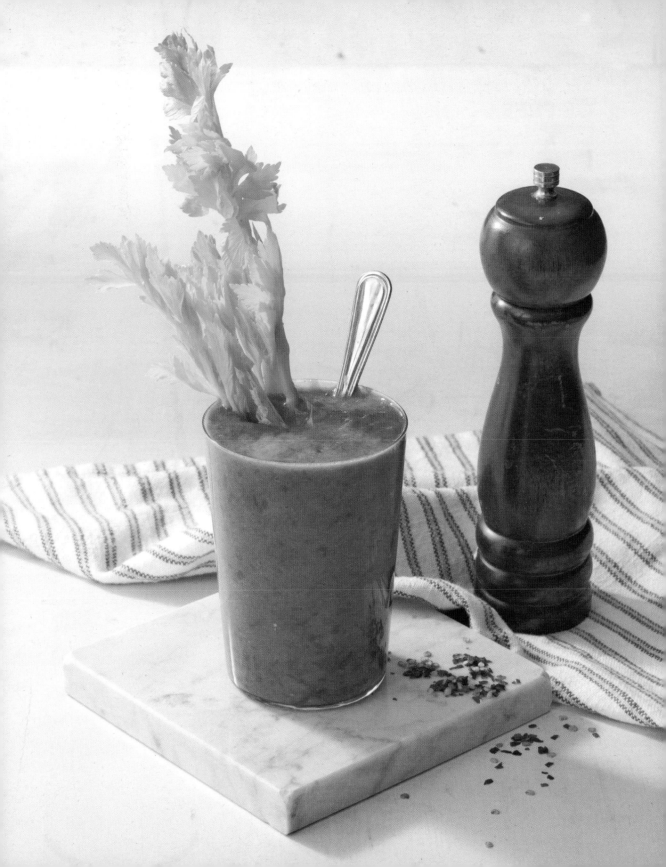

SMOOTHIE DE PASTEL DE FRESA

RINDE: 1 SMOOTHIE
TIEMPO DE PREPARACIÓN: 5 MINUTOS
TIEMPO DE LICUADO: 3 MINUTOS

Una de las mejores maneras de probar el sabor de este smoothie es con tus hijos. Si les gusta, ¡entonces está bueno! Este smoothie que sabe a postre es una forma maravillosa de darles nutrientes.

POR PORCIÓN

247 calorías
2.5 g de grasa
30.5 g de proteína
27.5 g de carbohidratos
9.5 g de fibra
450 mg de sodio

INGREDIENTES

1 taza de leche de almendras sabor vainilla, sin azúcar, o leche de almendras casera (consulta página 91)

1 cucharada de fibra de acacia pura

1½ tazas de fresas frescas

1½ cucharaditas de extracto de vainilla

1 paquete de extracto de fruto del monje

1 cucharadita de jugo de limón amarillo recién exprimido

1 porción de proteína en polvo

½ taza de hielo picado o en cubos pequeños

PREPARACIÓN

1. Licuar la leche de almendras, la fibra, las fresas, el extracto de vainilla, el extracto de fruto del monje y el jugo de limón hasta incorporar.

2. Añadir la proteína en polvo y el hielo, y seguir licuando hasta obtener una consistencia suave. Servir en un vaso alto.

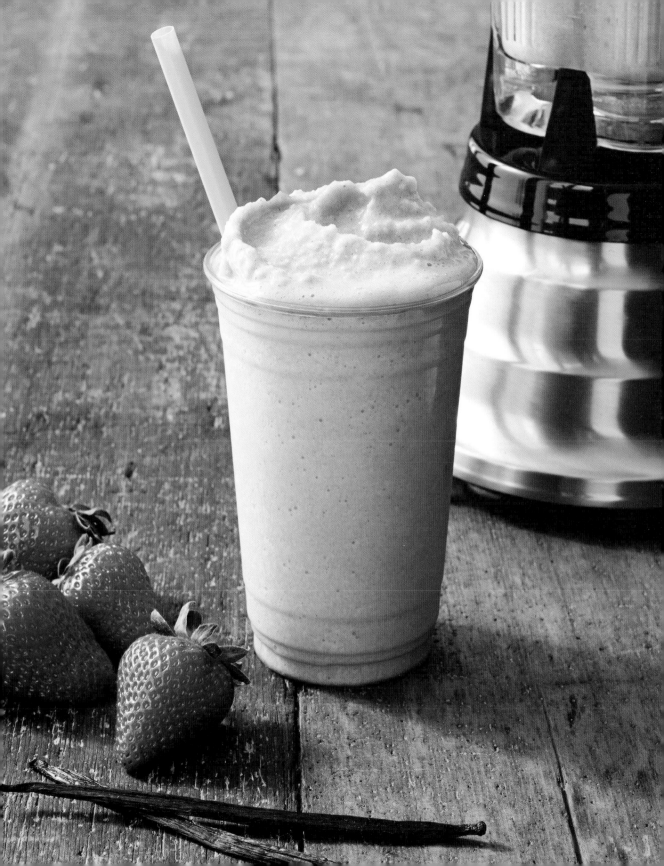

SMOOTHIE DE PROTEÍNA DE ALMENDRA Y VAINILLA

RINDE: 1 SMOOTHIE
TIEMPO DE PREPARACIÓN: 2 MINUTOS
TIEMPO DE LICUADO: 3 MINUTOS

¿Quieres un smoothie dulce y cremoso que te sacie y te dé un golpe de proteína? Este es perfecto para ese antojo. Tuesta las almendras con anticipación para que puedas prepararlo en cuestión de minutos, así será un desayuno rápido o una bebida para recuperarte después de hacer ejercicio.

POR PORCIÓN

269 calorías
10.5 g de grasa
30.5 g de proteína
18.5 g de carbohidratos
9.5 g de fibra
400 mg de sodio

INGREDIENTES

2 cucharadas de almendras

1 taza de leche de almendras sabor vainilla, sin azúcar, o leche de almendras casera (consulta la página 91)

½ taza de agua

1 cucharada de fibra de acacia pura

¼ de cucharadita de extracto de almendra

1 cucharadita de extracto de vainilla

2 paquetes de extracto de fruto del monje

1 porción de proteína en polvo

½ taza de hielo picado o en cubos pequeños

PREPARACIÓN

1. Precalentar el horno a 200° C.

2. Colocar las almendras en una sartén pequeña o en una charola para hornear y tostarlas entre 3 y 4 minutos hasta que se doren.

3. Licuar la leche de almendras, el agua, la fibra, las almendras tostadas, los extractos de almendra, vainilla y de fruto del monje hasta incorporar.

4. Añadir la proteína en polvo y el hielo, y seguir licuando hasta obtener una consistencia suave. Servir en un vaso alto.

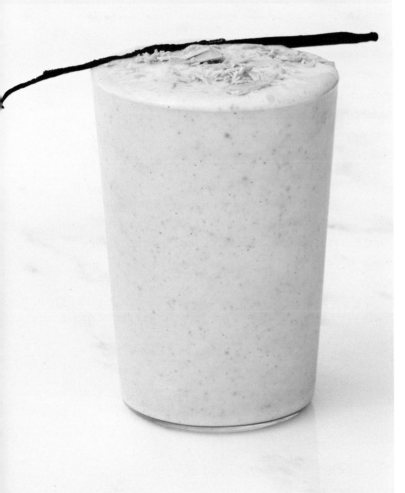

LECHE DE ALMENDRAS CASERA

Hacer tu propia leche de almendras casera es fácil y descubrirás que es más cremosa y deliciosa que la empaquetada que compras en el supermercado. Asegúrate de prepararla con 24 horas de anticipación, debes remojar las almendras toda la noche y después licuarlas. Fuera del remojo, te tomará minutos hacerla.

Rinde 3 tazas

INGREDIENTES

1 taza de almendras crudas, con cáscara
3 tazas de agua fría, más el agua para remojarlas
1 pizca de sal

PREPARACIÓN

1. Colocar las almendras en un recipiente, cubrirlas con agua, agregar la sal y dejarlas en remojo toda la noche.
2. Escurrir y enjuagar las almendras, después licuarlas con 3 tazas de agua fría hasta obtener una consistencia suave. Volver a poner la mezcla en el recipiente, tapar y refrigerar 12 horas.
3. Con una coladera fina o varias capas de tela para hacer queso, colar la leche en una botella o un recipiente con tapa. Consumir inmediatamente o refrigerar en un recipiente bien tapado hasta por dos días.

TIPS

1. Si quieres una leche más dulce, añade un paquete de extracto de fruto del monje.
2. Vierte una vaina de vainilla en la mezcla antes de licuarla para hacer tu propia leche de almendras sabor vainilla.

SMOOTHIE ESPECIADO DE PAY DE MANZANA

RINDE: 1 SMOOTHIE
TIEMPO DE PREPARACIÓN: 5 MINUTOS
TIEMPO DE LICUADO: 3 MINUTOS

Así es, este alimento líquido sabe al pay de manzana de mamá, pero tranquilo, está hecho de alimentos con calorías negativas, especias, proteína y fibra. ¡Disfrútalo!

POR PORCIÓN

274 calorías
2.5 g de grasa
30 g de proteína
36 g de carbohidratos
9.5 g de fibra
450 mg de sodio

INGREDIENTES

1 taza de leche de almendras sabor vainilla, sin azúcar, o leche de almendras casera (consulta la página 91)

1 cucharada de fibra de acacia pura

1 taza de manzana picada

1 cucharadita de extracto de vainilla

2 paquetes de extracto de fruto del monje

1 cucharadita de canela molida

1 porción de proteína en polvo

½ taza de hielo picado o en cubos pequeños

PREPARACIÓN

1. Licuar la leche de almendras, la fibra, la manzana, la vainilla, el extracto de fruta del monje y la canela hasta incorporar.

2. Añadir la proteína en polvo y el hielo, y seguir licuando hasta obtener una consistencia suave. Servir en un vaso alto.

TIP

Si te gusta un poco más dulce añade una cucharadita de néctar de coco sin procesar.

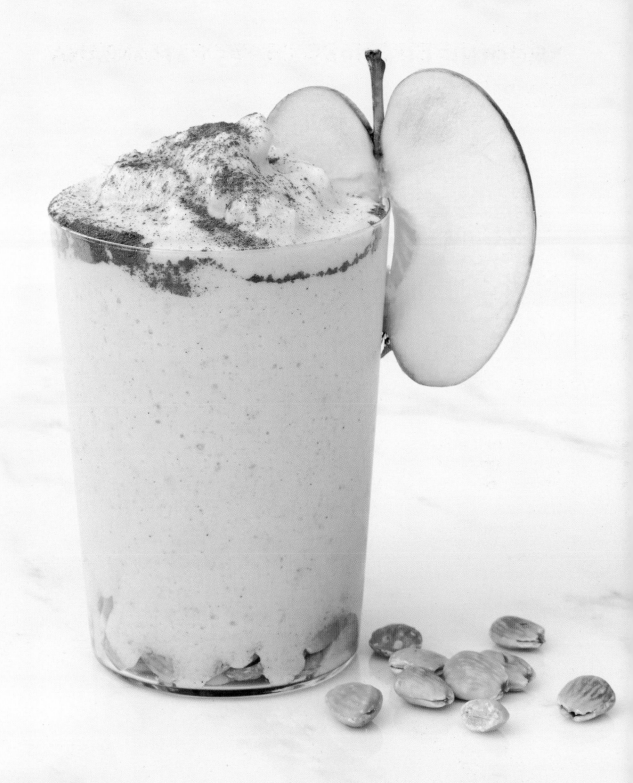

SMOOTHIE DE MORAS AZULES Y ALBAHACA

RINDE: 1 SMOOTHIE
TIEMPO DE PREPARACIÓN: 2 MINUTOS
TIEMPO DE LICUADO: 3 MINUTOS

A todos les encantan las moras azules y ellas también nos adoran: tienen más antioxidantes que cualquier otra fruta. Aquí he combinado esta mora superestrella con la albahaca, una hierba llena de vitamina K, calcio y su propio equipo de antioxidantes. El resultado es un smoothie muy interesante que se perfila para convertirse en uno de tus favoritos.

POR PORCIÓN

256 calorías
2.5 g de grasa
30 g de proteína
31.5 g de carbohidratos
9 g de fibra
450 mg de sodio

INGREDIENTES

½ **taza de leche de almendras sabor vainilla, sin azúcar, o leche de almendras casera (consulta la página 91)**

1 **cucharada de fibra de acacia pura**

1 **taza de moras azules, frescas o congeladas**

¼ **de cucharadita de extracto de vainilla**

2 **paquetes de extracto de fruto del monje**

¼ **de taza bien comprimida de hojas de albahaca fresca**

1 **porción de proteína en polvo**

½ **taza de hielo picado o en cubos pequeños**

PREPARACIÓN

1. Licuar la leche de almendras, la fibra, las moras, el extracto de vainilla, el fruto del monje y la albahaca hasta incorporar.

2. Añadir la proteína en polvo y el hielo, y seguir licuando hasta obtener una consistencia suave. Servir de inmediato.

TIP

Si te gusta un poco más dulce, agrega una cucharadita de néctar de coco sin procesar.

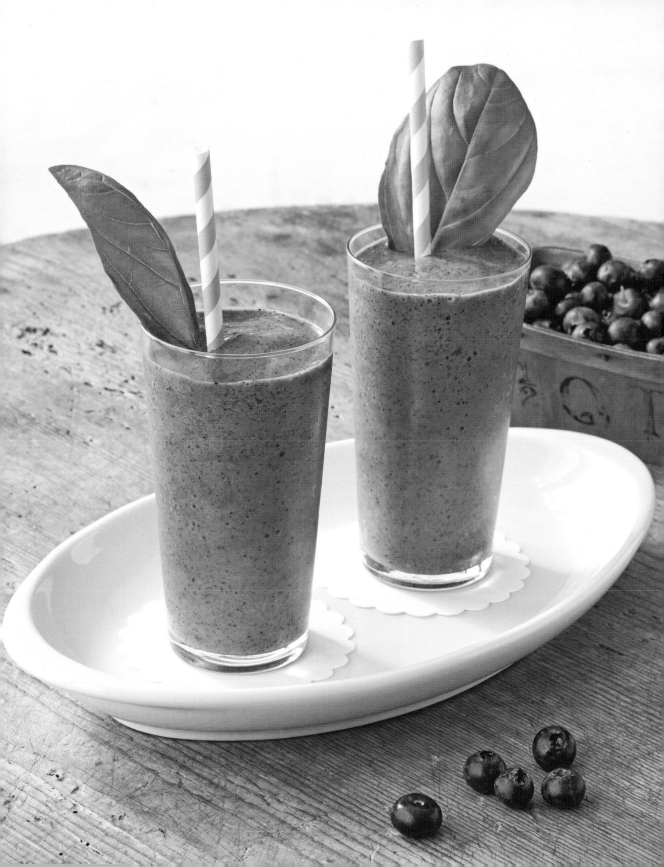

SMOOTHIE EXPLOSIÓN DE CÍTRICOS Y MORAS

RINDE: 1 SMOOTHIE
TIEMPO DE PREPARACIÓN: 5 MINUTOS
TIEMPO DE LICUADO: 3 MINUTOS

Nunca sé si beber este smoothie para el desayuno o como postre. Lo que sí sé es que está repleto de vitamina C y muchísimo sabor. El postre de coco sabor vainilla le brinda esa cremosidad que lo hace particularmente sustancioso y llenador.

POR PORCIÓN

250 calorías
4.5 g de grasa
26 g de proteína
34 g de carbohidratos
12.5 g de fibra
400 mg de sodio

INGREDIENTES

¼ de taza de agua

½ cucharada de fibra de acacia pura

½ taza de gajos de naranja sin piel

½ taza de mezcla de moras, frescas o congeladas

1 cucharadita de extracto de vainilla

1 paquete de extracto de fruto del monje

6 hojas de menta fresca

¼ de taza de postre de coco sabor vainilla, sin azúcar

1 porción de proteína en polvo

1 taza de hielo picado o en cubos pequeños

PREPARACIÓN

1. Licuar el agua, la fibra, los gajos de naranja, las moras, los extractos de vainilla y fruto del monje y la menta hasta incorporar.

2. Añadir la proteína en polvo y el hielo, y seguir licuando hasta obtener una consistencia suave. Servir en un vaso alto.

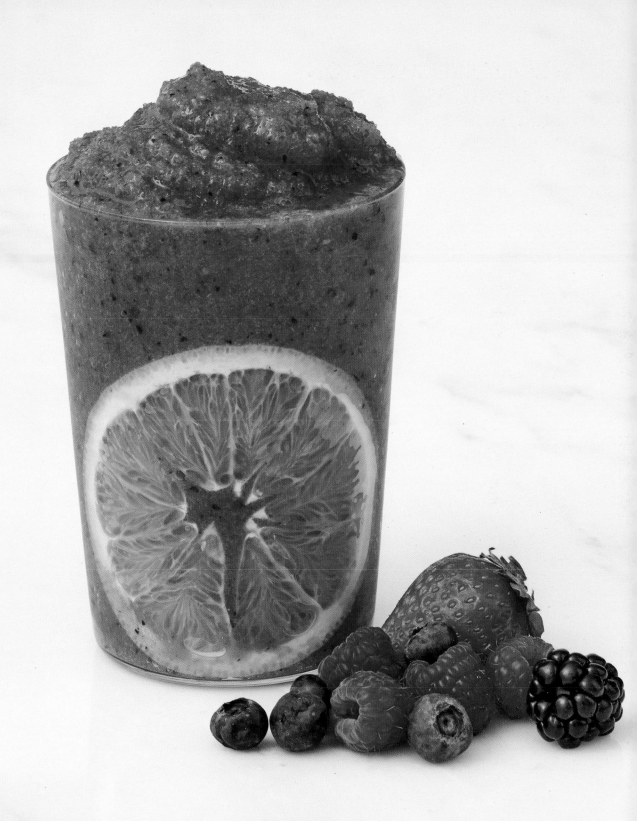

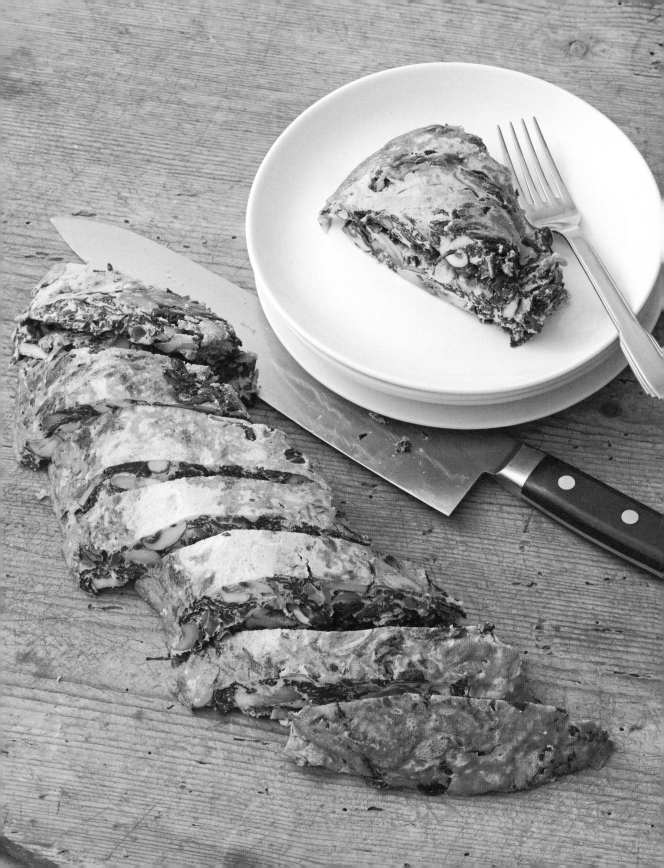

CAPÍTULO SIETE

DESAYUNOS

RISOTTO DE MANZANA Y CANELA CON SALVADO DE AVENA Y ALMENDRAS

RINDE: 4 PORCIONES
TIEMPO DE PREPARACIÓN: 10 MINUTOS
TIEMPO DE COCCIÓN: 10 MINUTOS

Todo el mundo sabe que el desayuno es la comida más importante del día. Mamá, la abuela y nuestros doctores nos lo han dicho. Aun así, en Estados Unidos el desayuno es la comida más desdeñada por la población: 30% de los estadunidenses no desayuna. Cuando era chef de un restaurante muy ajetreado, me contaba en ese grupo. Después la verdad cayó por su propio peso, como una tonelada de tocino: ¡me estaba saltando una comida! Como amante de la comida, tomé cartas en el asunto de inmediato, y ahora sé que desayunar me ha ayudado a mantenerme en mi peso ideal. Este desayuno sano y sustancioso también te ayudará a recuperar el hábito de desayunar.

POR PORCIÓN

137 calorías

4.5 g de grasa

3 g de proteína

23.25 g de carbohidratos

5 g de fibra

81.5 mg de sodio

INGREDIENTES

4 manzanas

1 cucharadita de aceite de coco sin refinar

1 cucharadita de canela molida

2 tazas de leche de almendras sabor vainilla, sin azúcar, o leche de almendras casera (consulta la página 91)

¼ de taza de salvado de avena

2 paquetes de extracto de fruto del monje

10 almendras, tostadas y picadas

PREPARACIÓN

1. Lavar las manzanas y picarlas en cuadritos pequeños o en piezas de ½ centímetro. Derretir el aceite de coco en una sartén antiadherente grande a fuego medio-alto. Agregar las manzanas y la canela y cocinar hasta que se reblandezcan, unos 2 o 3 minutos.

2. Retirar las manzanas del fuego. Agregar la leche de almendras, el salvado de avena y el extracto de fruto del monje. Regresar la mezcla a la lumbre a fuego medio y hervir, sin dejar de revolver. Cocinar hasta que la mezcla esté densa y cremosa, como 1 minuto.

3. Dividir la mezcla en partes iguales en 4 tazones pequeños y espolvorear las almendras tostadas.

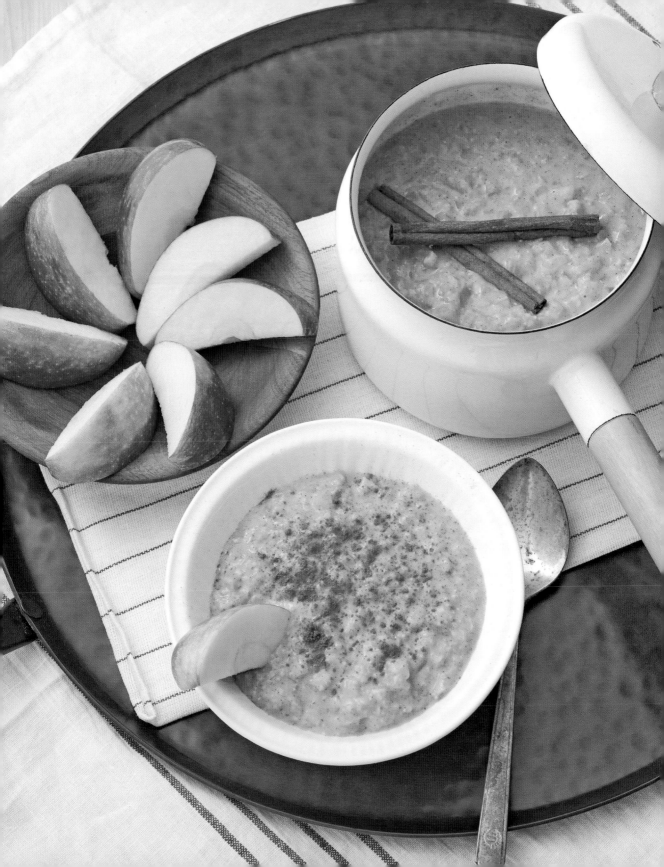

AVENA DE QUINOA Y MORAS AZULES CON MENTA

RINDE: 4 PORCIONES
TIEMPO DE PREPARACIÓN: 5 MINUTOS
TIEMPO DE COCCIÓN: 10 MINUTOS

Cuando prepares este platillo para tu familia o amigos, espera recibir muchos "¡oooh!", "¡ah!" y "mmm"... seguidos de más de una pregunta del tipo: "¿Cómo dices que se llama?" Me encanta la quinoa porque tiene mucha proteína, fibra y sabor, sobre todo cuando se combina con moras azules y menta.

POR PORCIÓN

135 calorías
2.75 g de grasa
4 g de proteína
24.25 g de carbohidratos
3.25 g de fibra
90 mg de sodio

INGREDIENTES

½ taza de quinoa roja

2 tazas de leche de almendras sabor vainilla, sin azúcar, o leche de almendras casera (consulta la página 91)

1 cucharadita de extracto de vainilla

⅛ de cucharadita de sal

2 paquetes de extracto de fruto del monje

2 tazas de moras azules frescas y lavadas

8 hojas de menta fresca, ligeramente picadas

PREPARACIÓN

1. Colocar la quinoa en una coladera fina y enjuagar bien con agua fría. Sacudir el exceso de agua. Licuar la quinoa con la leche de almendras, el extracto de vainilla, la sal y el extracto de fruto del monje unos 30 segundos a la máxima potencia para moler la quinoa en pedazos más pequeños.

2. Verter la mezcla en una sartén profunda y ponerla a fuego medio-alto. Cocer la mezcla hasta que empiece a hervir, revolviendo constantemente para que no se formen grumos. Cuando la mezcla haya hervido, agregar la mitad de las moras y revolver para calentarlas, hasta que se desintegren un poco.

3. Dividir la mezcla en partes iguales en cuatro tazones. Espolvorearlos con las moras restantes y decorarlos con la menta.

TIP

Busca copos de quinoa en el supermercado para saltarte el licuado.

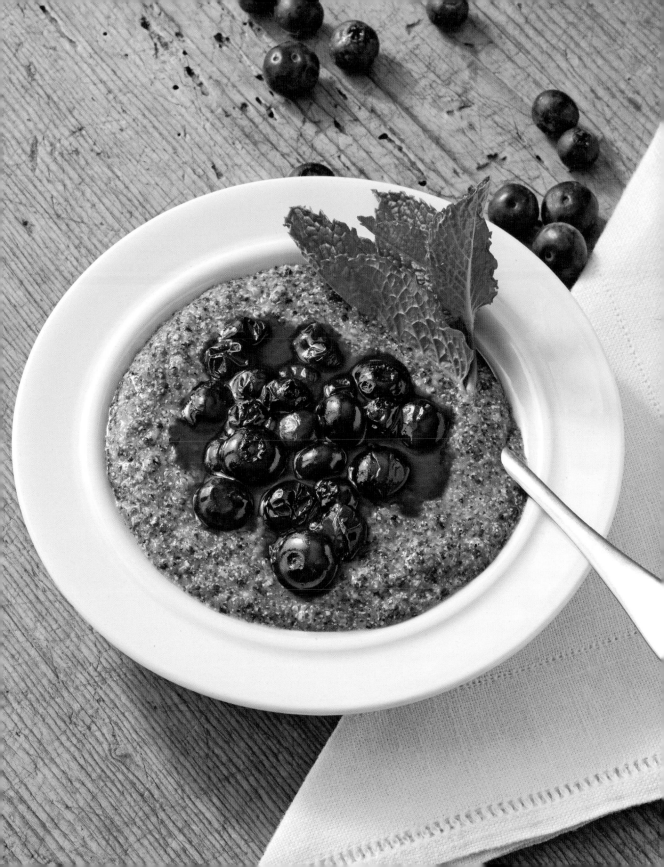

ENSALADA DE CÍTRICOS CON PEPINO Y ALBAHACA

RINDE: 4 PORCIONES
TIEMPO DE PREPARACIÓN: 10 MINUTOS

Para desayunar hay ensalada. Oíste bien, sobre todo si quieres empezar el día con una ráfaga de alimentos con calorías negativas como naranjas, toronjas y pepino. Recuerda, la toronja contiene un químico quemagrasa especial, las naranjas tienen vitamina C, la cual quema grasa, y el pepino es una verdura desintoxicante que elimina las toxinas del organismo.

POR PORCIÓN

134 calorías
0.5 g de grasa
3 g de proteína
33.4 g de carbohidratos
6.25 g de fibra
1.5 mg de sodio

INGREDIENTES

4 tazas de gajos de naranja

2 tazas de gajos de toronja

3 tazas de rebanadas de pepino

½ taza bien comprimida de albahaca fresca

PREPARACIÓN

Combinar todos los ingredientes en un bol grande y mezclarlos con cuidado. Servir la ensalada en cuatro tazones en raciones iguales.

TIPS

1. Agrega 1 cucharadita de jalapeño picado para darle un toque picante.
2. Añade 1 aguacate picado para una dosis de grasa y fibras saludables.

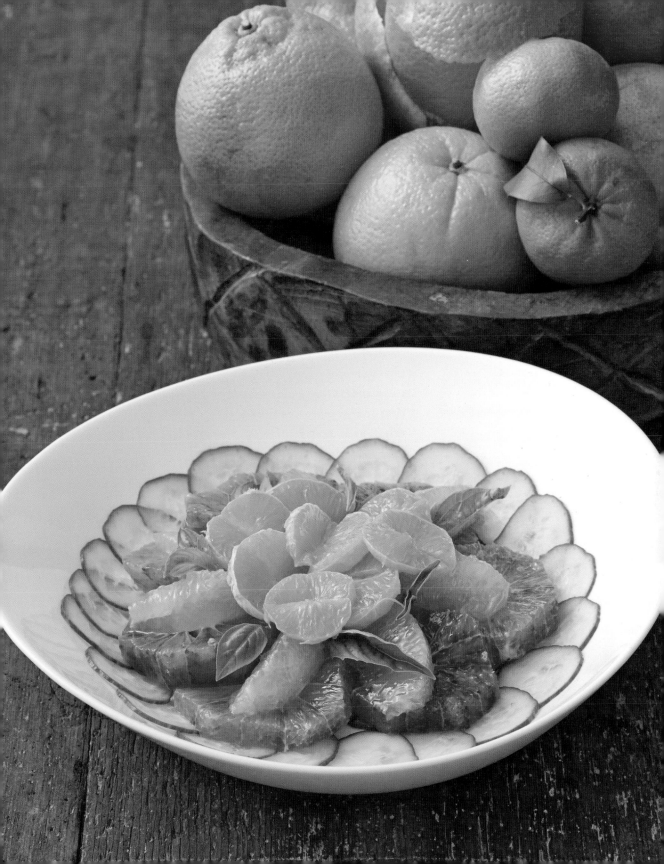

PIZZA CON CHAMPIÑONES Y BRÓCOLI

RINDE: 4 PORCIONES
TIEMPO DE PREPARACIÓN: 5 MINUTOS
TIEMPO DE COCCIÓN: 15 MINUTOS

Paso mucho tiempo hablando de todo lo que me gusta comer y la pizza encabeza esa lista. Me encanta en cualquier momento y como sea. Con esta receta llena de alimentos con calorías negativas, desde ahora hago oficial que se puede desayunar pizza.

POR PORCIÓN

209 calorías
5.6 g de grasa
10.25 g de proteína
35 g de carbohidratos
4 g de fibra
266 mg de sodio

INGREDIENTES

200 gramos de masa congelada para pizza, sin gluten, descongelada pero fría

Aceite de oliva en espray

2 salchichas de pollo, sin nitrato, troceadas del tamaño de un bocado

4 tazas de brócoli picado

2 cucharaditas de ajo picado

2 tazas de champiñones rebanados

½ taza de hojas de albahaca fresca picadas

2 tazas de tomates frescos picados

Sal

Chile de árbol martajado

PREPARACIÓN

1. Precalentar el horno a 200° C.
2. Estirar la masa entre dos capas de papel film hasta obtener un grosor de ½ centímetro. Retirar la capa superior y colocar la masa en una charola grande. Hornear hasta que la masa se cueza, entre 3 y 5 minutos. Sacar y reservar. Dejar el horno prendido.
3. Engrasar una sartén antiadherente con espray y ponerla a fuego medio-alto. Agregar la salchicha y cocinar hasta que se dore un poco; reservar en un bol. Añadir el brócoli a la sartén y cocinar unos 2 minutos, hasta que se reblandezca; pasar al bol. Agregar el ajo a la sartén y dorar un minuto, incorporar los champiñones y cocinarlos hasta que se reblandezcan. Añadirlos

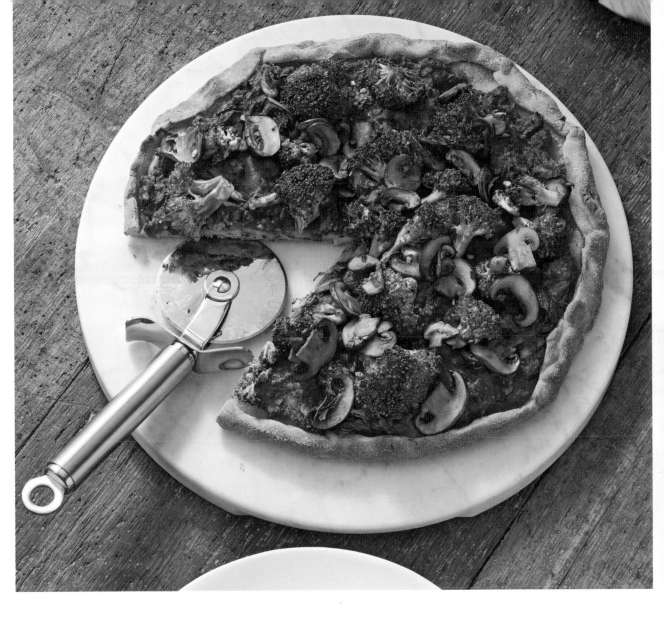

al bol. Agregar la albahaca y la mitad de los tomates a la sartén. Cocinar a fuego lento hasta que los tomates hayan espesado. Añadir el brócoli, la salchicha y los champiñones a la sartén para recalentarlos. Sazonar con sal y chile de árbol.

4. Extender la salsa en la masa de la pizza y regresar al horno. Hornear hasta que los bordes de la pizza se doren. Retirar del horno y coronar con los tomates restantes. Servir de inmediato.

FRITTATA DE KALE, CEBOLLA MORADA Y TOMATE

RINDE: 4 PORCIONES
TIEMPO DE PREPARACIÓN: 10 MINUTOS
TIEMPO DE COCCIÓN: 15 MINUTOS

¿Te gustan los omelets? Pues una frittata es casi lo mismo, sólo que es más fácil hacerla. Vas a mezclar tres verduras deliciosas con las claras de huevo para preparar un desayuno sano y con muchas proteínas que te dará energía para toda la mañana. Para obtener más sabor, agrega una taza de hojas de albahaca fresca cuando estés cocinando las cebollas.

POR PORCIÓN

147 calorías
2.5 g de grasa
16 g de proteína
18.3 g de carbohidratos
3.5 g de fibra
225 mg de sodio

INGREDIENTES

8 tazas de hojas de kale lavadas, sin los tallos más gruesos, picadas en piezas de 2.5 centímetros

2 cucharadas de agua

12 claras grandes de huevo o 2 tazas de claras líquidas

1 cucharadita de aceite de oliva extravirgen

1 cucharadita de semillas de hinojo picadas

1 cucharada de ajo picado

Chile de árbol martajado

½ taza de cebolla morada en rebanadas finas

1 taza de tomates cherry partidos a la mitad

Sal

PREPARACIÓN

1. Precalentar el horno a 180° C.
2. Colocar el kale en un plato apto para microondas con 2 cucharadas de agua, tapar con papel encerado y cocinar en potencia alta hasta que esté tierno, entre 3 y 5 minutos. Escurrir el agua y reservar.
3. Batir las claras en un bol y reservar. Colocar una sartén antiadherente a fuego medio-alto con un chorrito de aceite de oliva, añadir las semillas de hinojo y el ajo, y dorar un minuto. Incorporar el chile de árbol y la cebolla.
4. Bajar la flama y cocinar la cebolla a fuego medio hasta que se reblandezca, entre 3 y 4 minutos. Añadir los tomates y el kale, sazonar y cocinar hasta que la mezcla esté bien caliente. Agregar las claras y mezclar bien. Cuando los huevos estén casi listos, pasar la sartén al horno y cocinar 2 minutos o hasta que los huevos estén bien hechos. Sacar y servir de inmediato.

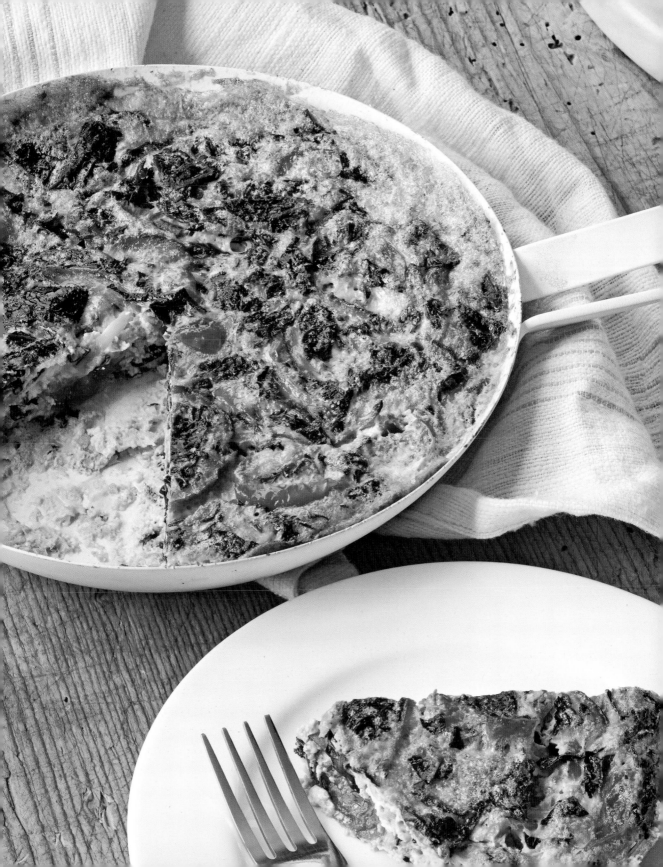

PAN TOSTADO CON AGUACATE, ESPINACA Y TOMATE

RINDE: 4 PORCIONES
TIEMPO DE PREPARACIÓN: 10 MINUTOS
TIEMPO DE COCCIÓN: 10 MINUTOS

Como demuestran blogs de comida y publicaciones de Instagram, el pan tostado con aguacate está disfrutando sus días como tendencia culinaria. Las variedades son infinitas y las fotos te hacen salivar. Es un favorito para el almuerzo entre la gente que se cuida e incluso se ha colado a los menús de restaurantes y cafés en Nueva York. Mi versión incorpora verduras con calorías negativas y huevos para tener una comida completa y satisfactoria.

POR PORCIÓN

180 calorías
8.5 g de grasa
10 g de proteína
19 g de carbohidratos
5 g de fibra
200 mg de sodio

INGREDIENTES

8 tazas de espinaca

Sal

Salsa verde

4 rebanadas de pan sin gluten

½ aguacate maduro, aplastado con un tenedor

4 rebanadas (de 1 centímetro de grosor) de tomate maduro

Pimienta negra recién molida

4 huevos escalfados

PREPARACIÓN

1. Calentar una sartén antiadherente a fuego medio-alto. Cocinar la espinaca hasta que se reduzca. Transferir a una coladera y escurrir toda el agua posible. Colocar la espinaca colada en un bol, y sazonar con sal y salsa verde.

2. Tostar el pan. Sazonar el aguacate con sal. Cuando el pan esté tostado, untar el aguacate uniformemente en cada pan y colocar una rebanada de tomate en cada uno. Sazonar el tomate con sal y pimienta, y coronar cada rebanada con mezcla de espinaca en partes iguales.

3. Colocar un pan tostado en un plato y coronar con un huevo escalfado.

TIP

¿La salsa verde no es suficiente para ti? Intenta ponerle una cucharadita de jalapeño picado al aguacate machacado.

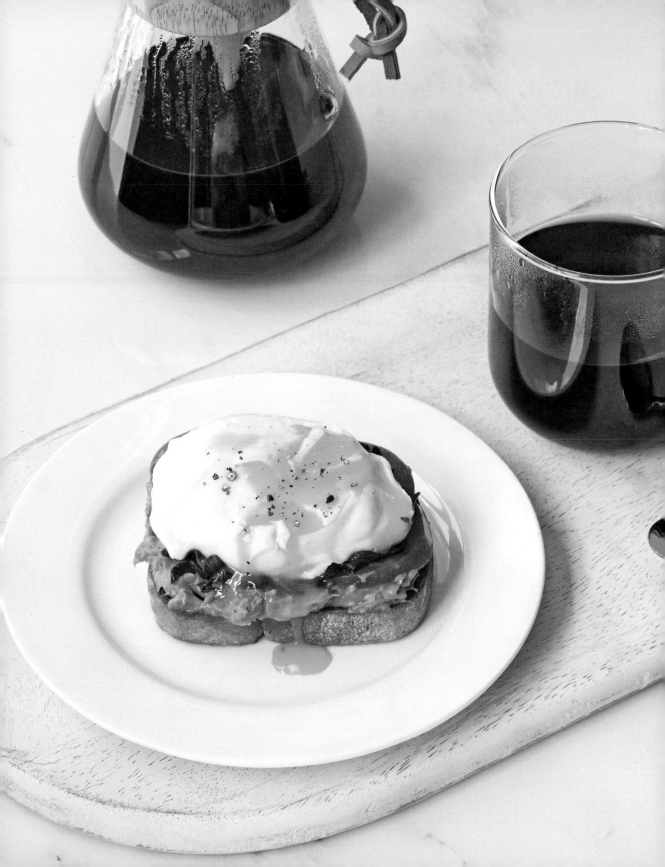

HUEVO REVUELTO A LA MEXICANA CON COLIFLOR Y CHILE

RINDE: 4 PORCIONES
TIEMPO DE PREPARACIÓN: 10 MINUTOS
TIEMPO DE COCCIÓN: 10 MINUTOS

Me encanta desayunar fuera, sobre todo cuando se trata de un buen buffet tex-mex. Pero acostumbro a llenarme a lo tonto, así que he creado mi propio desayuno buffet casero y sin gluten para comer sin restricciones. Este es uno de mis desayunos caseros favoritos.

Puedes usar los chiles secos que quieras para personalizar el platillo según tus gustos. A mí me gusta con chile ancho en polvo.

POR PORCIÓN

184 calorías
5.5 g de grasa
15.5 g de proteína
17 g de carbohidratos
7 g de fibra
207 mg de sodio

INGREDIENTES

Aceite de oliva en espray

½ cabeza de coliflor rallada con la parte más grande del rallador (como unas 3 tazas)

2 cucharadas de cebolla picada

½ taza de pimiento morrón rojo finamente picado (1 pimiento mediano)

¼ de cucharadita de comino molido

1 cucharadita de chile en polvo

½ cucharadita de ajo en polvo

1 taza de tomates triturados

Sal

Chile de árbol martajado

1 taza de brócoli en trozos pequeños

12 claras de huevo o 2 tazas de claras líquidas

1 aguacate cortado en trozos del tamaño de un bocado

PREPARACIÓN

1. Engrasar una sartén antiadherente con un chorrito de espray y colocarla a fuego medio-alto. Agregar la coliflor y dorar; pasar a un bol. Añadir la cebolla, el pimiento morrón, el comino, el chile en polvo y el ajo en polvo a la sartén y cocinar hasta que la cebolla y el pimiento se hayan reblandecido, unos 2 o 3 minutos. Incorporar los tomates y cocinar hasta que la mezcla esté suave y espesa. Agregar la coliflor, sazonar con sal y chile de árbol y revolver. Transferir las verduras al bol.

2. Limpiar la sartén y engrasarla de nuevo con un poco de espray para cocinar, colocarla a fuego medio-alto. Añadir el brócoli y

cocinar uno o dos minutos, hasta que esté tierno. Incorporar las claras y revolverlas unos dos minutos. Sazonar.

3. Servir los huevos y la coliflor en cuatro platos, decorar con aguacate y servir.

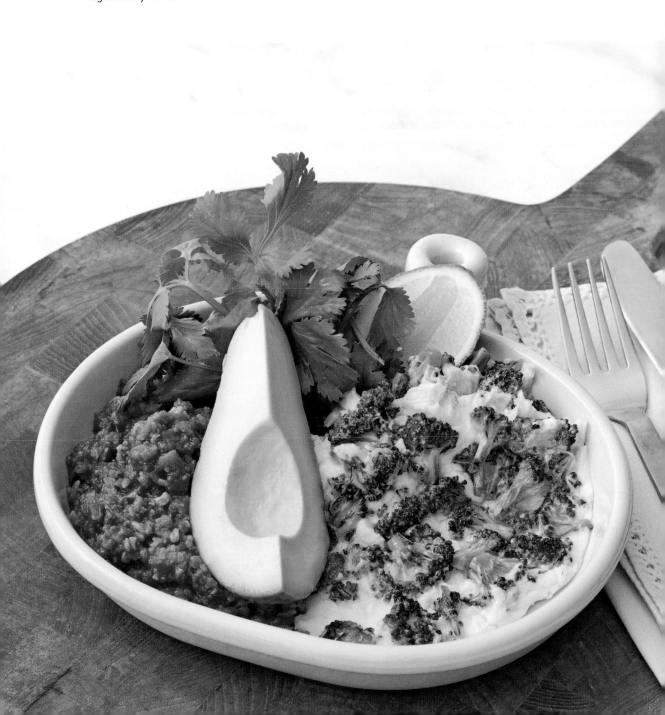

TAZÓN CON QUINOA Y MORAS

RINDE: 4 PORCIONES
TIEMPO DE PREPARACIÓN: 5 MINUTOS

Los tazones para desayunar son el nuevo jugo verde: para los entusiastas del yoga o el *spinning* se han vuelto el platillo necesario para después de sus sesiones, pese a los precios a veces escandalosos para lo que en esencia es un desayuno muy sencillo. ¿Por qué gastar tanto dinero en algo que se puede hacer en casa con mucha facilidad? Este tazón sin gluten sólo requiere un par de minutos de preparación y es una delicia absoluta.

INGREDIENTES

4 tazas de mezcla de moras (frambuesas, fresas, moras azules y zarzamoras)

2 cucharadas de semillas de cáñamo (hay varias marcas disponibles en las tiendas orgánicas)

20 almendras enteras, tostadas y picadas

½ taza de quinoa cocida

PREPARACIÓN

Dividir las moras en partes iguales en cuatro tazones. Colocar los demás ingredientes en otro bol y combinar. Espolvorear la mezcla sobre los cuatro tazones y servir.

TIP

Agrega 1½ cucharadas de yogur griego sin grasa para tener un platillo con más proteína.

POR PORCIÓN

142 calorías
6 g de grasa
5 g de proteína
19.75 g de carbohidratos
7 g de fibra
2 mg de sodio

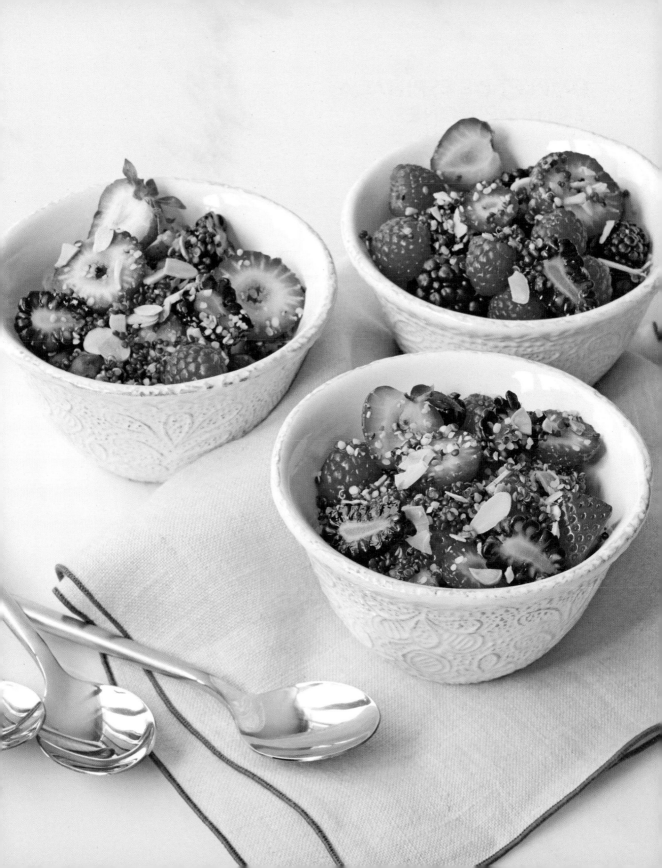

OMELET DE ESPINACA Y CHAMPIÑONES

RINDE: 4 PORCIONES
TIEMPO DE PREPARACIÓN: 10 MINUTOS
TIEMPO DE COCCIÓN: 15 MINUTOS

La mayoría tenemos la misión de incorporar más verduras a nuestra alimentación. He descubierto que una de las formas más sencillas de hacerlo —además de los smoothies— es agregando las superestelares verduras de hoja verde en recetas con huevo, como omelets. Además de que estas verduras tienen calorías negativas, también son una fuente estupenda de vitamina A, C y otros nutrientes, como calcio, hierro y fibra.

También puedes rociar tu omelet con un chorrito de salsa picante o queso parmesano.

POR PORCIÓN

108 calorías

2 g de grasa

16 g de proteína

9 g de carbohidratos

3 g de fibra

263 mg de sodio

INGREDIENTES

12 claras de huevo grandes o 2 tazas de claras líquidas

1 cucharadita de aceite de oliva extravirgen

4 tazas de champiñones rebanados

Sal

2 cucharadas de echalotes finamente picados

Chile de árbol martajado

1 paquete de 450 gramos de espinaca prelavada.

PREPARACIÓN

1. Precalentar el horno a 180° C.
2. Batir los huevos en un bol hasta obtener una consistencia espumosa y apartar. Colocar una sartén antiadherente grande y apta para el horno a fuego medio-alto y engrasar. Cuando el aceite haya comenzado a humear, agregar los champiñones. Cocinarlos hasta dorarlos. Sazonar con sal, retirar de la sartén y reservar en un plato.
3. Añadir los echalotes y una pizca de chile a la sartén y cocinar hasta que se reblandezcan, unos 2 minutos. Agregar la espinaca y cocinar hasta que se reduzca y toda el agua se haya evaporado, entre 3 y 4 minutos. Comprimir la espinaca con una espátula para que suelte líquido y tirarlo.
4. Añadir los champiñones a la sartén. Probar y poner sal si es necesario, verter los huevos. Cocinar y revolver hasta que los huevos casi estén listos. Meter el sartén al horno y terminar de cocinar, unos 2 minutos. Doblar el omelet a la mitad, cortar en cuatro partes iguales y servir en cuatro platos.

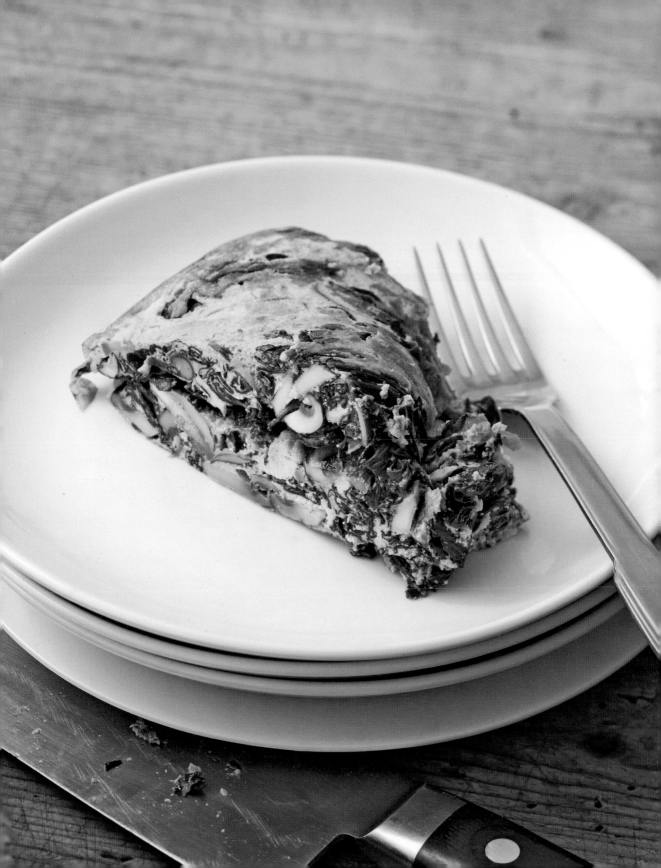

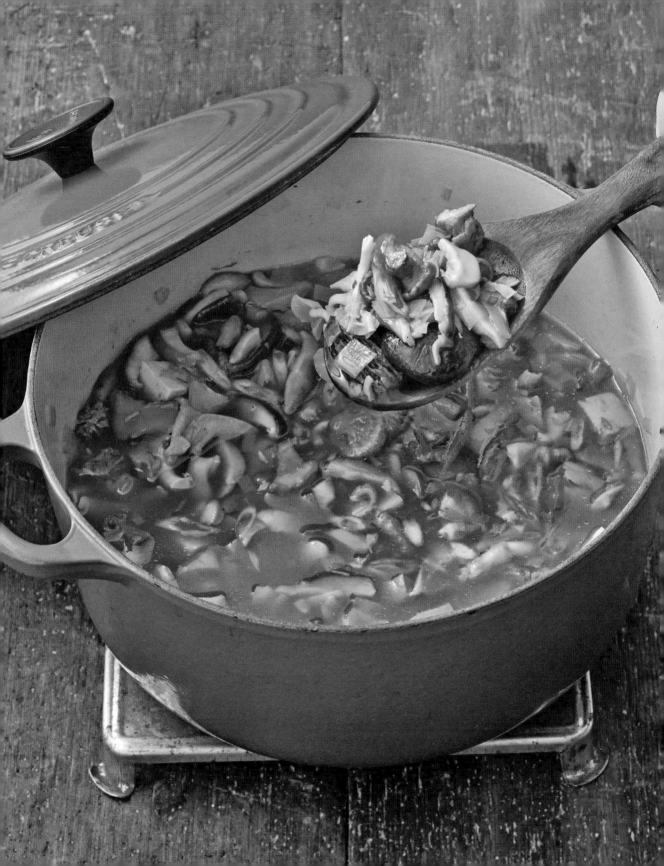

ENSALADA ESTILO TAILANDÉS DE BRÓCOLI ASADO CON ALMENDRAS Y LIMÓN

RINDE: 4 PORCIONES
TIEMPO DE PREPARACIÓN: 5 MINUTOS
TIEMPO DE COCCIÓN: 10 MINUTOS

No hay ninguna regla culinaria que dicte que las ensaladas deben tener lechuga. Puedes crear una ensalada con cualquier verdura (o fruta) y servirla en tu plato. Esta ensalada tiene una base de brócoli, un alimento con calorías negativas, lleno de vitaminas, minerales y antioxidantes.

Si quieres una dosis extra de proteína, agrega 85 gramos de camarones hervidos por porción.

POR PORCIÓN

97 calorías
5 g de grasa
5 g de proteína
7 g de carbohidratos
4 g de fibra
266 mg de sodio

INGREDIENTES

¼ de taza de almendras, tostadas y picadas
2 cucharaditas de jengibre fresco pelado y rallado
1 cucharadita de ajo rallado
2 cucharaditas de cebolla rallada
1 cucharada más 1 cucharadita de extracto de fruto del monje
¼ de cucharadita de ralladura de limón
3 cucharadas de jugo de limón recién exprimido
2 cucharaditas de salsa tailandesa de pescado
Salsa picante
Aceite de oliva en espray
8 tazas de brócoli
1 taza de cilantro fresco picado en trozos de 5 cm
4 rebanadas de limón para decorar
Salsa picante para presentar

PREPARACIÓN

1. Precalentar el horno a 180° C.
2. Para el aderezo: en una ensaladera combinar las almendras, el jengibre, el ajo, la cebolla, el extracto de fruto del monje, la ralladura y el jugo de limón y la salsa de pescado, mezclar bien. Agregar salsa picante y reservar.
3. Engrasar una sartén apta para el horno con un poco de espray para cocinar y colocarla a fuego alto. Cuando humeé agregar el brócoli y permitir que se dore de un lado. Voltear y permitir que se dore del otro lado. Pasar el brócoli al horno y cocinar hasta que se reblandezca, unos 5 minutos.

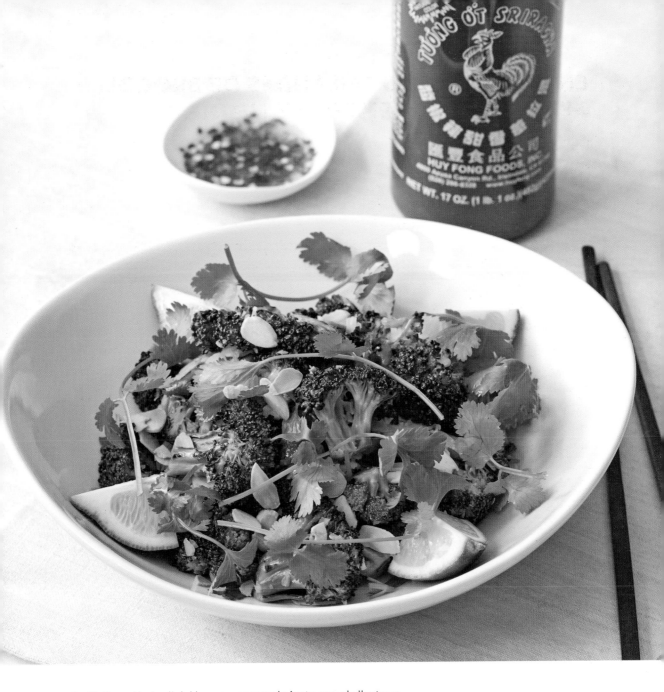

4. Retirar el brócoli del horno y agregarlo junto con el cilantro a la ensaladera. Revolver y servir en cuatro tazones. Servir con rebanadas de limón y salsa picante.

ENSALADA DE CANGREJO CON MANZANA, APIO Y VERDURAS DE HOJA VERDE

RINDE: 4 PORCIONES
TIEMPO DE PREPARACIÓN: 10 MINUTOS

Me encantan las ensaladas de mariscos como ésta porque además de que se prestan para llevar al trabajo o la escuela, ¡tienen muy pocas calorías! A diferencia de las ensaladas tradicionales de mariscos que están bañadas en mayonesa, en esta ensalada utilicé yogur griego para darle esa textura cremosa que a todos nos encanta. Es clave usar carne de cangrejo de verdad, no la imitación que está llena de químicos.

POR PORCIÓN

129 calorías
2 g de grasa
21 g de proteína
27 g de carbohidratos
2.5 g de fibra
291 mg de sodio

INGREDIENTES

¼ de taza de yogur griego sin grasa
1 cucharada de jugo de limón recién exprimido
1 cucharadita de mostaza Dijon
⅛ de cucharadita de condimento de caldo de cangrejo
½ taza de apio en rebanadas finas
340 gramos de carne de cangrejo fresca, puede ser cangrejo azul, sin caparazón
Sal
Pimienta de Cayena
4 cabezas de lechuga francesa, sin las hojas externas y cortadas por la mitad
½ taza de manzana rebanada

PREPARACIÓN

1. Poner el yogur, el jugo de limón, la mostaza y el condimento de caldo de cangrejo en una ensaladera mediana y revolver bien. Agregar el apio y después la carne de cangrejo, sin despedazarla. Probar y ajustar de sal y pimienta.
2. Acomodar las mitades de lechuga en cuatro platos. Servir la ensalada sobre la lechuga, dividirla en partes iguales. Colocar las rebanadas de manzana encima.

TIP

Prueba un poco de eneldo fresco o cebollín picado para lograr un toque adicional de sabor.

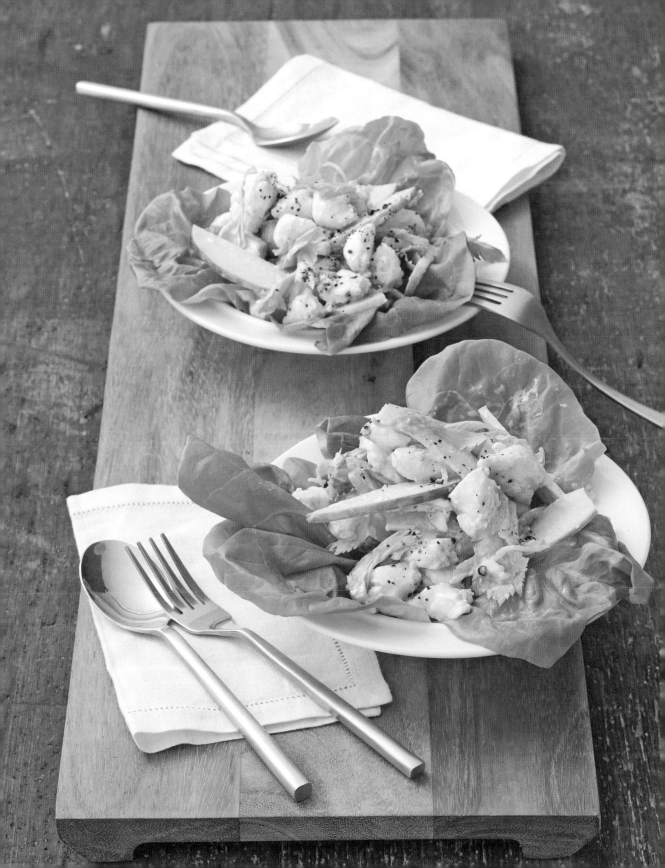

SOPA DE POLLO CON ESCAROLA Y PORO

RINDE: 4 PORCIONES
TIEMPO DE PREPARACIÓN: 10 MINUTOS
TIEMPO DE COCCIÓN: 30 MINUTOS

La mayoría no sabe cuál es la diferencia entre la escarola y los escargots, pero no pasa nada. Los escargots son caracoles y la escarola (o endivia) es una verdura de hoja verde deliciosa que tiene mucha vitamina C. Por otro lado, el poro, parecido a un cebollín largo, tiene un sabor similar a la cebolla. En esta receta los combiné en una sopa nutritiva que sirve de plato fuerte.

Espolvorea tu sopa con un poco de paprika ahumada antes de incorporar el queso, le dará un sabor dulce, ahumado y ligeramente picante.

POR PORCIÓN

163 calorías
4.5 g de grasa
21 g de proteína
9.7 g de carbohidratos
4 g de fibra
353 mg de sodio

INGREDIENTES

Aceite de oliva en espray

225 gramos de muslos de pollo, deshuesados y sin piel, cortados en trozos de 2.5 cm

Sal

Pimienta negra recién molida

1 taza de poro picado, bien lavado

12 tazas de escarola picada, bien lavada

8 tazas de caldo de pollo sin sal

2 cucharaditas de tomillo fresco

30 gramos de queso parmesano finamente rallado

PREPARACIÓN

1. Engrasar una olla grande con aceite de oliva y colocar a fuego medio-alto. Salpimentar el pollo. Cuando el aceite esté caliente, añadirlo y dorar bien de ambos lados. Incorporar el poro y la escarola y cocinar, revolviendo de vez en cuando, hasta que las verduras se reduzcan, pero no se quemen, unos 2 o 3 minutos.

2. Agregar el caldo de pollo a la olla y dejar que hierva. Cocinar hasta que las verduras estén blandas y el pollo tierno, unos 20 minutos.

3. Añadir el tomillo fresco a la sopa. Probar y ajustar de sal. Servir la sopa en cuatro tazones y espolvorear con el queso.

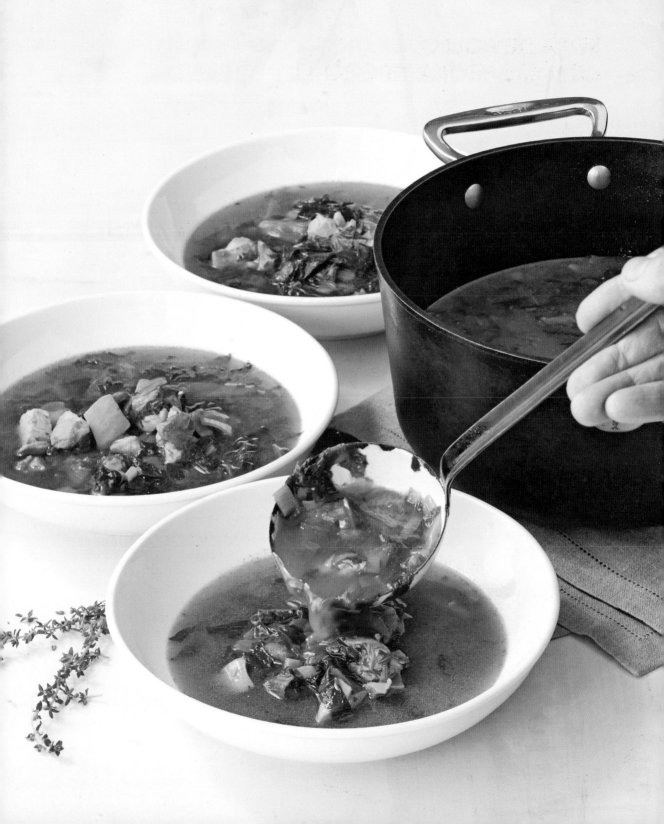

ENSALADA DE CAMARÓN CON PEPINO, CEBOLLA MORADA Y CHILE POBLANO

RINDE: 4 PORCIONES
TIEMPO DE PREPARACIÓN: 5 MINUTOS
TIEMPO DE COCCIÓN: 10 MINUTOS

¿Sueñas despierto con un viaje a la playa para comer mariscos? Entonces esta ensalada sencilla aunque sabrosa satisfará tu antojo y te ayudará a estar en forma cuando vayas a la playa.

POR PORCIÓN

168 calorías
1.5 g de grasa
26 g de proteína
13.25 g de carbohidratos
2.5 g de fibra
264 mg de sodio

INGREDIENTES

¾ de taza de cebolla morada en rebanadas finas
¼ de cucharadita de ralladura de limón
¼ de taza de jugo de limón recién exprimido
Sal
½ taza de chiles poblanos en rebanadas finas
6 tazas de pepino en rebanadas
2 tazas de tomates cherry cortados a la mitad
½ kilo de camarones cocidos, sin cáscara y cortados en trozos
1 taza de cilantro fresco, cortado en trozos de 5 cm
4 rebanadas de limón para decorar

PREPARACIÓN

1. Colocar la cebolla en una taza, agregar la ralladura y el jugo de limón. Sazonar con sal y revolver. Dejar reposar 5 minutos.
2. Mezclar los chiles, el pepino, los tomates, el camarón y el cilantro en una ensaladera mediana. Agregar la cebolla y el limón y mezclar bien. Probar y añadir sal, si hace falta. Servir con las rebanadas de limón.

TIP

Acompaña con aguacate picado para lograr un toque de sabor y nutrientes.

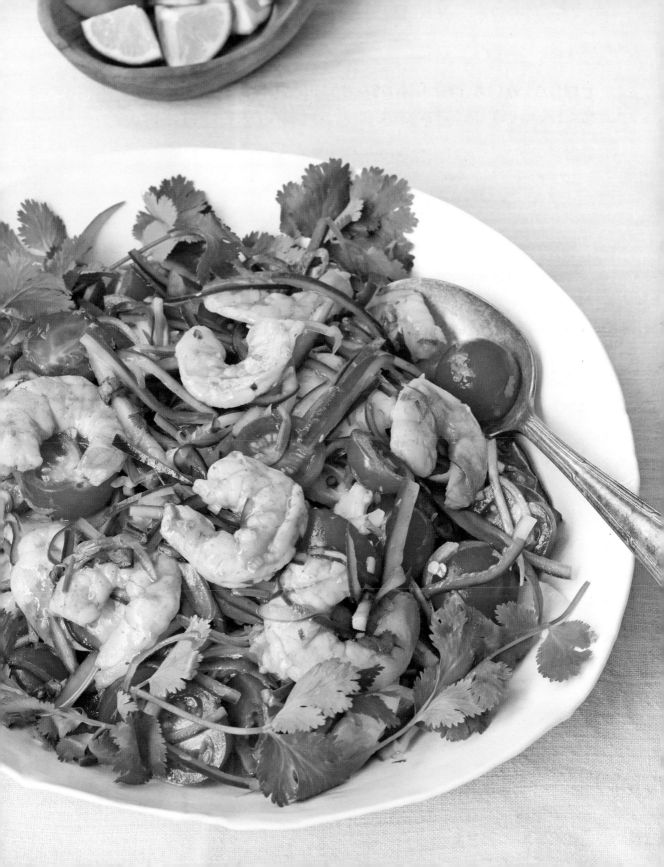

ENSALADA DE FILETE DE FALDA DE RES CON SALSA DE RÁBANO PICANTE Y MANZANA

RINDE: 4 PORCIONES
TIEMPO DE PREPARACIÓN: 5 MINUTOS
TIEMPO DE COCCIÓN: 10 MINUTOS

Las ensaladas te hacen sentir más satisfecho de lo que se cree: todas esas verduras tienen fibra y agua. Si añadimos una proteína saludable como la falda de res, tendremos una comida completa, supersustanciosa y deliciosa.

POR PORCIÓN

251 calorías
6.5 g de grasa
29 g de proteína
21 g de carbohidratos
6 g de fibra
400 mg de sodio

INGREDIENTES

Aceite de oliva en espray

1 filete de falda de res de 340 gramos, desgrasado

Sal

Pimienta negra recién molida

½ taza de cebolla rebanada

12 champiñones rebanados

2 cucharadas de agua

8 tazas de mostaza china picada

1 manzana grande, cortada en trozos del tamaño de un bocado

¼ de taza de aminos de coco

3 cucharaditas de salsa de rábano picante

4 rebanadas de limón amarillo para decorar

PREPARACIÓN

1. Precalentar el horno a 180° C.

2. Engrasar una parrilla grande con un poco de aceite y colocar a fuego alto. Salpimentar el filete y dorarlo en la sartén caliente, unos 2 minutos. Voltearlo y agregar la cebolla y los champiñones a la sartén. Terminar de cocinarlo en el horno hasta que el filete esté bien cocido, entre 3 y 5 minutos. Retirar el filete de la sartén y dejarlo reposar.

3. Agregar agua a la sartén y cocinar a fuego medio hasta que la cebolla y los champiñones estén húmedos. Transferirlos a una ensaladera con la mostaza china, la manzana y los aminos de coco. Mezclar bien, sazonar con más sal y salsa de rábano.

4. Servir el filete rebanado sobre la ensalada. Adornar con limón.

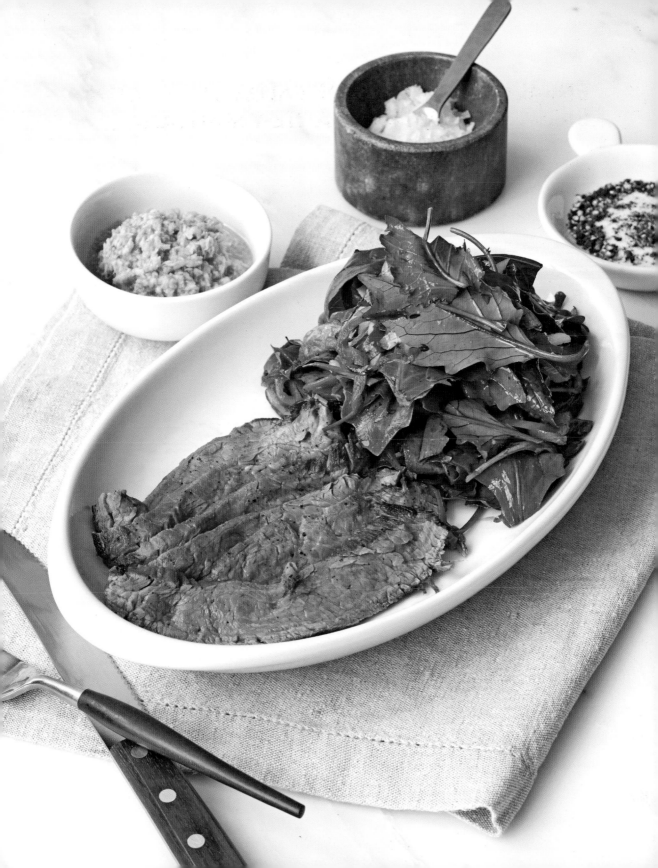

CALDO DE GARBANZOS Y VERDURAS DE HOJA VERDE MIXTAS

RINDE: 4 PORCIONES
TIEMPO DE PREPARACIÓN: 5 MINUTOS
TIEMPO DE COCCIÓN: 20 MINUTOS

Aunque no es oficial, este caldo es el platillo nacional de Portugal. En sentido estricto, esta hermosa sopa verde es un smoothie caliente pues la mayoría de sus nutritivas verduras verdes se licuan hasta formar un puré. Los garbanzos también son un ingrediente fundamental: son ricos en fibra y proteína, y en diversos estudios se ha demostrado que contribuyen a la pérdida de peso.

Para agregar un poco más de proteína, corona el caldo con 115 gramos de pollo desmenuzado o 2 docenas de almejas.

POR PORCIÓN

151 calorías
2.5 g de grasa
12.5 g de proteína
25.5 g de carbohidratos
7 g de fibra
251 mg de sodio

INGREDIENTES

1½ cucharaditas de aceite de oliva

1 cucharada más 1 cucharadita de ajo picado

1 taza de cebolla finamente picada

1 cucharadita de paprika ahumada

8 tazas de verduras de hoja verde mixtas (kale, berza, mostaza china)

1 taza de garbanzos sin sal

950 mililitros de caldo de pollo sin sal

Sal

Pimienta negra recién molida

PREPARACIÓN

1. Aceitar una olla grande y colocarla a fuego medio-alto. Agregar el ajo y dorar, unos 2 minutos. Añadir las cebollas y la paprika, bajar la flama y cocinar tapado a fuego medio hasta que estén tiernas, 2 o 3 minutos.

2. Licuar las verduras de hoja verde hasta obtener un puré (quizá necesitas un chorrito de agua o utilizar la batidora de inmersión para hacerlo sin necesidad de agua). Verter esta mezcla a la olla, subir la flama y cocinar a fuego alto hasta que el agua se haya evaporado.

3. Licuar dos tercios de los garbanzos con 1 taza del caldo de la olla, hasta obtener una mezcla homogénea. Agregar este puré y el resto de los garbanzos a la olla y dejar que hierva. Cocinar tapado hasta que los garbanzos se reblandezcan y la sopa se espese, unos 10 minutos. Salpimentar. Servir la sopa en cuatro tazones.

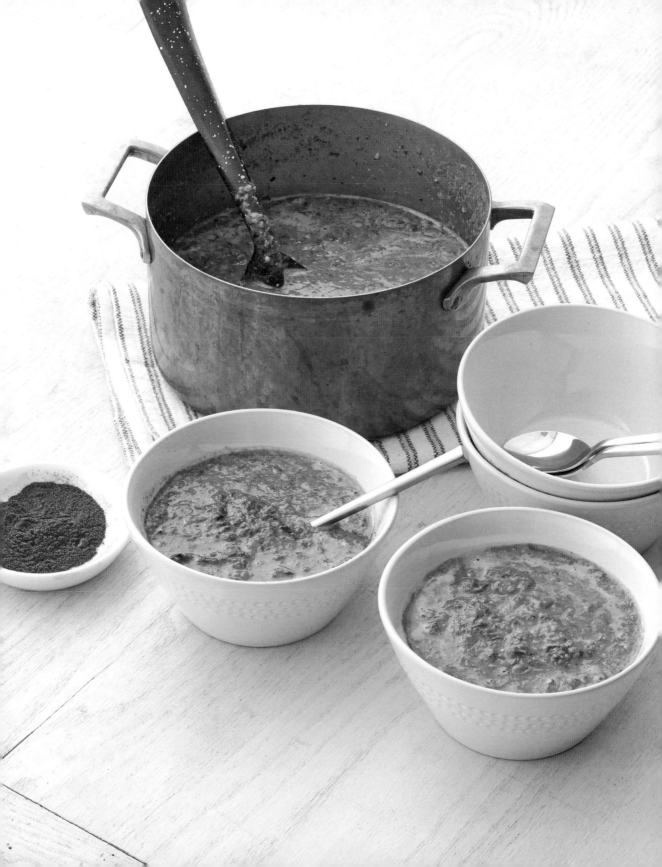

ENSALADA DEL CHEF ROCCO

RINDE: 4 PORCIONES
TIEMPO DE PREPARACIÓN: 10 MINUTOS

Tradicionalmente, las ensaladas del chef eran mezclas que algún chef preparaba en la mesa del comensal, quizá de ahí viene su nombre. Sin embargo, no hay evidencia que vincule este tipo de ensaladas con algún chef en particular. Así que le puse mi nombre a ésta porque es mi creación. Es sana, sabrosa y satisfará tu apetito de sobra.

POR PORCIÓN

183 calorías
7 g de grasa
22 g de proteína
9 g de carbohidratos
3.5 g de fibra
71 mg de sodio

INGREDIENTES

½ taza de arándanos deshidratados y sin azúcar, picados bruscamente
¼ de taza más 2 cucharadas de vinagre de vino tinto
Sal
Pimienta negra recién molida
1 cucharada de aceite de oliva extravirgen
8 tazas de lechuga romana picada
1 taza de tomates cherry cortados a la mitad
2 tazas de pepino en rebanadas
2 huevos grandes, duros, pelados y picados bruscamente
230 gramos de pechuga de pavo ahumada, sin piel, en rebanadas finas

PREPARACIÓN

1. Para el aderezo: licuar los arándanos y el vinagre hasta obtener una pasta grumosa. Verter este puré en un tazón y salpimentar. Añadir aceite de oliva y reservar.

2. Colocar la lechuga, los tomates y el pepino en una ensaladera grande. Mezclar con el aderezo y salpimentar. Servir la ensalada en partes iguales en cuatro tazones y coronarlos con el huevo y el pavo.

TIPS

1. Si tienes aguacate a la mano, le queda muy bien a esta ensalada.

2. Agrega 1 cucharadita de mostaza Dijon al aderezo si te gusta especiado.

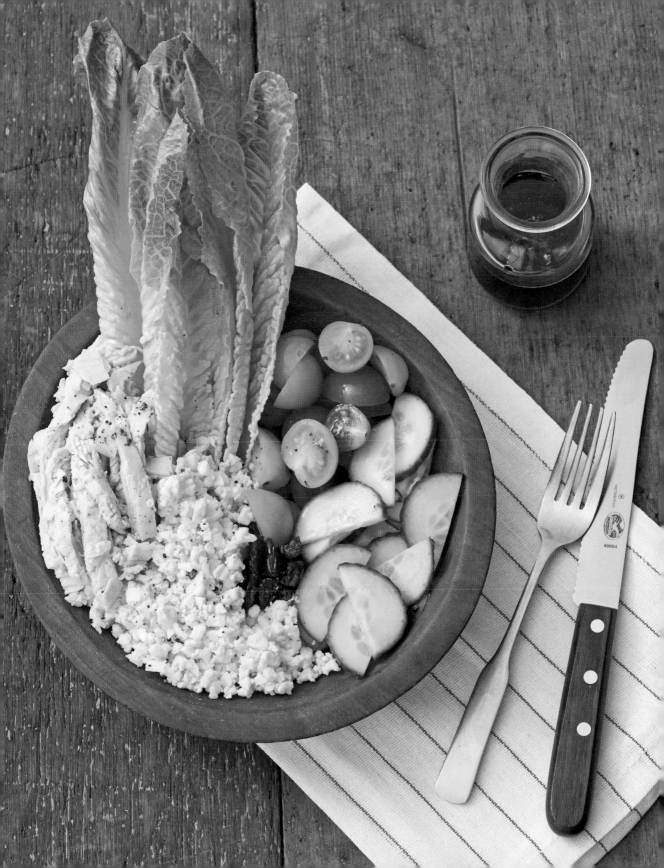

ENSALADA DE TATAKI DE ATÚN SELLADO CON CÍTRICOS, TOFU Y BERROS

RINDE: 4 PORCIONES
TIEMPO DE PREPARACIÓN: 10 MINUTOS
TIEMPO DE COCCIÓN: 10 MINUTOS

Las ensaladas existen desde la época de los griegos y romanos, no son un alimento moderno exclusivo de las "dietas". Su nombre proviene del latín *sal*, y responde a que en la antigüedad empleaban sal en los aderezos. No me importa ponerle un poco de sal a mis ensaladas. La pasta miso es un poco salada y está hecha con soya fermentada, es una forma maravillosa de aderezar platillos de inspiración asiática como éste.

POR PORCIÓN

201 calorías
3 g de grasa
27.5 g de proteína
16.5 g de carbohidratos
3.5 g de fibra
418 mg de sodio

INGREDIENTES

Aceite de oliva en espray

1 filete de 340 gramos de atún para sushi

Sal

Pimienta negra recién molida

⅛ de bloque de tofu firme (germinado, de ser posible) cortado en trozos del tamaño de un bocado

2 cucharadas más 2 cucharaditas de aminos de coco crudo

1 cucharada de pasta de miso

¼ de taza de cebollín en rebanadas finas

1 cucharadita de ralladura de naranja

2 tazas de gajos de naranja (unas 4 naranjas)

8 tazas de berros, sin los tallos más gruesos

PREPARACIÓN

1. Engrasar una sartén de hierro fundido o una parrilla con un poco de espray para cocinar. Colocarla a fuego medio-alto. Salpimentar el atún. Cuando la sartén esté bien caliente, agregar el atún y sellar por ambos lados hasta dorarlo, 1 minuto por lado. Retirar de la sartén y dejar reposar en una rejilla de metal.

2. Colocar el tofu en una ensaladera con los aminos de coco, la pasta miso y el cebollín y revolver bien. Sazonar con sal. Agregar la ralladura y los gajos de naranja y mezclar con cuidado. Incorporar los berros.

3. Servir la ensalada en cuatro platos, en partes iguales. Cortar el atún en rebanadas finas y colocar sobre cada plato. Rociar la salsa restante de la ensaladera sobre el atún.

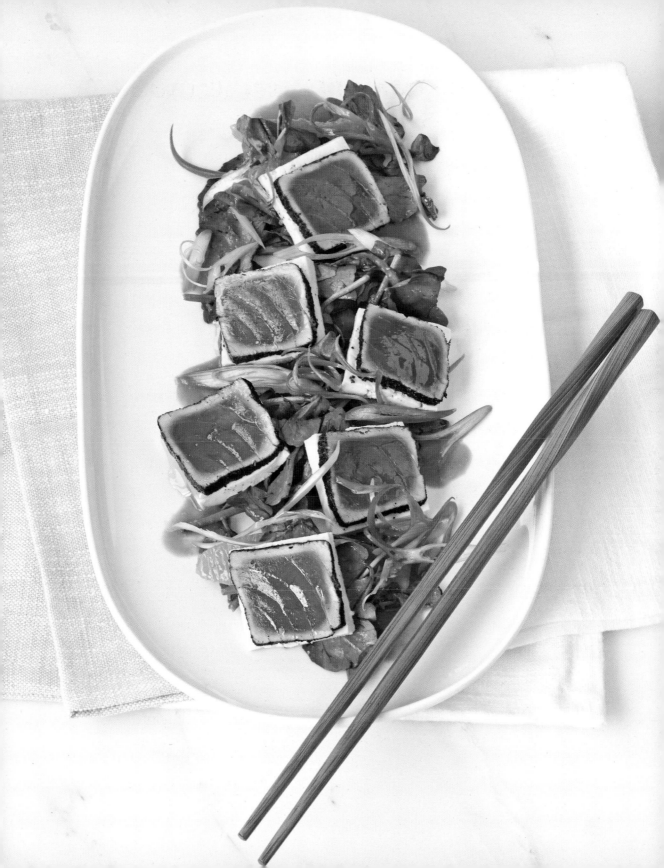

SOPA ASIÁTICA DE MEJILLONES Y CURRY

RINDE: 4 PORCIONES
TIEMPO DE PREPARACIÓN: 5 MINUTOS
TIEMPO DE COCCIÓN: 15 MINUTOS

Esta sopa puede considerarse cocina fusión. Mezcla la tradicional sopa de mejillones mediterránea con influencias asiáticas para crear un plato particularmente sabroso. La receta requiere berenjena japonesa, más delgada y suave que su contraparte italiana; este alimento celestial es de hecho una fruta emparentada con las moras. Su sabor único hace que valga la pena buscarla para esta receta.

POR PORCIÓN

184 calorías
7 g de grasa
16.5 g de proteína
9.7 g de carbohidratos
4 g de fibra
390 mg de sodio

INGREDIENTES

1½ cucharaditas de aceite de coco no refinado

2 tazas de berenjena japonesa en rodajas gruesas de 1.25 cm

1 cucharada de curry en polvo (prefiero usar curry suave, pero agrega más si lo quieres picante)

1 cucharada de jengibre fresco picado y sin cáscara

2 cucharaditas de ajo picado

¾ de taza de cebolla en rebanadas

2 tazas de pimiento morrón rojo en rebanadas

950 mililitros de leche de almendras sin azúcar o casera (página 91)

900 gramos de mejillones remojados, raspados, sin filamentos (unos 48 mejillones)

1 taza de cilantro fresco troceado, para decorar

4 rebanadas de limón, para decorar

PREPARACIÓN

1. Engrasar una olla grande y ponerla a fuego medio-alto. Agregar la berenjena y dorarla. Hacer la berenjena hacia los lados de la olla y añadir el curry en polvo, el jengibre, el ajo, la cebolla y los pimientos morrones, cocinar hasta que se reblandezcan, unos 2 minutos.

2. Agregar la leche de almendras y dejar que hierva. Añadir los mejillones limpios, descartar los que estén abiertos o rotos, tapar la olla y hervir a fuego lento. Cocinar hasta que los mejillones se abran, unos 3 minutos; tirar los que no se abran.

3. Dividir los mejillones en cuatro tazones para sopa. Servir caldo en cada uno. Decorar con el cilantro y las rebanadas de limón.

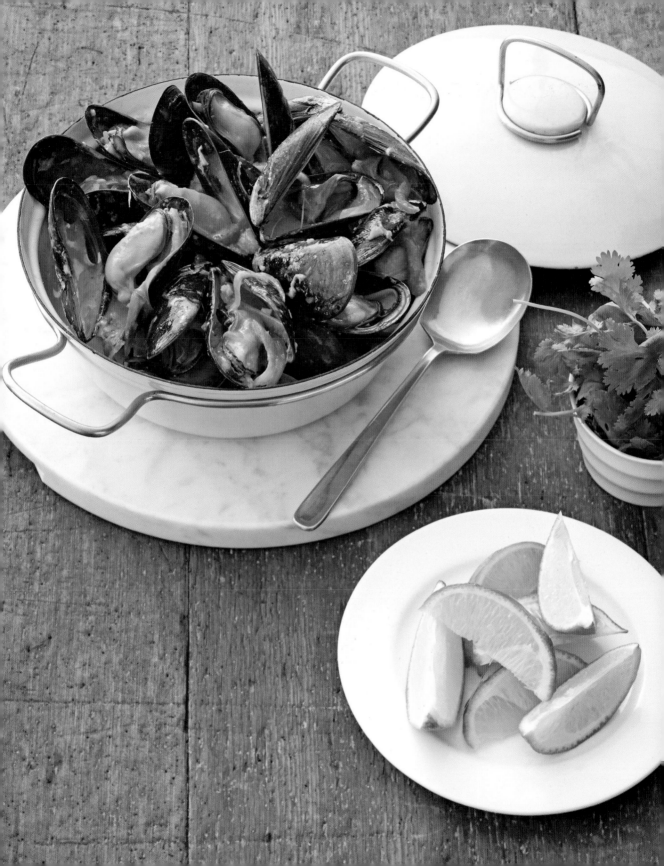

COLES DE BRUSELAS TRITURADAS CON ADEREZO TIBIO DE AJO ROSTIZADO, ALMENDRAS Y LIMÓN

RINDE: 4 PORCIONES
TIEMPO DE PREPARACIÓN: 10 MINUTOS
TIEMPO DE COCCIÓN: 10 MINUTOS

Las coles de Bruselas son heroínas de la nutrición, además, tienen compuestos que combaten el cáncer. Me encanta combinarlas con otro guerrero contra el cáncer: el ajo. La textura del platillo es sustanciosa, pero delicada; el sabor de las coles crudas es un poco distinto al de las cocinadas. Son una base fenomenal para ensaladas que marida muy bien con proteínas asadas o rostizadas, como pollo o camarones.

POR PORCIÓN

155 calorías
7.5 g de grasa
8.75 g de proteína
17.5 g de carbohidratos
6.25 g de fibra
100 mg de sodio

INGREDIENTES

8 tazas de coles de Bruselas trituradas finamente con la parte más grande de un rallador o un cuchillo afilado
1½ cucharaditas de aceite de oliva extravirgen
5 cucharaditas de ajo fresco picado
¼ de taza de almendras tostadas, finamente picadas
Chile de árbol martajado
⅛ de cucharadita de canela molida
½ taza de perejil fresco picado
½ taza de jugo de limón amarillo recién exprimido
Sal
30 gramos de queso parmesano finamente rallado

PREPARACIÓN

1. Colocar las coles trituradas en una ensaladera grande y reservar.
2. Poner un sartén antiadherente a fuego medio-alto, verter el aceite e incorporar el ajo, tostarlo. Retirar del fuego y añadir las almendras, el chile, la canela y el perejil. Regresar al fuego y saltear 10 segundos.
3. Retirar el sartén del fuego, agregar el jugo de limón y sazonar con sal. Transferir la mezcla caliente a la ensaladera con las coles y revolver bien. Agregar ¾ del queso. Revolver bien, probar y ajustar la sazón. Servir las coles en cuatro tazones, en partes iguales. Coronar cada plato con el queso restante.

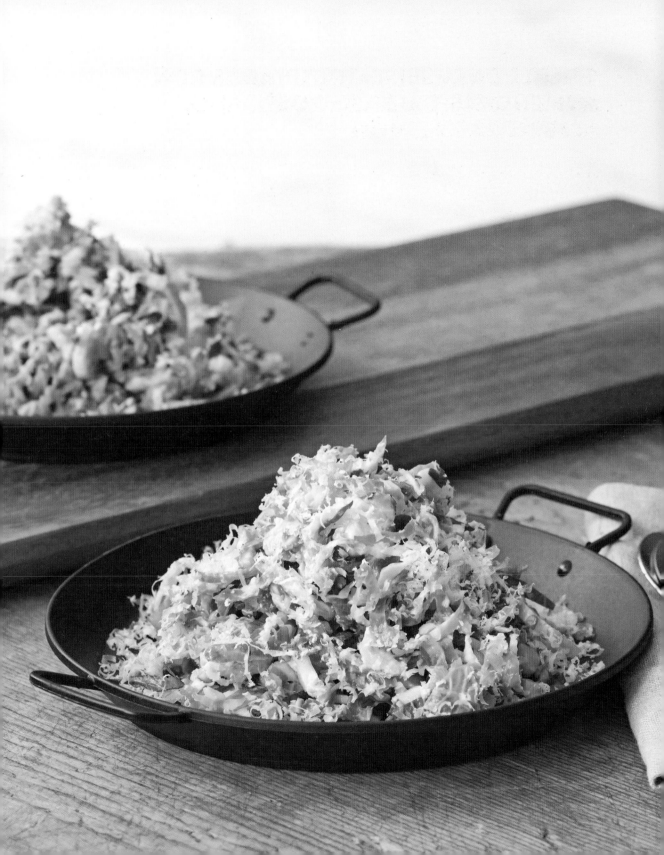

ENSALADA DE FRESA Y ESPINACA CON ALMENDRAS Y ALBAHACA

RINDE: 4 PORCIONES
TIEMPO DE PREPARACIÓN: 10 MINUTOS

Las fresas son mi fruta preferida. Hay tantas formas de disfrutarlas: desde espolvoreadas en el cereal o yogur hasta licuadas en smoothies o en las ensaladas. Las fresas y la espinaca combinan particularmente bien, el resultado es una ensalada colorida y hermosa.

POR PORCIÓN

116 calorías
6 g de grasa
4.5 g de proteína
10.25 g de carbohidratos
4.5 g de fibra
51 mg de sodio

INGREDIENTES

¼ de taza de almendras ligeramente tostadas y picadas

¼ de taza de vinagre balsámico

Sal

Pimienta negra recién molida

2 tazas de fresas, en mitades o en cuartos

1 escarola rebanada en tiritas

8 tazas de espinaca baby lavada

½ taza de albahaca fresca, partida en trozos del tamaño de un bocado

1 cucharadita de aceite de oliva extravirgen

PREPARACIÓN

1. En una ensaladera mediana mezclar la mitad de las almendras con el vinagre y salpimentar. Agregar las fresas y revolver bien.

2. Combinar la escarola, la espinaca y la albahaca en una ensaladera grande. Agregar el aceite de oliva y mezclar bien. Salpimentar.

3. Disponer las verduras de hoja verde en cuatro platos para ensalada y servir las fresas sobre las verduras, en partes iguales.

TIP

Acompaña esta ensalada con pollo a la parrilla para tener una cena fantástica.

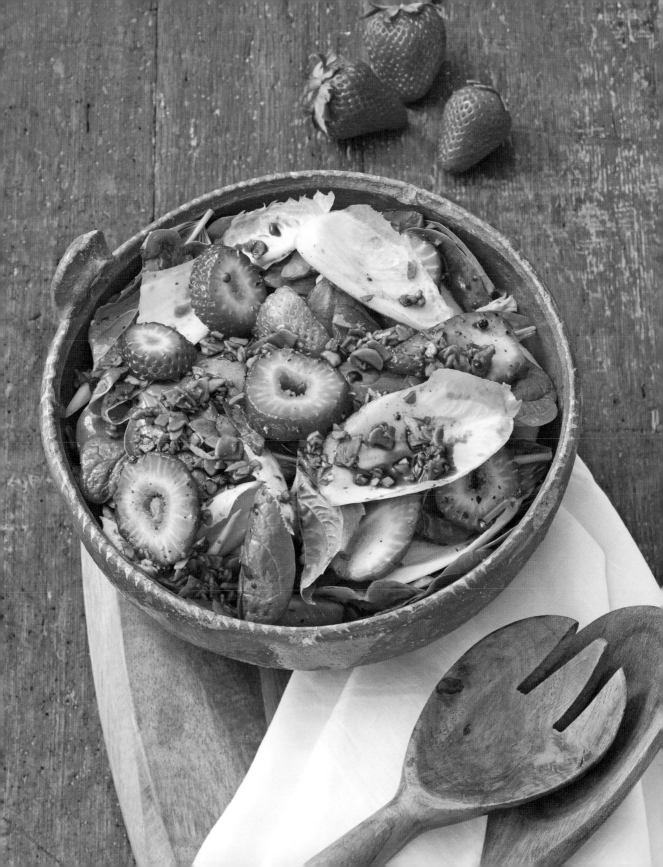

ENSALADA DE PAVO CON ACELGAS, PASAS RUBIAS Y ALCAPARRAS

RINDE: 4 PORCIONES
TIEMPO DE PREPARACIÓN: 5 MINUTOS
TIEMPO DE COCCIÓN: 5 MINUTOS

Si aún no conoces la acelga, permíteme presentártela. Esta verdura de hoja verde pertenece a la familia del betabel y su sabor es similar al de las hojas de espinaca. La acelga tiene numerosos beneficios para la salud, demasiados como para detallar aquí, pero uno de los principales es que una taza de esta deliciosa verdura verde te brinda más de la mitad de tu requerimiento diario de vitamina C, la cual estimula el sistema inmunitario y quema la grasa. Ahora que ya se conocen, ¡a cocinar con acelga!

POR PORCIÓN

158 calorías

5 g de grasa

16 g de proteína

14 g de carbohidratos

2.75 g de fibra

315 mg de sodio

INGREDIENTES

¼ de taza de pasas rubias picadas

2 cucharadas de agua

2 cucharadas de jugo de limón amarillo recién exprimido

2 cucharadas de alcaparras encurtidas picadas, más 1 cucharadita de salmuera

¼ de taza de almendras tostadas

Pimienta negra recién molida

⅓ de taza de cebolla morada rebanada

1 taza de tomates cherry

6 tazas de acelga picada finamente

1 cucharadita de aceite de oliva extravirgen

170 gramos de pechuga de pavo ahumada, sin piel y desmenuzada

PREPARACIÓN

1. Combinar las pasas con 2 cucharadas de agua en un recipiente apto para microondas. Cocinar en potencia alta hasta que hierva, entre 1½ y 2 minutos. Sacar del microondas y dejar reposar 2 minutos.

2. Poner el jugo de limón, las alcaparras y las almendras en un tazón pequeño y sazonar con pimienta negra. Agregar las pasas, el líquido de su cocción, la cebolla y los tomates, y mezclar bien.

3. En una ensaladera grande combinar la acelga, el aceite y el pavo y revolver bien. Añadir la mezcla de las pasas y alcaparras, y revolver. Servir en cuatro platos para ensalada.

TIP

Agrega 1 aguacate picado para obtener una fuente de grasa deliciosa y sana.

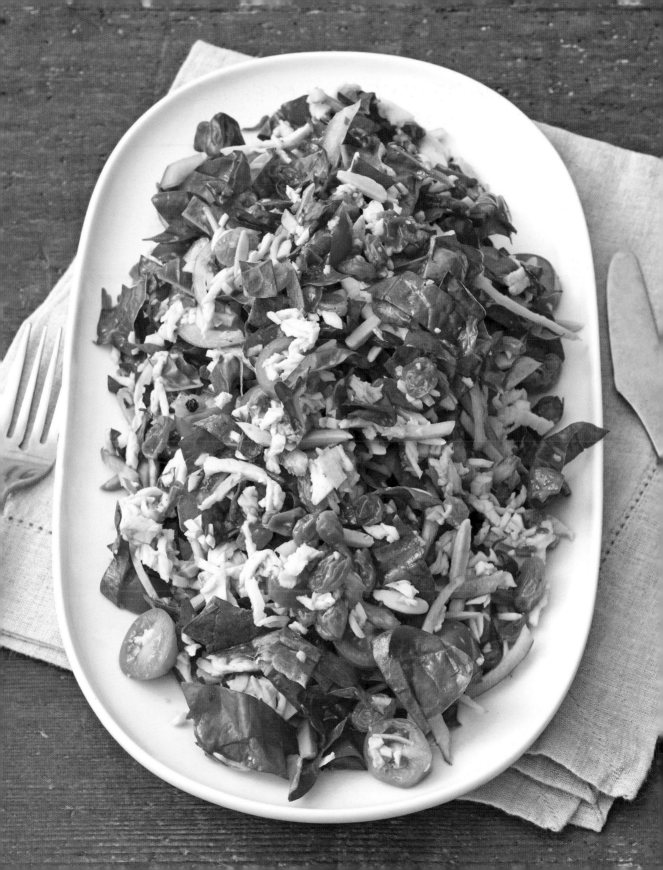

TAZÓN DE ENSALADA DE VERDURAS RALLADAS CON ADEREZO DE CHÍA

RINDE: 4 PORCIONES
TIEMPO DE PREPARACIÓN: 10 MINUTOS

Esta es una de las ensaladas con calorías negativas indispensables. Contiene manzana, brócoli, coliflor y col. El aderezo es de semillas de chía, las cuales aportan un ligero sabor a nuez. Estos diminutos dinamos de nutrición son ricos en fibra y proteína y brindan una serie de beneficios para la salud, además, te satisfacen rápido. Por donde quiera que se le vea, esta ensalada es una campeona de las calorías negativas.

POR PORCIÓN

83 calorías
1.5 g de grasa
2.5 g de proteína
17 g de carbohidratos
5 g de fibra
111 mg de sodio

INGREDIENTES

1 manzana rallada (⅓ de taza)
1 cucharada de semillas de chía
2 cucharadas de jugo de limón amarillo recién exprimido
1 cucharada de vinagre de manzana
2 cucharaditas de mostaza Dijon
Sal
Pimienta negra recién molida
½ cabeza de brócoli rallado (1 taza)
⅓ de cabeza de coliflor rallada (1 taza)
½ cabeza de col morada rallada (1 taza)
4 zanahorias peladas y ralladas (1 taza)

PREPARACIÓN

1. Colocar la manzana rallada en un tazón con las semillas de chía y dejar reposar 5 minutos. Agregar el jugo de limón, el vinagre y la mostaza, salpimentar. Apartar.

2. Mezclar los ingredientes restantes en una ensaladera grande. Añadir la chía y revolver bien. Probar y salpimentar si es necesario.

TIPS

1. Agrega 85 gramos de la proteína magra de tu preferencia para lograr una comida estupenda.

2. Agrega 1 cucharada de aminos de coco al aderezo para obtener un sabor más fuerte.

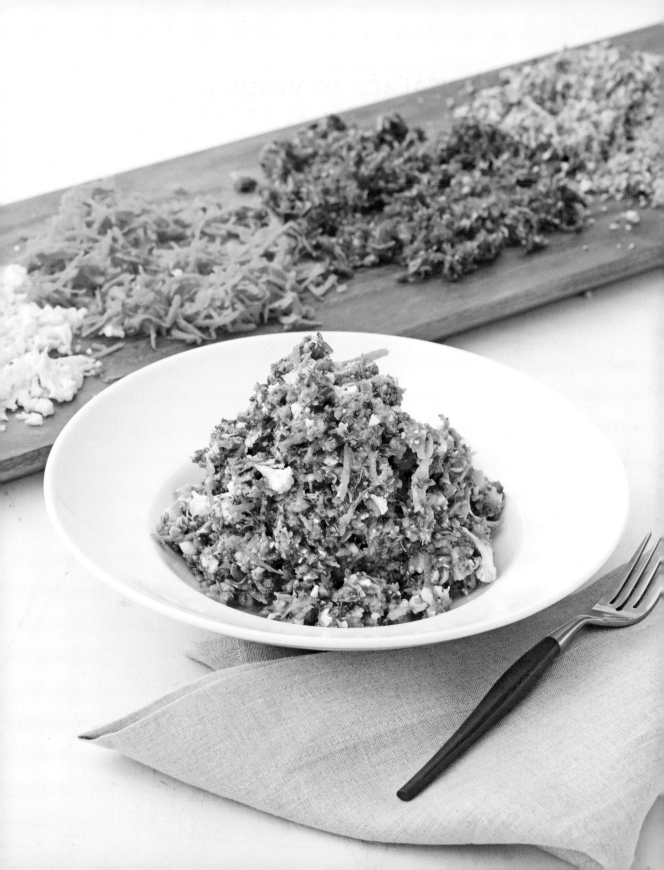

BOUILLON DE CHAMPIÑONES, PORO, TOFU Y WASABI

RINDE: 4 PORCIONES
TIEMPO DE PREPARACIÓN: 10 MINUTOS
TIEMPO DE COCCIÓN: 25 MINUTOS

Esta sopa de inspiración asiática es ligera y con mucho sabor, tiene el poder quemagrasa de los champiñones, y el wasabi, un condimento similar a la mostaza que es mucho más que el secuaz del sushi. El wasabi también puede combatir la caries y limpia los conductos nasales como nada. ¿Qué te parece su capacidad de hacer tantas cosas a la vez?

POR PORCIÓN

101 calorías
2 g de grasa
11 g de proteína
11.25 g de carbohidratos
2 g de fibra
500 mg de sodio

INGREDIENTES

2 cucharaditas de wasabi en polvo

2 cucharaditas de agua

Aceite de oliva en espray

1 taza de poro bien lavado, en rebanadas finas

8 tazas de champiñones mixtos rebanados (utiliza variedades silvestres si puedes)

5 tazas de caldo de pollo sin sal ni grasa

2 cucharadas de salsa de soya reducida en sodio y sin gluten

¼ de bloque de tofu, escurrido y cortado en trozos del tamaño de un bocado

¼ de taza de cebollín picado

PREPARACIÓN

1. En un tazón muy pequeño, mezclar el wasabi con el agua para formar una pasta gruesa. Voltear el tazón, dejar reposar, después formar 4 pelotitas iguales con la masa.

2. Engrasar una olla grande con un poco de espray para cocinar y poner a fuego medio-alto. Agregar los poros y cocinar hasta que se reblandezcan, unos 2 minutos. Añadir los champiñones y cocinar, revolviendo de vez en cuando, hasta que se reblandezcan, unos 2 minutos. Agregar el caldo de pollo y hervir a fuego lento. Apagar la flama, cubrir la olla y dejar reposar 15 minutos.

3. Agregar la salsa de soya a la sopa. Dividir el tofu en cuatro partes iguales y servirlo en cuatro tazones. Servir la sopa sobre el tofu y coronar con cebollín y wasabi.

TIPS

1. Esta sopa también es una base excelente para pescado rostizado.

2. Agrega una taza de espinaca a cada tazón después de servir la sopa, se reducirá rápido y se incorporará bien al platillo.

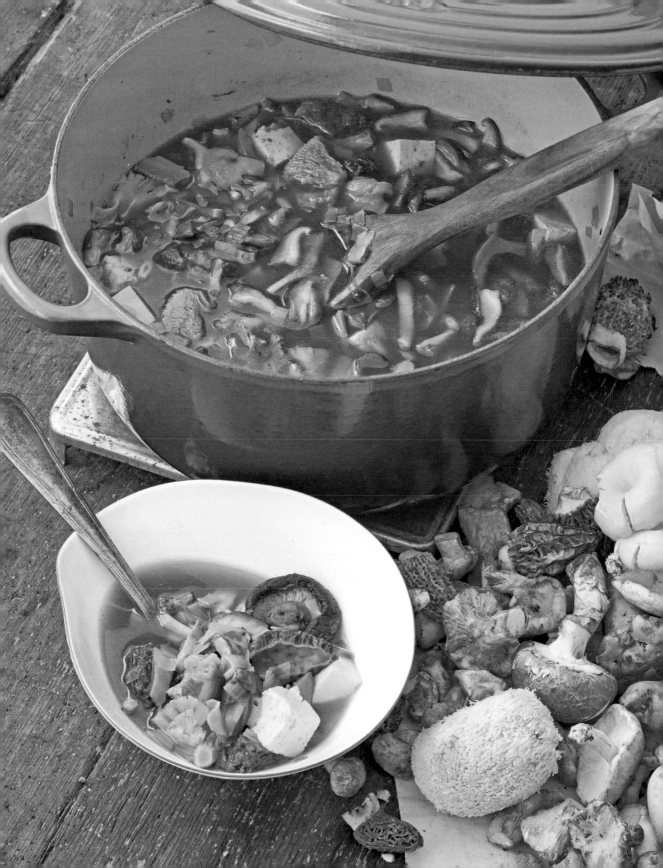

ENSALADA DE VERDURAS DE HOJA VERDE CON ADEREZO CREMOSO DE ALMENDRAS Y RÁBANO

RINDE: 4 PORCIONES
TIEMPO DE PREPARACIÓN: 5 MINUTOS
TIEMPO DE COCCIÓN: 10 MINUTOS

Cuando añades verduras de hoja verde a tu dieta no sólo te beneficias de las calorías negativas sino de dosis potentes de vitaminas A y C, además de calcio, hierro, fibra y nutrientes que le hacen frente a las enfermedades. Este aderezo cremoso con un ligero sabor a almendra marida a la perfección con la delicada lechuga francesa y los rábanos picantes y crujientes.

POR PORCIÓN

136 calorías
10 g de grasa
6 g de proteína
9 g de carbohidratos
4.25 g de fibra
20 mg de sodio

INGREDIENTES

⅓ de taza de almendras, ligeramente tostadas y picadas
1 taza de agua
3 cucharadas de vinagre de jerez
1 cucharada de aceite de oliva extravirgen
Sal
Pimienta negra recién molida
⅛ de extracto de almendra
6 cabezas de lechuga francesa, sin las hojas externas, partidas a la mitad
4 rábanos grandes, en rebanadas finas

PREPARACIÓN

1. Colocar el ¼ de taza de las almendras y la taza de agua en un tazón apto para microondas, tapar con papel encerado y cocinar a máxima potencia hasta que se reblandezcan, entre 5 y 7 minutos.

2. Transferir a la licuadora y licuar con el vinagre de jerez hasta obtener una pasta suave y cremosa (tal vez requiera más agua, según la evaporación durante la cocción en el microondas). Verter la mezcla en una ensaladera. Batir junto con el aceite de oliva y el extracto de almendras. Salpimentar. Dejar enfriar.

3. Colocar la lechuga en una ensaladera grande. Verter el aderezo y mezclar bien. Probar y salpimentar si hace falta. Disponer 4 mitades de la lechuga en cuatro platos para ensalada. Coronar cada una con los rábanos rebanados y la cucharada restante de almendras tostadas.

TIP

Esta ensalada marida muy bien con un filete magro asado.

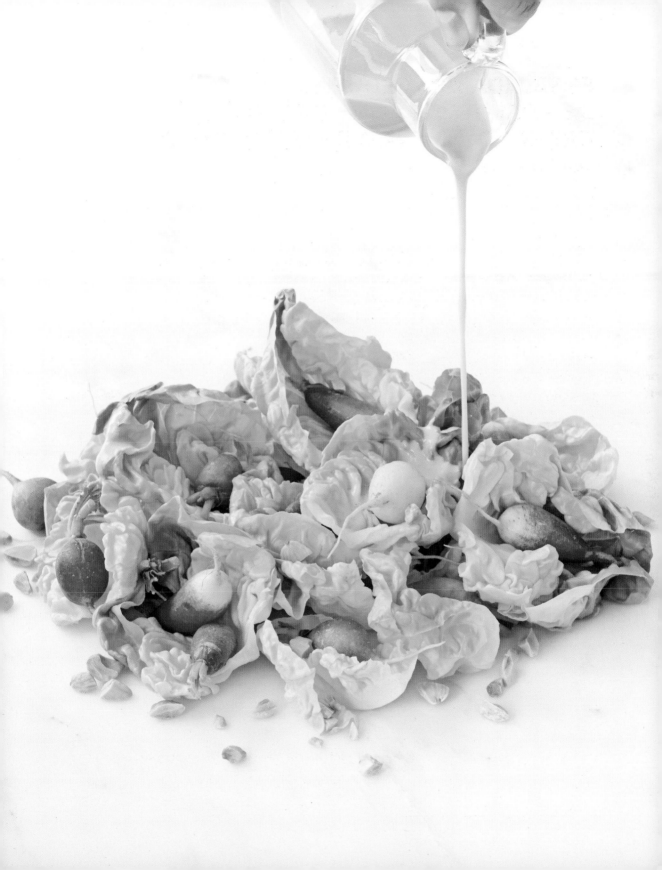

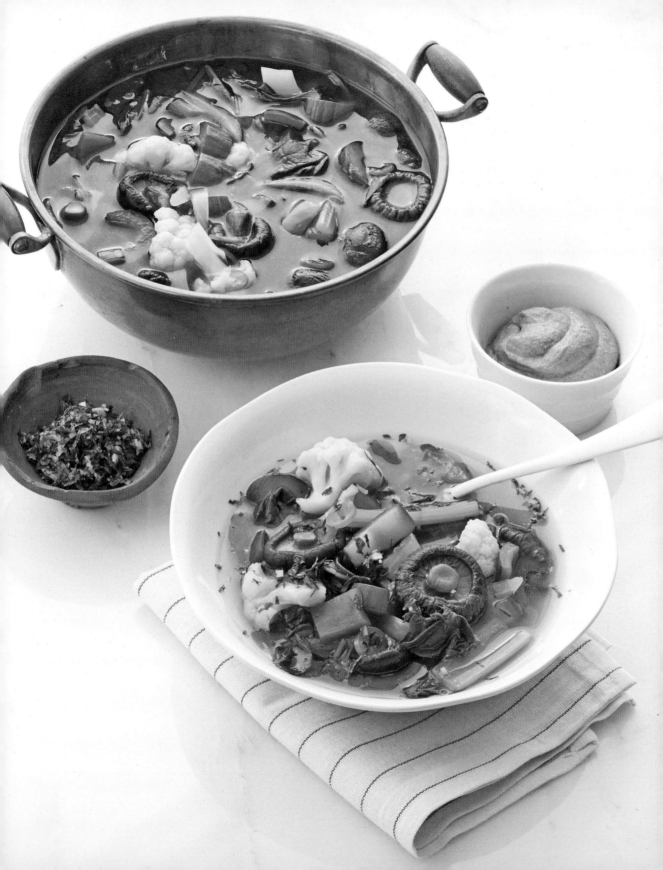

LENGUADO CON COSTRA DE ALMENDRAS, ESPINACA PICADA Y CALDO DE ALMEJAS

RINDE: 4 PORCIONES
TIEMPO DE PREPARACIÓN: 10 MINUTOS
TIEMPO DE COCCIÓN: 10 MINUTOS

Si alguna vez te has preguntado cómo lograr que un pescado tenga el sabor de un pescado bien frito, pero sin freírlo ni recurrir a los carbohidratos a modo de empanizado, te revelaré la magia de las almendras. Picadas o enteras, en cualquier platillo son el empanizado sin carbohidratos perfecto para pescado, pollo o cualquier proteína de tu elección. Cada vez utilizo más almendras para este fin y los resultados son maravillosos. Obtienes un delicioso crujiente, además de la potencia de las calorías negativas. ¡Todos ganan!

POR PORCIÓN

164 calorías
9.5 g de grasa
36 g de proteína
10.5 g de carbohidratos
5 g de fibra
250 mg de sodio

INGREDIENTES

340 gramos de espinaca lavada

1 cucharadita de aceite de oliva extravirgen

1½ cucharadas de ajo picado

24 almejas pequeñas, sin concha y con los jugos (sí, lo hacen en la pescadería, ¡iaghh!)

Sal

1 cucharadita de jugo de limón amarillo rallado fino

Chile de árbol martajado

½ taza de almendras fileteadas

4 filetes de lenguado de 115 gramos

1 clara de huevo, ligeramente batida

Aceite de oliva en espray

4 rebanadas de limón amarillo para servir

PREPARACIÓN

1. Precalentar el horno a 180° C.

2. Colocar la espinaca en una rejilla sobre una charola para hornear y cocinar hasta que se reduzca, pero no se seque, unos 3 minutos. Sacar del horno y dejar enfriar. Cuando se haya enfriado, escurrirla para quitarle el líquido restante. Picarla finamente y reservarla.

3. Engrasar una sartén antiadherente mediana y ponerla a fuego medio-alto. Añadir el ajo y dorarlo. Agregar las almejas y sus jugos y dejar hervir. Añadir la espinaca y seguir cocinando hasta que se reduzca aún más. Apagar la flama y sazonar con sal, la ralladura de limón y el chile. Apartar y mantener tibio.

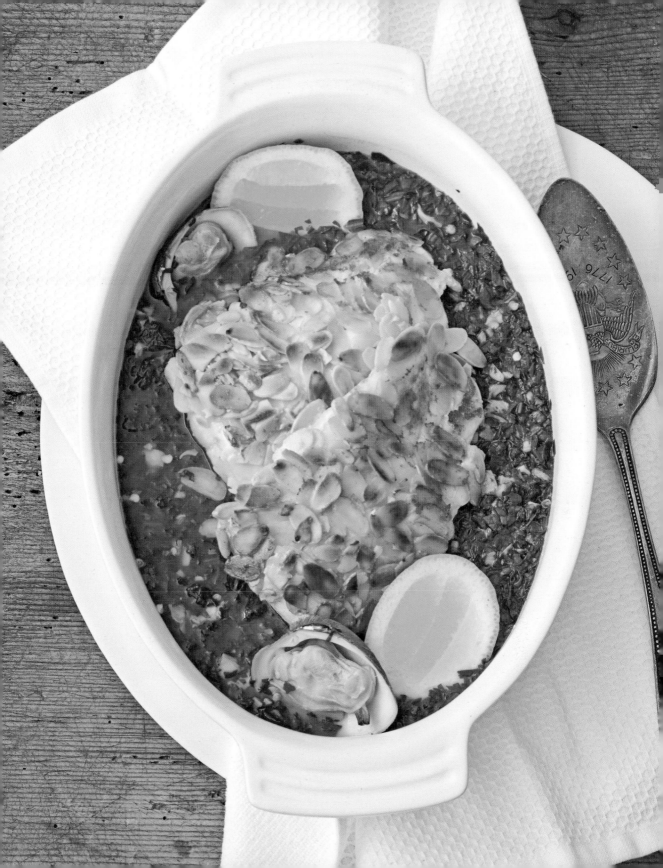

4. Colocar las almendras fileteadas en un platón. Sazonar los filetes de lenguado con sal, barnizar la parte superior con las claras de huevo y voltearlo para ponerlo directamente sobre las almendras, presionar para empanizar uniformemente. Repetir con los otros filetes.

5. Engrasar una sartén antiadherente apta para el horno con un poco de espray para cocinar y ponerla a fuego medio hasta que se caliente. Agregar los filetes, con el lado de las almendras hacia abajo; transferir al horno y cocinar hasta que las almendras se hayan tostado y el pescado esté bien cocido. Servir la mezcla de espinaca y almejas en cuatro tazones. Coronar con el pescado, con el lado de las almendras hacia arriba. Acompañar con rebanadas de limón.

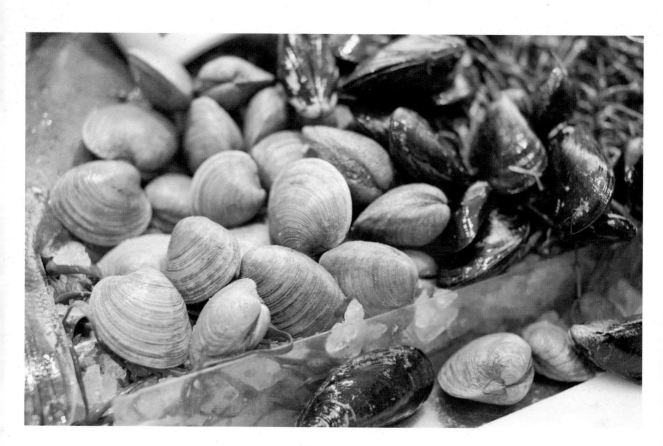

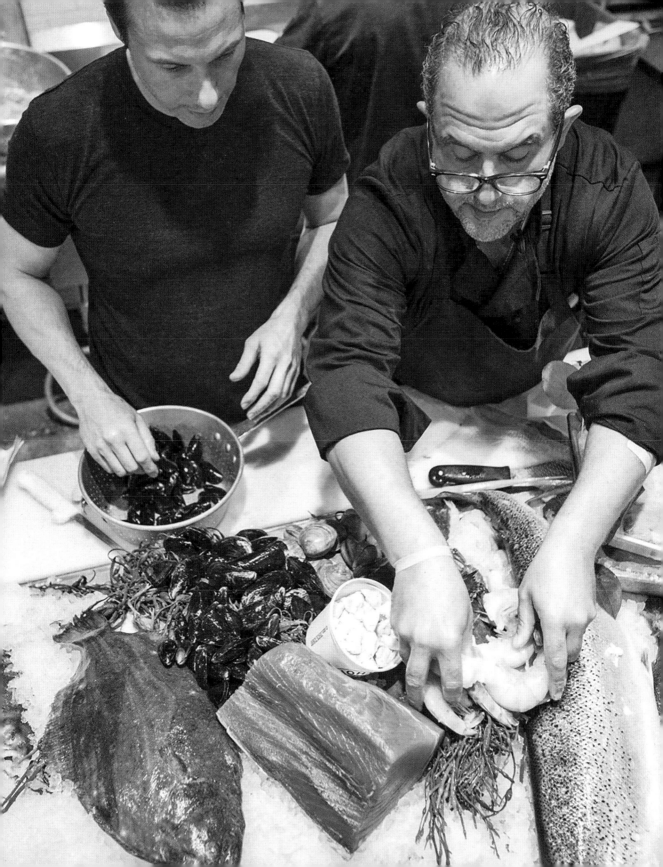

POLLO AL HORNO CON COL MORADA AGRIDULCE

RINDE: 4 PORCIONES
TIEMPO DE PREPARACIÓN: 10 MINUTOS
TIEMPO DE COCCIÓN: 15 MINUTOS

La col es un verdadero superalimento, contiene casi cuarenta fitoquímicos saludables que pueden brindar protección contra el cáncer, mejorar la visión y la función cerebral y promover la salud cardiovascular. En este platillo de inspiración alemana, las cebollas, manzanas y semillas de alcaravea transforman lo que de otro modo serían ingredientes humildes en una cena seductora. Remata con cebollín o salsa de rábano picante para potenciar el sabor.

POR PORCIÓN

230 calorías
7.5 g de grasa
29 g de proteína
26 g de carbohidratos
6 g de fibra
114 mg de sodio

INGREDIENTES

Aceite de oliva en espray

4 pechugas de pollo deshuesadas y sin piel de 115 gramos cada una

Sal

Pimienta negra molida

1 taza de cebolla en rebanadas finas

1 cucharadita de semillas de alcaravea picadas

2 manzanas grandes, ralladas con la parte más grande del rallador

8 tazas de col morada rallada

2 cucharadas de vinagre de manzana

2 paquetes de extracto de fruto del monje

PREPARACIÓN

1. Precalentar el horno a 180° C

2. Engrasar una sartén antiadherente y apta para el horno con un poco de espray para cocinar y ponerla a fuego medio-alto. Sazonar el pollo y ponerlo en la sartén caliente. Cocinar hasta dorarlo por ambos lados, unos 2 minutos por lado. Pasar el pollo a un platón.

3. Agregar las cebollas a la sartén y cocinar hasta que se reblandezcan, unos 2 minutos. Incorporar las semillas de alcaravea, las manzanas, la col y tapar la sartén. Meter en el horno y cocinar entre 6 y 8 minutos. Cuando las manzanas y la col estén tiernas, incorporar el vinagre y el extracto de fruto del monje. Salpimentar. Colocar las pechugas sobre la mezcla, tapar y seguir horneando hasta que el pollo esté bien cocido, unos 2 minutos.

4. Servir la col en cuatro platos y coronar con el pollo.

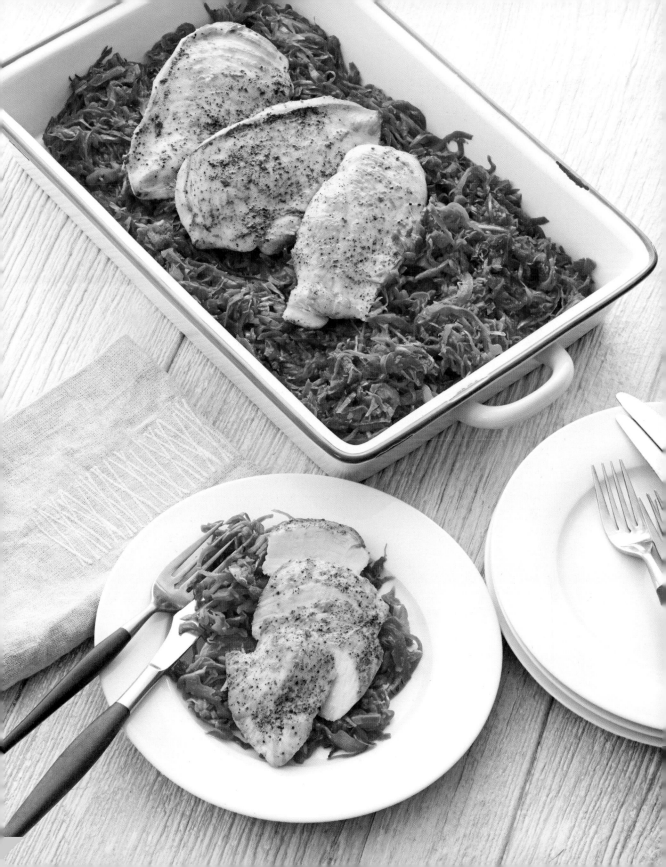

POT-AU-FEU DE VERDURAS

RINDE: 4 PORCIONES
TIEMPO DE PREPARACIÓN: 10 MINUTOS
TIEMPO DE COCCIÓN: 30 MINUTOS

Pot-au-feu es un estofado francés de carne. La traducción es "olla en el fuego": por tradición, en los hogares franceses el estofado se dejaba cocinar en el fogón todo el día. Mi versión vegetariana contiene nueve (sí, señor) verduras con calorías negativas, no sólo para estimular el metabolismo, también para abrigar el corazón y el estómago.

POR PORCIÓN

169 calorías
7 g de grasa
9 g de proteína
21.5 g de carbohidratos
7.5 g de fibra
187 mg de sodio

INGREDIENTES

4 tazas de caldo de verduras sin sal

1 taza de champiñones shiitake deshidratados, en trozos del tamaño de un bocado

½ taza de almendras tostadas

½ taza de agua

½ cucharadita de paprika ahumada

Sal

2 tazas de coliflor

2 tazas de pepinos picados y despepitados (en dados de 2.5 cm)

1 taza de cebolla en rebanadas finas

1 taza de pimientos morrones rebanados

½ taza de apio rebanado

4 tazas de espinaca lavada (o tu verdura de hoja verde favorita)

½ taza de perejil picado

1 cucharada de ralladura de limón amarillo

2 cucharadas de jalapeños rojos en rebanadas delgadas

PREPARACIÓN

1. Poner el caldo de verdura y los champiñones deshidratados en un refractario hermético, sellar y meter en el refrigerador durante toda la noche. Licuar las almendras con el agua y la paprika hasta obtener una mezcla suave. Sazonar con sal y transferir la mezcla a un refractario hermético. Refrigerar toda la noche.

2. Al día siguiente: mezclar la coliflor, los pepinos, las cebollas, los pimientos morrones y el apio en una olla grande con el caldo y los champiñones. Cocer a fuego lento hasta que las verduras

estén tiernas. Agregar la espinaca y sazonar con sal, tapar y retirar del fuego.

3. Mezclar el perejil y la ralladura de limón en un tazón pequeño. Sazonar con sal. Colocar junto con la mezcla de almendras y jalapeños rebanados.

4. Servir el caldo de verduras en cuatro tazones y acompañar con los complementos (los cuales también se pueden vaciar en el caldo).

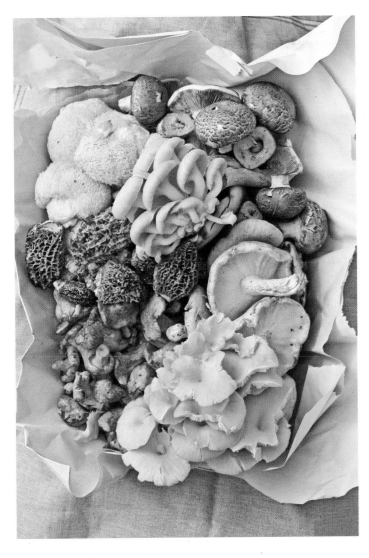

INGREDIENTES AL DESCUBIERTO
AMINOS DE COCO

Los aminos de coco son un condimento líquido que descubrí pensando en mis clientes alérgicos a la soya y al gluten. Se consiguen en tiendas de productos orgánicos y están hechos de la savia de coco, la cual es rica en minerales, vitaminas C y B y aminoácidos. Los aminos de coco tienen más aminoácidos que las salsas a base de soya.

Los utilizo para sustituir la salsa de soya y la inglesa y tú puedes hacer lo mismo. Brindan un sabor rico, fuerte y salado a los platillos, similar a la salsa de soya; son maravillosos para potenciar el sabor.

COL RELLENA DE CARNE MOLIDA CON *GOULASH* DE PIMIENTO Y TOMATE

RINDE: 4 PORCIONES
TIEMPO DE PREPARACIÓN: 10 MINUTOS
TIEMPO DE COCCIÓN: 10 MINUTOS

Este platillo tiene mucho poder quemagrasa gracias a la proteína termogénica y a la pimienta negra, además del pimiento morrón y los garbanzos, ricos en fibra. La col de Saboya complementa el poder de las verduras con calorías negativas: es una versión más ligera que la col y es más fácil de digerir. Este platillo es tan rico y sencillo de preparar que querrás repetirlo una y otra vez.

POR PORCIÓN

262 calorías
5 g de grasa
31.5 g de proteína
23 g de carbohidratos
7 g de fibra
210 mg de sodio

INGREDIENTES

1 cabeza de col de Saboya
Aceite de oliva en espray
450 gramos de molida de res 96% magra
Sal
Pimienta negra recién molida
1 taza de cebolla finamente picada
1 taza de pimiento morrón rojo picado
½ taza de garbanzos sin sal
1 taza de caldo de res sin sal
1½ tazas de tomate machacado
1 cucharada de paprika húngara

PREPARACIÓN

1. Precalentar el horno a 180° C.
2. Colocar la col en un platón apto para microondas y cocinarla en potencia alta hasta que las hojas se desprendan con facilidad, unos 2 minutos por capa. Eliminar el tallo. Reservar 8 hojas enteras y picar el resto de la col.
3. Engrasar una sartén antiadherente grande con un poco de espray y ponerla a fuego medio-alto. Salpimentar la carne y ponerla en la sartén, dorarla, unos 5 minutos. Reservar la carne en un platón. Colocar las cebollas, pimiento morrón y col picada en una sartén y cocinar hasta que se reblandezcan, entre 3 y 5 minutos. Añadir la carne, los garbanzos y sazonar de nuevo. Incorporar el caldo, los tomates y la paprika y hervir a fuego lento. Cocinar hasta que se espese y apagar la flama.

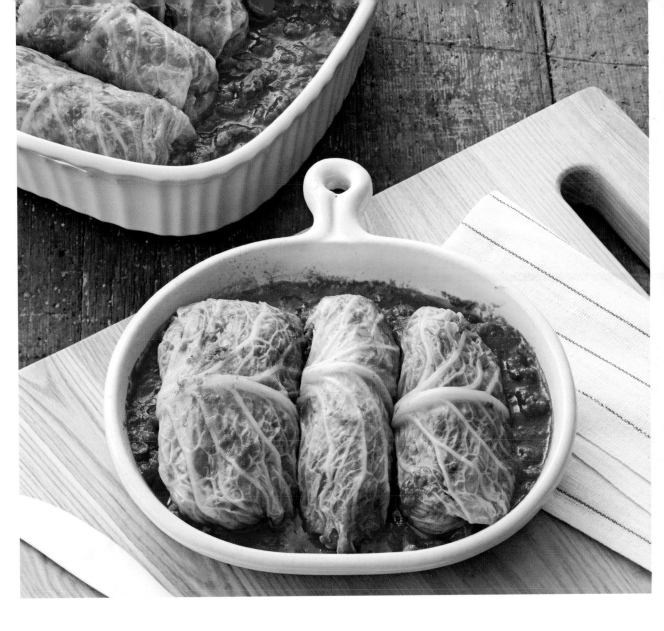

4. Colocar las hojas de col en una superficie limpia. Escurrir la carne en un colador y reservar el líquido. Transferir esta salsa a un platón para hornear. Rellenar cada hoja con la carne, doblar las hojas para formar un rollo. Colocar cada rollo con los dobleces hacia abajo en el platón para hornear. Meter en el horno y cocinar hasta que la col esté tierna y el relleno caliente, unos 10 minutos. Colocar 2 bolsas por plato y servir con la salsa.

POLLO CON MOSTAZA CHINA, QUINOA Y NARANJAS

RINDE: 4 PORCIONES
TIEMPO DE PREPARACIÓN: 10 MINUTOS
TIEMPO DE COCCIÓN: 25 MINUTOS

La mostaza china tiene elementos quemagrasa esenciales: calcio, fibra y vitaminas B que refuerzan el metabolismo. La combinación de semillas de mostaza, cítricos y salsa de soya crea un sabor delicioso. La proteína de la quinoa y el pollo te mantendrá satisfecho varias horas; esta comida formará parte de tu repertorio semanal.

POR PORCIÓN

241 calorías
2 g de grasa
18 g de proteína
23 g de carbohidratos
6.5 g de fibra
337 mg de sodio

INGREDIENTES

1 cucharada de semillas de mostaza

2 tazas de gajos de naranja (reservar media taza de jugo)

2 tazas de agua

¼ de taza de quinoa previamente remojada

Aceite de oliva en espray

4 pechugas de pollo de 115 gramos, deshuesadas y sin piel

Sal

Pimienta negra recién molida

8 tazas de mostaza china picada

2 cucharaditas de mostaza Dijon

1 cucharada de salsa de soya reducida en sodio y sin gluten

PREPARACIÓN

1. Colocar las semillas de mostaza y el jugo de naranja en un tazón pequeño y reservar.

2. Hervir agua en una sartén. Agregar la quinoa y cocinar a fuego lento unos 12 minutos. Reservar.

3. Engrasar una sartén antiadherente grande con un poco de espray a fuego medio-alto. Salpimentar el pollo y dorar, 2 minutos por lado. Colocarlo en un platón.

4. Añadir la mostaza china a la sartén y cocinar hasta que se reduzca, entre 3 y 4 minutos. Incorporar los gajos de naranja y la quinoa y cocinar hasta que se calienten. Sazonar con sal. Servir en cuatro platos. Aparte, agregar la mezcla de naranja y semillas de mostaza, mostaza Dijon y salsa de soya a la sartén y cocinar a fuego lento. Añadir el pollo y bañar con la salsa. Servir el pollo glaseado sobre los tazones de verdura.

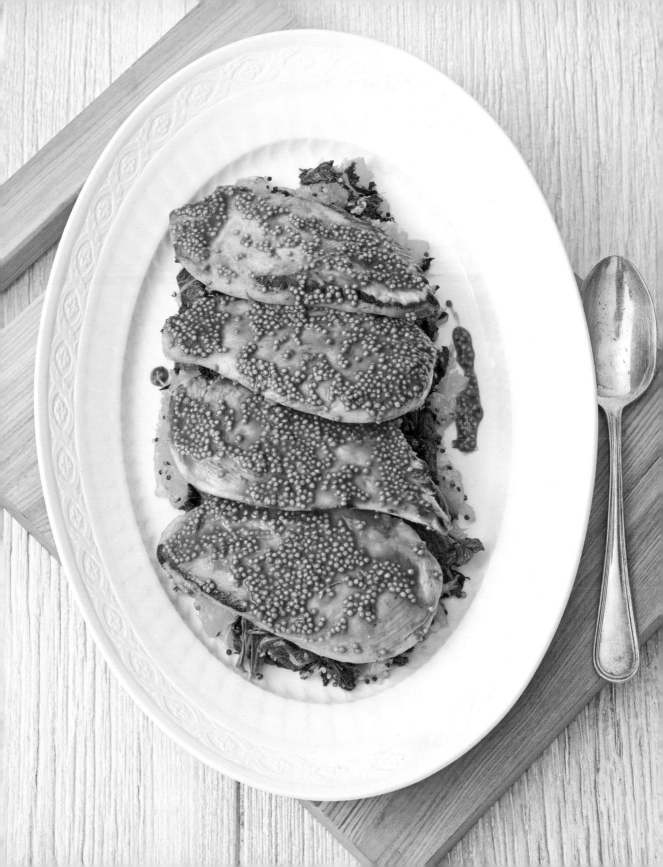

ROLLOS DE BERENJENA

RINDE: 4 PORCIONES
TIEMPO DE PREPARACIÓN: 10 MINUTOS
TIEMPO DE COCCIÓN: 30 MINUTOS

Soy italiano y como a muchas personas me encanta la comida italiana. Pero no me gusta el efecto dañino que implica toda esa pasta. Por suerte, un platillo italiano no necesita pasta para ser delicioso y esta receta es un ejemplo perfecto. Estos divertidos rollitos permiten que la berenjena, un alimento con calorías negativas, brille por sí misma.

POR PORCIÓN

227 calorías
12 g de grasa
9.25 g de proteína
24 g de carbohidratos
10.25 g de fibra
114 mg de sodio

INGREDIENTES

Aceite de oliva en espray

½ taza de cebolla picada

1 taza de pimiento morrón rojo picado

1 bolsa de 280 gramos de espinaca lavada

1 cucharada más 2 cucharaditas de ajo picado

Chile de árbol martajado

1 taza bien comprimida de albahaca fresca

3 tazas de tomate machacado

1 berenjena grande, cortada a lo largo en tiras de ½ cm

Sal

½ taza de almendras tostadas, remojadas toda la noche

30 gramos de queso parmesano rallado

PREPARACIÓN

1. Precalentar la parrilla y el horno a 180° C.

2. Engrasar una sartén antiadherente grande con espray y ponerla a fuego medio-alto. Agregar la cebolla y los pimientos a la sartén y cocinar hasta que se reblandezcan, entre 3 y 5 minutos.

3. Añadir la espinaca y cocinar hasta que se reduzca y el agua se haya evaporado. Pasar las verduras a un bol y reservar. Engrasar la sartén de nuevo y ponerla a fuego medio-alto. Incorporar el ajo y dorar. Espolvorear una pizca de chile de árbol y la mitad de las hojas de albahaca, saltear hasta que la albahaca se reduzca. Agregar los tomates y cocinar hasta que la salsa adquiera una consistencia densa, entre 3 y 5 minutos.

4. Rociar las rebanadas de berenjena con espray para cocinar y salar. Asarlas 1 minuto de cada lado, hasta dorarlas. Agregar ½

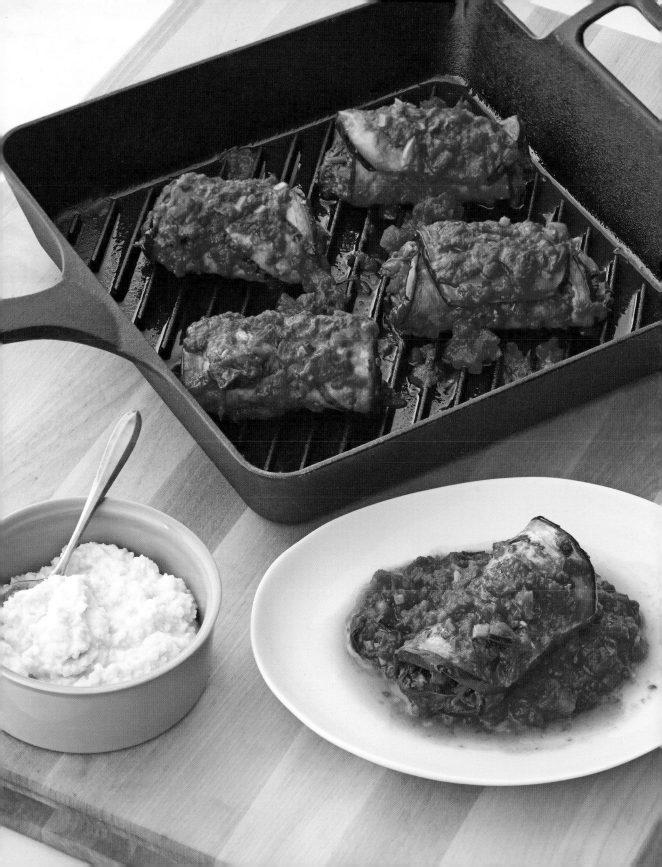

taza de la salsa al bol con las verduras, sazonar con sal y chile, revolver.

5. Colocar las rebanadas de berenjena en una superficie limpia. Rellenar cada rebanada con las verduras y una pizca de las hojas de albahaca restantes y enrollar. Poner los rollos sobre la salsa restante en la sartén y verter un poco de salsa sobre cada rollo. Meter la sartén en el horno y cocinar hasta que la berenjena esté tierna, unos 10 minutos.

6. Licuar las almendras con un poco del agua de remojo, la justa para que la licuadora arranque; licuar a la máxima potencia hasta que adquieran una consistencia densa y suave parecida al queso ricotta, como 1 minuto. Verter en un tazón pequeño, añadir el queso y sazonar con sal. Servir un poquito de salsa de la sartén en cada plato, poner un rollo encima y coronarlo con la mezcla de almendras.

TIPS

1. Agrega 1 cucharadita de jugo de limón amarillo recién exprimido a la mezcla de almendras para darle un toque más potente.

2. Omite el queso si quieres un platillo vegano.

LOMO DE RES CON KALE ESTOFADO Y ACEITUNAS NEGRAS

RINDE: 4 PORCIONES
TIEMPO DE PREPARACIÓN: 10 MINUTOS
TIEMPO DE COCCIÓN: 15 MINUTOS

He moderado mi consumo de carne de res, así que cuando compro carne roja soy muy exigente con la calidad y consciente del contenido de grasa. En estos días suelo optar por lomo, el cual es supermagro y tierno. Esta receta sustanciosa se prepara en tan sólo 20 minutos y te dará energía para todo el día.

POR PORCIÓN

248 calorías
12.5 g de grasa
20 g de proteína
14 g de carbohidratos
2.5 g de fibra
250 mg de sodio

INGREDIENTES

Aceite de oliva en espray

4 filetes de 85 gramos de lomo de res magro, desgrasado

Sal

Pimienta negra recién molida

6 ajos, en rebanadas finas

1 cebolla pequeña, en rebanadas finas

Chile de árbol martajado

5 tazas de kale rizado (unos 2 manojos), sin los tallos más gruesos y picados en trozos de 5 cm

1 taza de agua

¼ de taza de tomates triturados sin aceite ni sal

16 aceitunas en aceite, sin hueso

½ taza de alubias sin sal

15 gramos de queso pecorino rallado

PREPARACIÓN

1. Engrasar una sartén antiadherente grande con espray para cocinar y ponerla a fuego medio-alto. Secar la carne con una servilleta de cocina y salpimentarla por ambos lados. Colocar los filetes en la sartén y dorarlos de cada lado, unos 2 minutos. Pasar los filetes a una rejilla sobre un platón y reservar.

2. Agregar el ajo a la sartén y dorar a flama baja. Añadir las cebollas, el chile y el kale, y saltear, moviendo de vez en cuando, hasta que el kale se empiece a reducir, 1 minuto. Verter el agua y tapar. Cocinar unos 4 minutos, hasta que casi toda el agua se haya evaporado.

3. Quitar la tapa, agregar los tomates, las aceitunas y las alubias y cocinar hasta que el kale esté tierno, 1 minuto.

4. Incorporar los filetes a la sartén con todo el jugo que se acumuló en el platón, cocinar hasta el punto deseado (1 o 2 minutos si se quiere término medio o poco cocido).

5. Sacar la carne y colocar una pieza en cada plato. Espolvorear el queso en el kale, añadir sal, si es necesario. Servir a un lado de cada filete.

TIP

Antes de empezar a cocinar, saca la carne del refrigerador y déjala 10 minutos fuera a temperatura ambiente. Con esta técnica se cocinará más rápido y uniformemente.

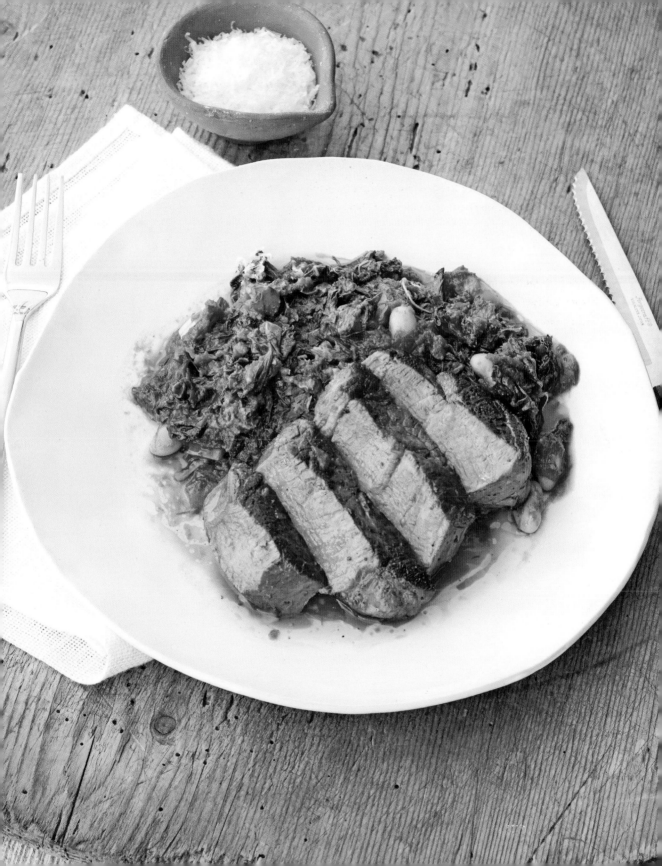

LENGUADO A LA PLANCHA CON SALSA CATALANA DE BERENJENA

RINDE: 4 PORCIONES
TIEMPO DE PREPARACIÓN: 10 MINUTOS
TIEMPO DE COCCIÓN: 15 MINUTOS

En España hay muchos platillos de pescados y mariscos a la plancha como éste que incorpora una salsa estilo catalana de berenjenas. Es el mejor ejemplo de una comida con calorías negativas riquísima.

Para obtener un toque auténtico, agrega un filete de anchoas a la sartén cuando el ajo se haya dorado.

POR PORCIÓN

243 calorías
7.25 g de grasa
26.25 g de proteína
19 g de carbohidratos
7.25 g de fibra
100 mg de sodio

INGREDIENTES

3 berenjenas japonesas grandes cortadas en rodajas de 1 cm de grosor (4 tazas en total)

Aceite de oliva en espray

Sal

1 cucharadita de aceite de oliva extravirgen

1 cucharada de ajo picado

¼ de taza de almendras tostadas y picadas

Una pizca de chile de árbol martajado

1 taza de pimientos morrones verdes finamente picados

1 taza de tomate machacado sin sal

¼ de taza de pasas rubias

1 pizca de canela

1 pizca de paprika ahumada

1 pizca de cilantro molido

4 filetes de 115 gramos de lenguado o rapante

Rebanadas de limón amarillo para decorar

PREPARACIÓN

1. Precalentar el horno a 200° C.

2. Disponer las rodajas de berenjena en una charola para hornear y rociarla con espray para cocinar. Sazonar con sal y hornear hasta que se doren y estén suaves, entre 5 y 7 minutos. Sacar del horno y reservar.

3. Engrasar una sartén antiadherente grande y ponerla a fuego medio-alto. Incorporar el ajo y dorar, unos 2 minutos. Agregar las almendras picadas, el chile y los morrones, cocinar hasta

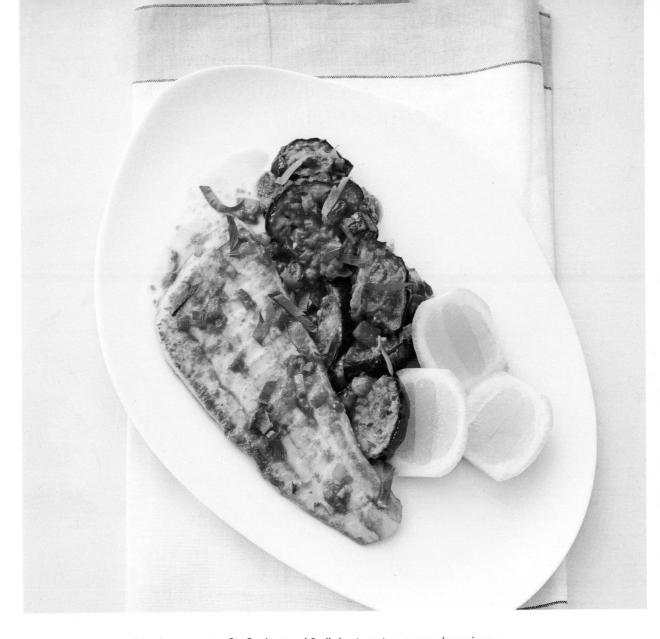

que se reblandezcan, entre 2 y 3 minutos. Añadir los tomates, pasas y berenjena y cocinar hasta que los ingredientes se peguen a la berenjena como salsa con pasta. Sazonar con la sal y las especias; apartar la salsa y mantenerla tibia.

4. Poner una sartén de hierro fundido a fuego alto. Rociar el pescado con aceite para cocinar y sazonar con sal. Colocar el pescado en la sartén caliente y sellar 1 minuto por ambos lados. Colocar cada filete en un plato. Servir salsa de berenjena y decorar con limón.

CAMARONES A LA PLANCHA CON PEPINOS, KALE Y COLIFLOR MARINADOS

RINDE: 4 PORCIONES
TIEMPO DE PREPARACIÓN: 10 MINUTOS
TIEMPO DE COCCIÓN: 10 MINUTOS

Esta receta utiliza una mezcla de especias de Medio Oriente, *baharat*, la cual imprime un sabor exótico y penetrante a cualquier plato. Una de las diversas especias en esta mezcla es la pimienta negra, conocida por fomentar un metabolismo saludable. Súmale tres verduras con calorías negativas —kale, coliflor y pepino— y el resultado es una comida única, deliciosa y quemagrasa.

POR PORCIÓN

194 calorías
6 g de grasa
25.5 g de proteína
9.45 g de carbohidratos
2.5 g de fibra
172 mg de sodio

INGREDIENTES

2 cucharadas de limón amarillo recién exprimido

6 bayas de alcaparra, ligeramente picadas

1 cucharada de aceite de oliva extravirgen

4 tazas de pepino en rebanadas finas

2 tazas de coliflor rallada (con la parte grande del rallador)

1½ tazas de kale finamente picado, sin los tallos gruesos

Sal

Mezcla *baharat* (se encuentra en las tiendas de productos gourmet o asiáticos)

Aceite de oliva en spray

450 gramos de camarones sin cáscara, desvenados y limpios

PREPARACIÓN

1. Combinar el jugo de limón, las bayas de alcaparra y el aceite de oliva en una ensaladera grande. Agregar las verduras y revolver bien. Sazonar con sal y *baharat*.

2. Precalentar una parrilla o una sartén a fuego medio-alto. Rociar los camarones con el espray para cocinar, sazonarlos con sal y *baharat*. Ponerlos en la parrilla y cocinarlos hasta que cada lado esté un poco quemado y bien cocido, unos 2 minutos por lado.

3. Añadir los camarones a la ensaladera y revolver bien. Servir la mezcla en cuatro platos.

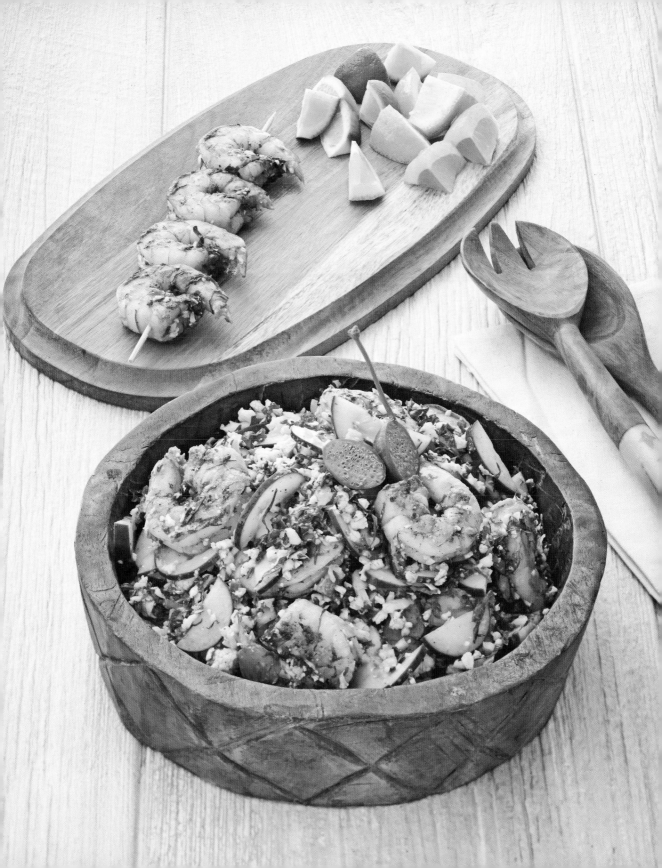

ALBÓNDIGAS CON *GRAVY* DE CHAMPIÑONES Y ESPINACA

RINDE: 4 PORCIONES
TIEMPO DE PREPARACIÓN: 10 MINUTOS
TIEMPO DE COCCIÓN: 20 MINUTOS

Como italiano, me criaron con albóndigas, y para ser honesto, no puedo vivir sin ellas. Y esas son noticias buenas para todos. Una de mis pasiones siempre ha sido convertir la cocina de mis raíces en algo que pueda incorporar a un estilo de vida saludable. ¡Esta receta demuestra que es posible!

POR PORCIÓN

226 calorías
6 g de grasa
29 g de proteína
15.5 g de carbohidratos
2 g de fibra
290 mg de sodio

INGREDIENTES

340 gramos de molida de res 96% magra

1 taza de arroz integral inflado finamente picado

4 tazas de caldo de res sin sal

Sal

Pimienta negra recién molida

Aceite de oliva en espray

4 tazas de champiñones rebanados

1 taza de cebolla en rebanadas finas

8 tazas de espinaca lavada

2 cucharadas de arrurruz disuelto en 2 cucharadas del caldo

30 gramos de queso parmesano rallado

PREPARACIÓN

1. Colocar la carne en un bol grande y hacerla a un lado. Agregar el arroz y 1½ tazas de caldo en el otro lado del bol. Salpimentar y dejar que el arroz absorba el caldo, un minuto. Con una batidora eléctrica mezclar la carne y el arroz hasta formar una pasta homogénea, un minuto. Salpimentar si hace falta. Formar 16 albóndigas iguales.

2. Engrasar una sartén antiadherente grande con un poco de aceite de oliva y poner a fuego medio-alto. Cuando la sartén esté caliente, agregar las albóndigas y dorar por un lado, un minuto. Voltearlas y dorar los lados opuestos, unos 30 segundos. Transferirlas a un platón.

3. Volver a engrasar la sartén y regresar al fuego. Agregar los champiñones y la cebolla y dorar, 3 o 4 minutos, hasta que

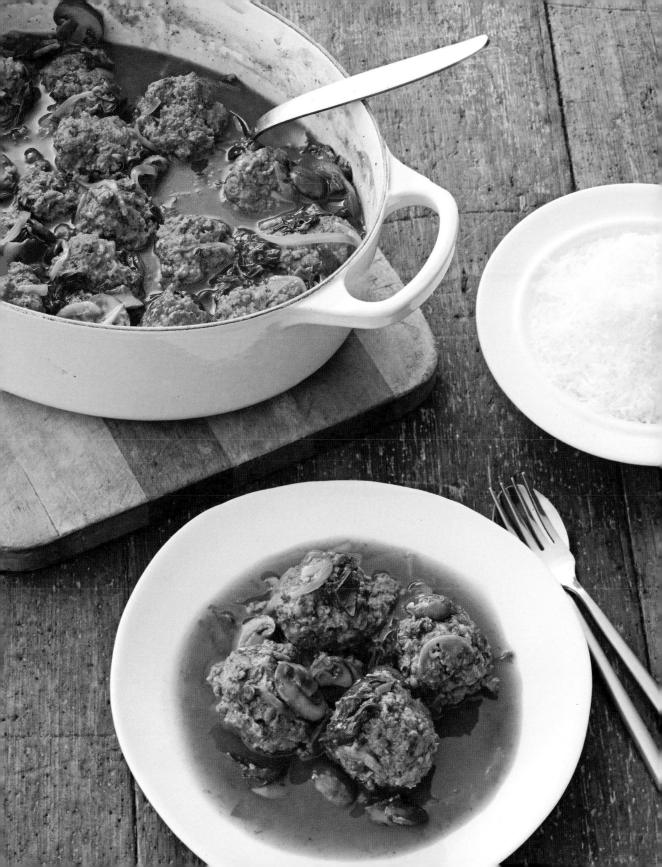

ARRURRUZ

El arrurruz es un polvo blanco fino que se puede emplear como agente espesante para hacer *gravy* y salsas. Me gusta porque no le brinda a las salsas una consistencia turbia ni opaca. También tiene un sabor neutro.

Es importante disolverlo en líquido frío antes de incorporarlo a líquido caliente. La mezcla se llama espesante.

Busca el arrurruz en la sección de especias del supermercado.

estén tiernos. Añadir la espinaca y cocinar hasta que se reduzca, 1 minuto, verter el caldo restante y el líquido de arrurruz y cocer a fuego lento hasta que esté bien cocido, entre 6 y 8 minutos. Servir las albóndigas y la mezcla de champiñones en cuatro tazones, espolvorear el queso.

TIP

Si quieres un toque dulce, añade arándanos deshidratados y sin azúcar; cada cucharada equivale a 20 calorías.

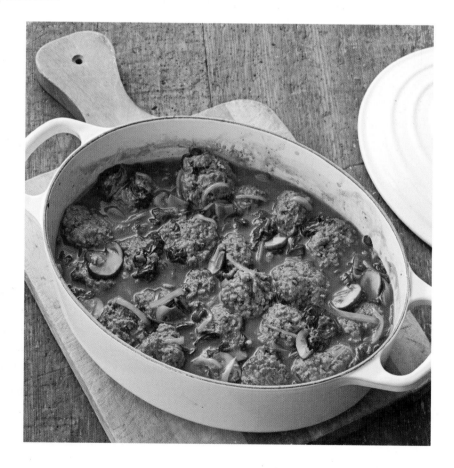

PAPPARDELLE DE POLLO CON PESTO DE INVIERNO

RINDE: 4 PORCIONES
TIEMPO DE PREPARACIÓN: 15 MINUTOS
TIEMPO DE COCCIÓN: 15 MINUTOS

La palabra italiana *pappardelle* proviene del verbo italiano *pappare*, devorar, que es exactamente lo que harás con este platillo. Al concebirlo, se me ocurrió: ¿por qué no hacer tallarines con la proteína? El pollo en rebanadas finas y pasado por la sartén sustituye de maravilla la pasta rústica estilo *pappardelle.* Esta receta incluye la nutritiva escarola y una pizca de especias de invierno, no sólo elude una sobrecarga de carbohidratos, también te brinda energía con un golpe de proteína.

POR PORCIÓN

176 calorías
3 g de grasa
28.5 g de proteína
8.25 g de carbohidratos
2.5 g de fibra
267 mg de sodio

INGREDIENTES

2 litros de agua
aceite de oliva en espray
6 dientes de ajo picados
Una pizca de canela
Una pizca de paprika
Chile de árbol martajado
1 taza de albahaca fresca
1 cebolla pequeña, en rebanadas finas
8 tazas de escarola finamente picada
4 tazas de caldo de pollo sin sal
Sal
340 gramos de pechuga de pollo deshuesada y sin piel, rebanada a lo largo en tiras de 3 mm de grosor
30 gramos de queso parmesano rallado

PREPARACIÓN

1. Poner a hervir los 2 litros de agua en una olla mediana; con esta agua escalfarás las tiras de pollo.

2. Engrasar una sartén mediana con un poco de aceite de oliva y poner a fuego medio-alto. Incorporar el ajo y dorarlo. Espolvorear la canela, la paprika, el chile de árbol, las hojas de albahaca y la cebolla. Cocinar hasta que la cebolla se reblandezca, unos 2 minutos. Agregar la escarola y cocinar hasta que se reduzca, otros 2 minutos. Añadir el caldo, hasta que rompa a hervir, tapar y cocinar hasta que todo esté tierno, unos 5 minutos.

En estos días abundan las variedades de sal, desde la sal de mesa común y corriente hasta la sal de mar y la sal kosher. Muchas personas están optando por sal de mar celta. Es de las sales menos procesadas y retiene 84 minerales provenientes del mar. Puedes comprarla en tiendas de productos gourmet u orgánicos. Es cara, pero a los entusiastas les encanta por su pureza.

3. Agregar una pizca de sal al agua que está hirviendo. Apagar la flama e incorporar el pollo, revolver para que las tiras no se peguen. Cocinar hasta que las tiras estén blancas; estarán medio cocidas. Con una cuchara con ranuras, transferir las tiras a un platón para que se enfríen.

4. Revisar la mezcla de la escarola, cocerla hasta que se haya evaporado buena parte del caldo y parezca una sopa o salsa espesa, después apagar la flama. Espolvorear la mitad del queso y ponerle sal al gusto. Añadir las tiras de pollo, revolverlas para que se impregnen bien con la mezcla y seguir cocinando hasta que las tiras se hayan cocido bien, unos 90 segundos. Servir la mezcla en partes iguales en cuatro platos, espolvorear con el queso restante.

TIP

1. Para darle un toque a nuez e incorporar una proteína con calorías negativas, agrega 1 cucharada de nueces de Castilla picadas a la sartén cuando el ajo esté tostado.

2. Colocar la pechuga de pollo en el congelador media hora antes de rebanarla. Será mucho más sencillo cortarla y tendrás tiras delgadas y uniformes.

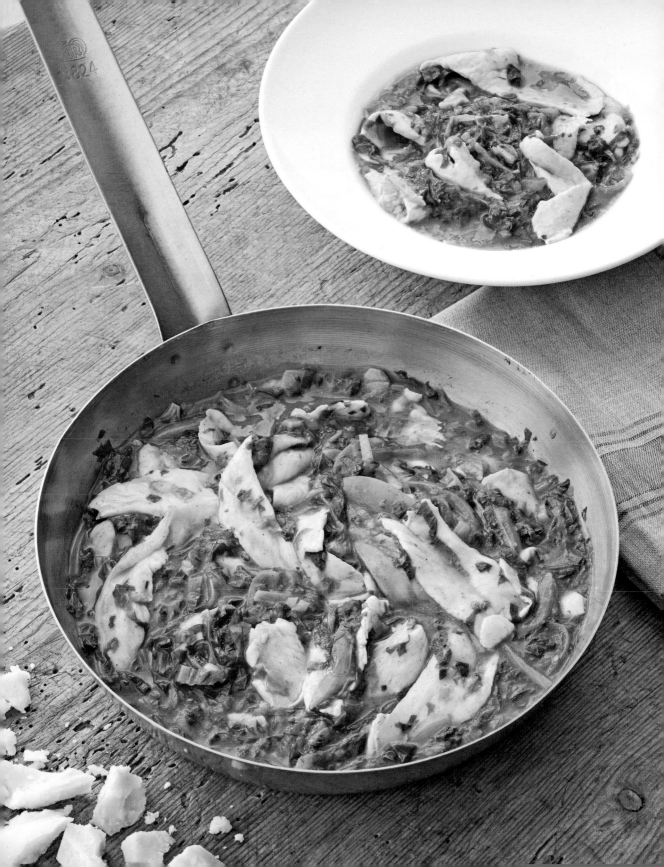

COLIFLOR ROSTIZADA CON CHILE VERDE, CURRY DE ALMENDRA Y LIMÓN

RINDE: 4 PORCIONES
TIEMPO DE PREPARACIÓN: 10 MINUTOS
TIEMPO DE COCCIÓN: 10 MINUTOS

Los tiempos de comer aburrida coliflor al vapor han quedado atrás. Esta es una versión de coliflor rostizada que te encantará, el rostizado resalta la dulzura delicada de las verduras. La coliflor tiene vitamina C, fibra y antioxidantes en abundancia. Los chiles le dan un toque de picor y no sólo es cuestión de sabor, también aceleran el metabolismo.

Puedes personalizar tu curry como quieras. Añade un poco de jengibre, salsa de pescado o incluso néctar de coco sin procesar si lo quieres un poco dulce.

POR PORCIÓN

164 calorías
7 g de grasa
9.25 g de proteína
22.5 g de carbohidratos
10 g de fibra
90 mg de sodio

INGREDIENTES

2 cabezas de coliflor, sin el centro, cortadas en trozos grandes (de unos 5 centímetros de largo)
Aceite de oliva en espray
Sal
2 chiles verdes (güeros o poblanos) en rodajas de 2.5 cm
⅓ de taza de almendras, tostadas y remojadas en agua toda la noche
1¼ de taza de leche de almendras sin azúcar o casera (página 91)
2 paquetes de extracto de fruto del monje
1 cucharada de pasta de curry verde
1 taza de hojas de cilantro fresco
1 cucharada de jugo de limón recién exprimido
4 rebanadas de limón para decorar

PREPARACIÓN

1- Precalentar el horno a 180° C.

2. Colocar la coliflor en una ensaladera. Rociar con espray para cocinar y agregar sal. Colocar cada cabeza con el tallo hacia abajo en una charola para hornear cubierta con papel encerado. Distribuir los chiles cerca de los bordes y rostizar en el horno hasta que la coliflor se haya tostado y esté tierna, entre 10 y 15 minutos.

3. Licuar las almendras, la leche de almendras, el extracto de fruto del monje y el curry 1 minuto hasta obtener una pasta suave. Colarla en una coladera fina y regresar la pasta colada a la licuadora, licuarla con la mitad

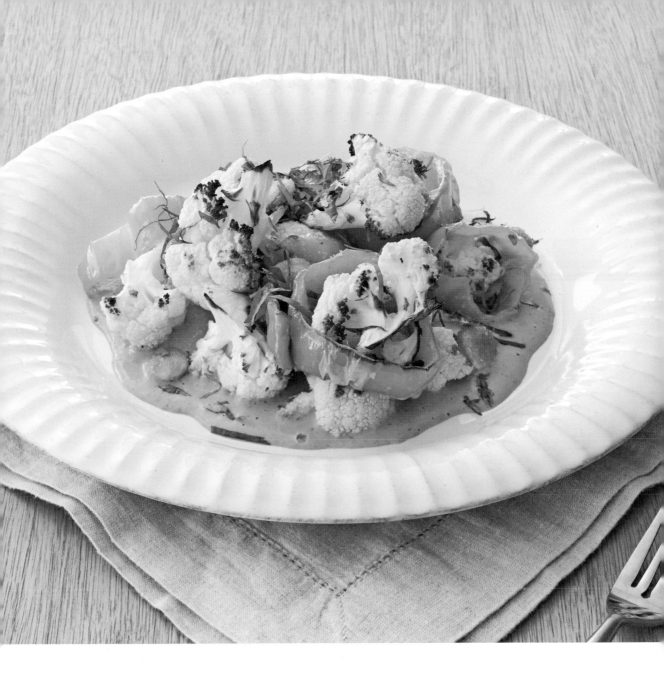

del cilantro. Sazonar con sal y jugo de limón. Servir esta salsa en cuatro platos.

4. Distribuir la coliflor y los chiles entre los platos. Coronar con cilantro y acompañar con las rebanadas de limón.

SALTEADO DE SHIITAKE Y BOK CHOY

RINDE: 4 PORCIONES
TIEMPO DE PREPARACIÓN: 10 MINUTOS
TIEMPO DE COCCIÓN: 15 MINUTOS

He aquí un salteado brutal y sin arroz abundante en calorías negativas. Sé lo que estás pensando: "¿En serio? ¿Sin arroz?" Sí, leíste bien. Los germinados de soya sustituyen al arroz y hacen tan buen trabajo que ni siquiera lo extrañarás. Sin embargo, la atracción principal es el bok choy, hermoso y verde, una verdura crucífera con muchos nutrientes y sabor.

POR PORCIÓN

97 calorías
1.5 g de grasa
6.5 g de proteína
17.5 g de carbohidratos
6.25 g de fibra
307 mg de sodio

INGREDIENTES

2 cucharadas más 2 cucharaditas de aminos de coco

1 cucharada de semillas de chía remojadas en 2 cucharadas de agua

Aceite de oliva en espray

2 tazas de germinado de soya cortado en trozos del tamaño de un grano de arroz

6 tazas de bok choy cortado en piezas del tamaño de un bocado

1 taza de pimientos morrones rojos en rebanadas finas

20 hongos shiitake, sin tallos, en rebanadas finas

2 cucharaditas de ajo picado

2 cucharaditas de jengibre fresco, pelado y picado

Sal

Chile de árbol martajado

¼ de taza de cebollín picado

PREPARACIÓN

1. En una ensaladera grande, combinar los aminos de coco y las semillas de chía. Apartar. Engrasar una sartén antiadherente grande con espray y poner a fuego medio-alto. Añadir los germinados y cocinar un minuto sin dejar de revolver. Servir los germinados en cuatro tazones.

2. Volver a engrasar la sartén. Añadir el bok choy y los pimientos, cocinar hasta que estén tiernos. Agregar los hongos y cocinar hasta que estén tiernos. Incorporar el ajo y el jengibre y dejar que desprendan sus aromas, unos 20 segundos. Revolver todo y agregar a la ensaladera con la salsa de semillas de chía.

3. Cubrir bien las verduras con la salsa. Sazonar con sal y chile. Servir las verduras sobre el "arroz" de germinados y coronar con el cebollín picado.

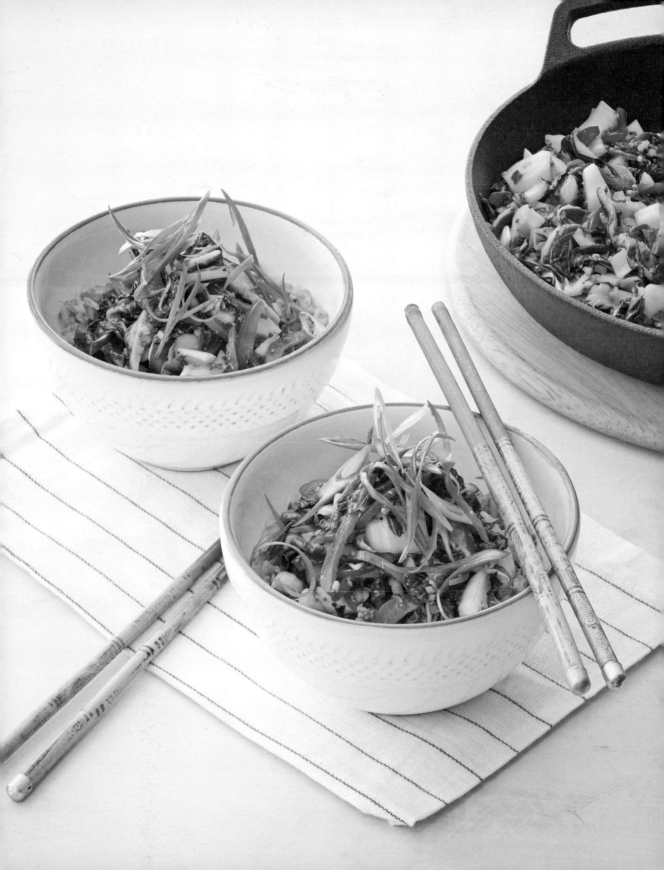

ESTOFADO DE CAMARONES CON COL Y CHILE

RINDE: 4 PORCIONES
TIEMPO DE PREPARACIÓN: 10 MINUTOS
TIEMPO DE COCCIÓN: 20 MINUTOS

Los camarones son una proteína magra que es aún más deliciosa cuando es un tanto picante (por lo menos para quienes nos gusta la comida picante). Esta receta incluye ese picor tan bueno para estimular el metabolismo. Los camarones se mezclan con col china, un poco más dulce que la col normal, y el resultado dulce y picante tiene el equilibrio perfecto.

POR PORCIÓN

184 calorías
2.5 g de grasa
26 g de proteína
15.3 g de carbohidratos
4 g de fibra
172 mg de sodio

INGREDIENTES

1 tomate grande
½ taza de gajos de naranja
Aceite de oliva en espray
1 cucharada de ajo picado
1 cucharada de jengibre fresco, pelado y picado
½ taza de cebolla picada
2 tazas de pimientos morrones rojos picados
8 tazas de col china picada
1 taza de agua
450 gramos de camarones sin cáscara, desvenados y limpios
Sal
Chile de árbol martajado
1 taza de cilantro fresco para decorar
4 rebanadas de limón para decorar
Salsa de chile y ajo para decorar
Salsa de soya reducida en sodio y sin gluten

PREPARACIÓN

1. Licuar los gajos y el tomate hasta obtener una pasta suave.

2. Engrasar una olla grande con un poco de aceite. Ponerla a fuego medio-alto y añadir el ajo, el jengibre y la cebolla, cocinar hasta que suelten sus aromas, 1 minuto. Añadir los pimientos morrones y la col y cocinar hasta que se reblandezcan, entre 3 y 5 minutos.

3. Transferir el puré a la olla. Agregar el agua y hervir. Añadir los camarones y cocer a fuego lento hasta que estén bien cocidos. Sazonar con un poco de sal y chile.

4. Servir el estofado en cuatro tazones. Acompañar con el cilantro, las rebanadas de limón y los condimentos.

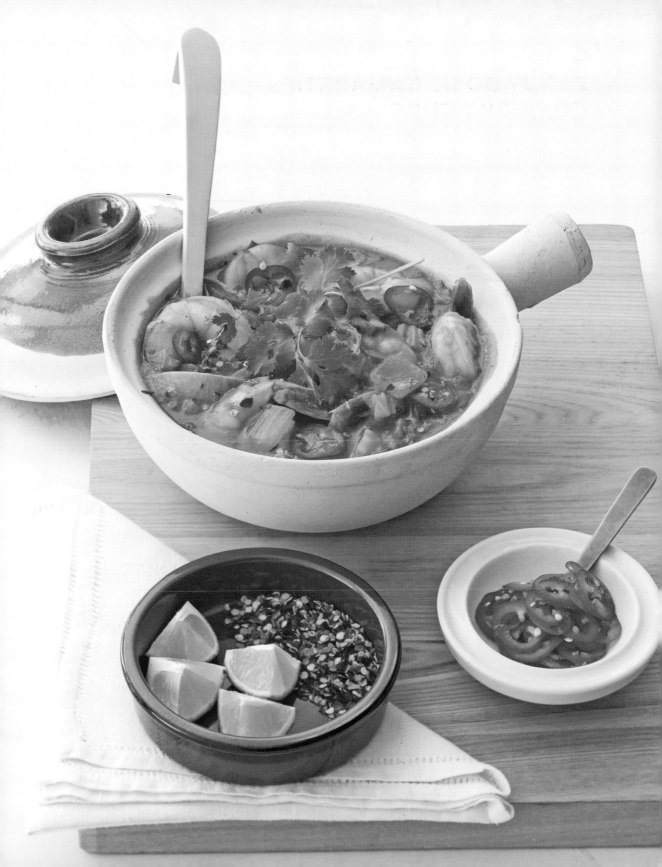

CAMARONES CON MOSTAZA CHINA, CHAMPIÑONES Y MISO

RINDE: 4 PORCIONES
TIEMPO DE PREPARACIÓN: 10 MINUTOS
TIEMPO DE COCCIÓN: 10 MINUTOS

He complementado este platillo de camarones con dos alimentos con calorías negativas: champiñones y mostaza china. Los champiñones le dan una textura carnosa y la mostaza un sabor robusto. La mostaza china es una de la verduras verdes "amargas". Durante generaciones, los cocineros mediterráneos le han quitado el amargor a estas verduras sazonándolas con un poco de sal y aceite de oliva. En este platillo, el ajo, la pasta miso y otros sazonadores eliminan cualquier toque de amargor.

Si quieres mayor consistencia y un efecto como de tallarines, agrega 2 tazas de germinado de soya.

POR PORCIÓN

202 calorías
3 g de grasa
32 g de proteína
14.45 g de carbohidratos
5 g de fibra
400 mg de sodio

INGREDIENTES

4 tazas de champiñones

2 tazas de caldo de pollo sin sal

Aceite de oliva en espray

1 cucharada de ajo picado

8 tazas de mostaza china, sin los tallos más gruesos

2 cucharadas de pasta miso

½ kilo de camarones sin cáscara, desvenados y limpios

Condimento de caldo de cangrejo

Chile de árbol martajado

¼ de taza de cebollín picado

4 rebanadas de limón amarillo para decorar

PREPARACIÓN

1. Licuar la mitad de los champiñones y todo el caldo hasta obtener un puré grumoso.

2. Engrasar una olla grande con un poco de espray. Ponerla a fuego medio-alto, añadir el ajo y saltearlo hasta tostarlo, unos 2 minutos. Agregar la mostaza china y cocinar hasta que se reblandezca, unos 5 minutos. Añadir el puré de champiñones, los champiñones restantes y la pasta miso a la olla, y hervir a fuego lento. Seguir cocinando hasta que la mezcla adquiera el espesor propio de un estofado y la mostaza china esté tierna, unos 5 minutos.

3. Incorporar los camarones a la mezcla y cocinar otros 2 minutos. Sazonar con el condimento de caldo de cangrejo y el chile. Servir en cuatro tazones y coronar con el cebollín. Acompañar con las rebanadas de limón.

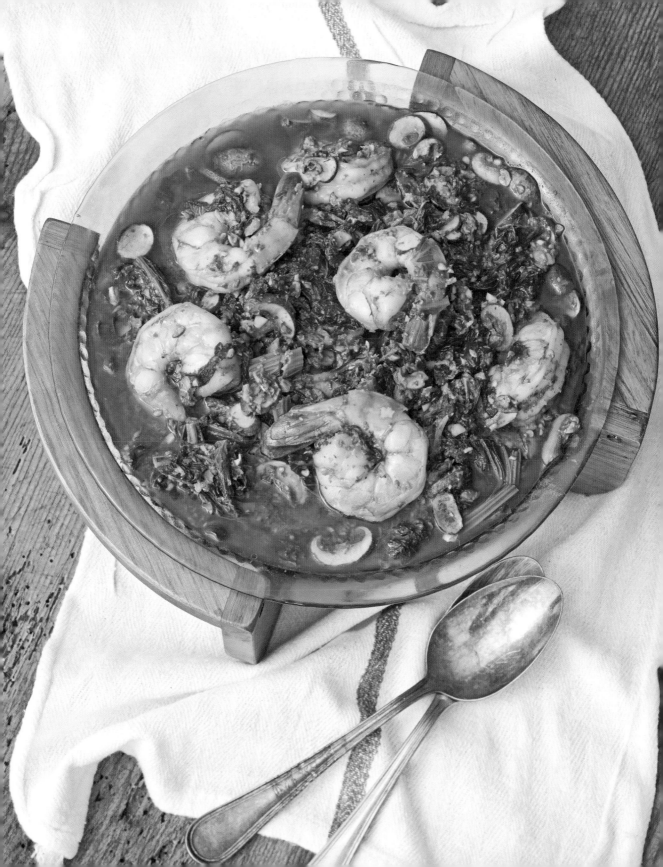

FILETE REBANADO CON PIMIENTA, ACELGA Y CHAMPIÑONES

RINDE: 4 PORCIONES
TIEMPO DE PREPARACIÓN: 10 MINUTOS
TIEMPO DE COCCIÓN: 20 MINUTOS

He comido tantos filetes en el transcurso de los años que reconozco uno de buena calidad cuando lo pruebo. Una de mis formas favoritas de prepararlo es a la pimienta, o como le llaman en Francia, *steak au poivre*. Es irónico, pero no utilizo la pimienta negra que se espera en esta receta sino pimiento cherry encurtido para darle un toque más picante que el de la pimienta. Esta receta tiene cantidades moderadas de grasa y carbohidratos, pero le sobra sabor.

POR PORCIÓN

250 calorías
8 g de grasa
34.25 g de proteína
23 g de carbohidratos
2 g de fibra
224 mg de sodio

INGREDIENTES

Aceite de oliva en espray
1 filete de falda de res de 450 gramos, desgrasado
Sal
Chile de árbol martajado
2 cucharaditas de jengibre fresco, sin piel y picado
¾ de taza de cebolla finamente picada
1 taza de pimiento morrón rojo finamente picado
¼ de taza de puré de tomate sin sal
1 pimiento cherry en salmuera, finamente picado
2 tazas de champiñones rebanados
4 tazas de acelga picada

PREPARACIÓN

1. Precalentar el horno a 180° C.
2. Engrasar una sartén antiadherente y apta para el horno con un poco de aceite. Ponerla a fuego medio-alto. Sazonar la falda con sal y chile, y poner en la sartén. Dorar de un lado. Voltearla y agregar el jengibre, las cebollas y los morrones a la sartén. Meter la sartén en el horno y cocer el filete hasta el punto deseado, entre 5 y 7 minutos para término medio. Sacar del horno y dejar reposar en una rejilla sobre una charola para hornear forrada con papel aluminio. Incorporar el puré de tomate y el pimiento cherry a la sartén y reservar.
3. Engrasar otra sartén. Ponerla a fuego medio-alto, agregar los champiñones y dorar ligeramente, unos 2 minutos. Añadir la

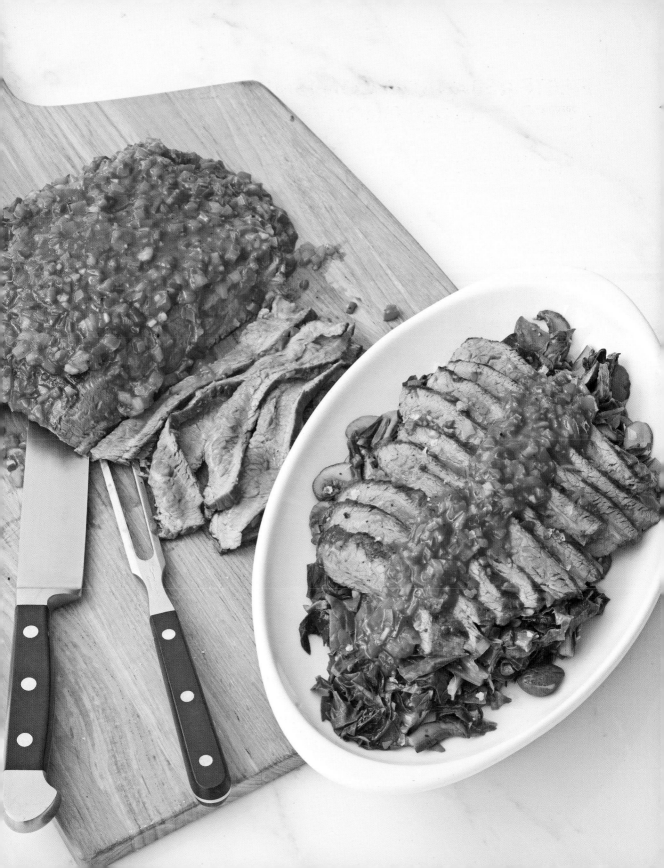

acelga y cocinar hasta que se reblandezca, entre 6 y 8 minutos. Sazonar con sal y servir la mezcla de verduras en cuatro platos.

4. Hervir a fuego lento la mezcla de pimiento cherry y cocinar hasta que adquiera la consistencia de una salsa densa. Agregar el filete a la sartén junto con los jugos que se hayan acumulado en el papel aluminio y bañar con la salsa. Transferir el filete a una tabla para cortar y cortar en rebanadas delgadas. Servir las rebanadas de carne en los cuatro platos y terminar con la salmuera restante.

TIP

1. Antes de cocinar el filete, déjalo a temperatura ambiente.

2. Esta receta también puede prepararse con pescado magro como bacalao, lenguado o halibut.

3. Agrega un filete de anchoa picado a la salmuera del pimiento para darle un toque salino.

PASTA DE PESTO DE ESPINACA CON TOMATE

RINDE: 4 PORCIONES
TIEMPO DE PREPARACIÓN: 10 MINUTOS
TIEMPO DE COCCIÓN: 15 MINUTOS

Con esta receta harás tu propia pasta sin siquiera necesitar una máquina para ello. ¡Es más, ni siquiera vas a necesitar harina! La pasta que harás prácticamente no tiene carbohidratos y no tiene gluten, pero sí mucha proteína. Y para rematar, tomate y pesto.

POR PORCIÓN

135 calorías

6 g de grasa

12 g de proteína

11.6 g de carbohidratos

4.75 g de fibra

238 mg de sodio

INGREDIENTES

Aceite de oliva en espray

1 cucharada más 2 cucharaditas de ajo picado

1 taza rebosante de hojas de albahaca fresca

Chile de árbol martajado

1 bolsa de 570 gramos de espinaca lavada

¼ de taza de polvo de clara de huevo

1 cucharada de aceite de oliva extravirgen

3 tazas de tomate cherry en mitades

30 gramos de queso parmesano rallado

Sal

PREPARACIÓN

1. Precalentar el horno a 180° C.

2. Engrasar una sartén grande con un poco de aceite en espray. Ponerla a fuego medio-alto, añadir las 2 cucharaditas de ajo y tostarlo. Añadir la mitad de las hojas de albahaca, una pizca de chile y la espinaca. Cocinar hasta que la espinaca se reduzca y se haya evaporado toda el agua.

3. Colocar la mezcla de la espinaca en una ensaladera y ésta sobre agua helada para que se enfríe rápido. Cuando esté fría, escurrir el agua restante y licuar la espinaca y el polvo de claras de huevo hasta obtener una mezcla suave.

4. Forrar una charola para hornear con papel encerado o un tapete de silicón para hornear. Distribuir en la charola la mezcla de espinaca en una capa delgada y hornear hasta que se cueza, unos 5 minutos. Dejar enfriar un poco. Retirar de la charola

y con delicadeza desprender el papel de la capa de espinaca, ahora sólida. Repetir con la mezcla restante. Con cuidado enrollar la mezcla y cortar en tiras delgadas que emulen la pasta (véanse las páginas 194-195).

5. Engrasar una sartén antiadherente. Agregar el ajo restante y dorar.

6. Agregar una pizca de chile y las hojas de albahaca restantes y cocinar hasta que la albahaca se reduzca. Añadir los tomates y cocinar hasta que se forme una salsa de consistencia líquida. Agregar la "pasta" de espinaca y ¾ del queso, revolver bien. Probar y añadir más sal y chile, si es preciso. Servir en cuatro platos y coronar con el queso restante.

TIP

Agrega un chorrito de vinagre balsámico en la salsa para obtener un sabor similar al de mermelada de tomate.

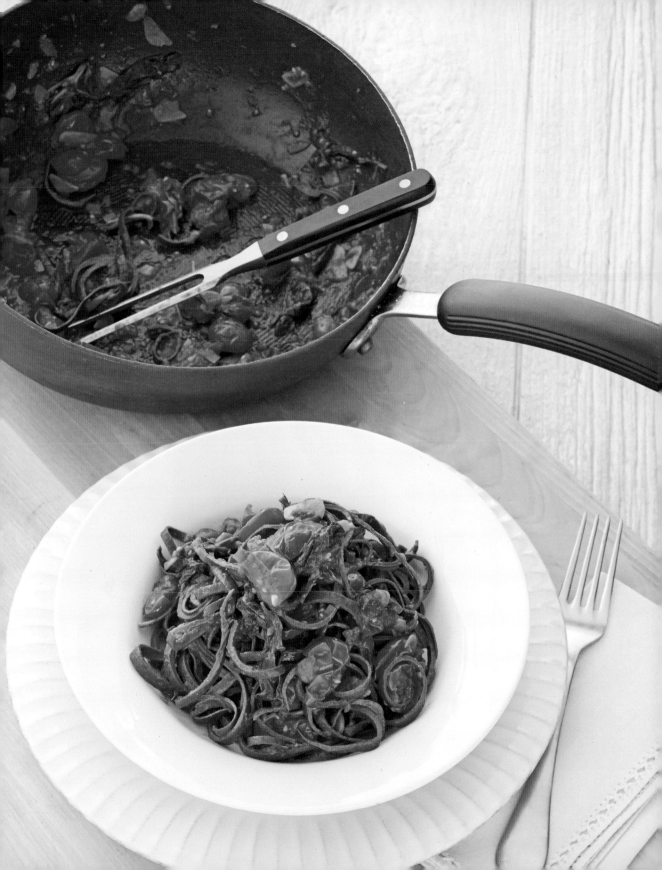

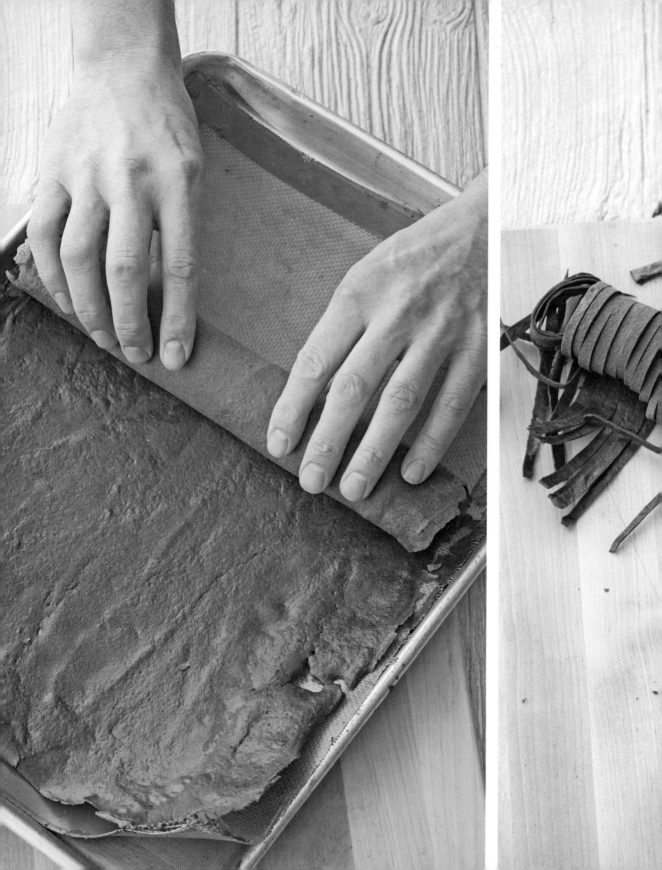

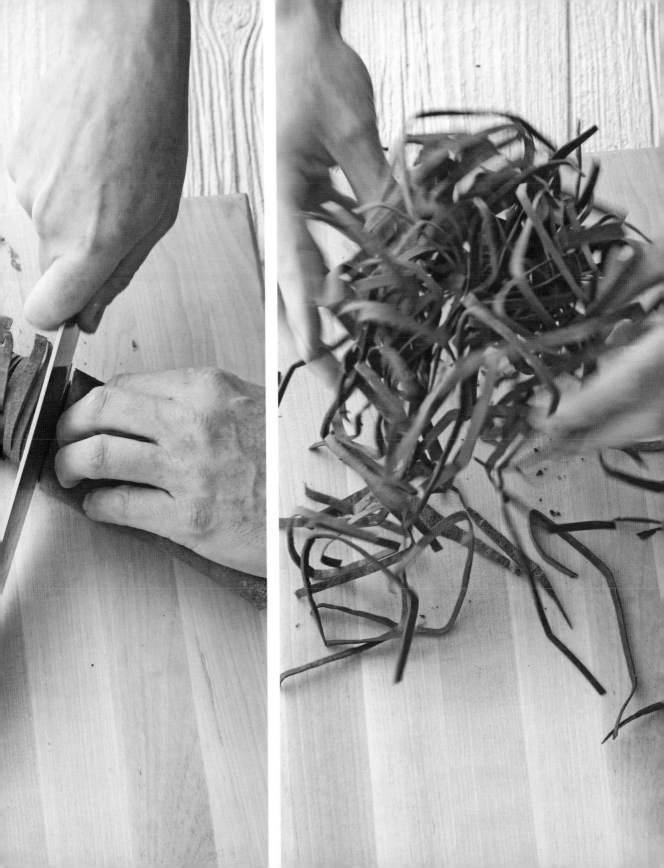

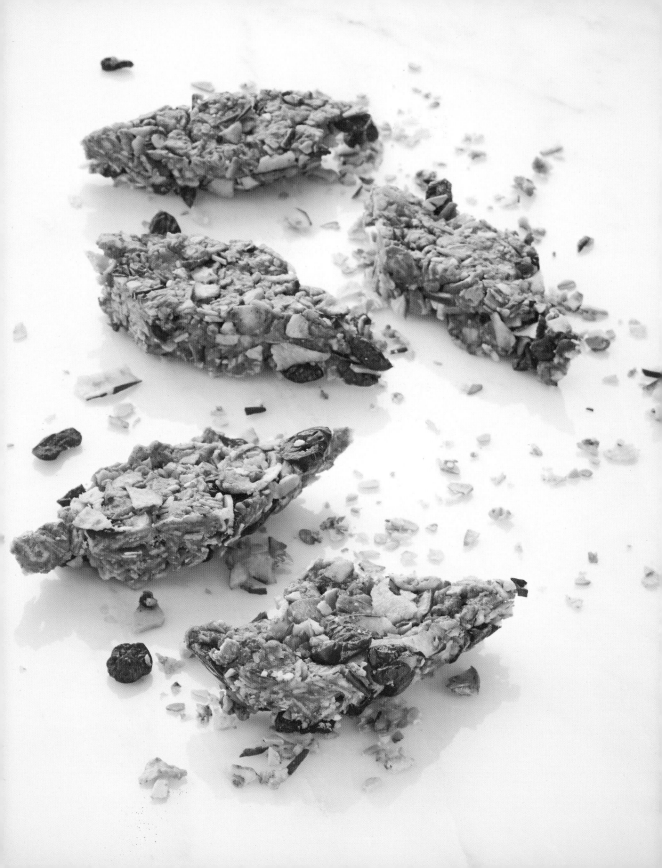

CAPÍTULO DIEZ

REFRIGERIOS

SUSHI DE PEPINO Y ARROZ DE ALMENDRAS

RINDE: 4 PORCIONES
TIEMPO DE PREPARACIÓN: 5 MINUTOS
TIEMPO DE COCCIÓN: 15 MINUTOS

¿Se te antoja sushi pero no tienes ganas de salir? Intenta prepararlo. Sé lo que estás pensando: "primero me pide hacer pasta y ahora sushi... ¿acaso cree que soy chef?". No te preocupes, es fácil hacer sushi. En mi versión, sustituimos el arroz con almendras fileteadas. Y como es sushi vegetal, no tienes que preocuparte por manipular pescado crudo. Los únicos ingredientes crudos son los pepinos y el aguacate, y son magníficos en este sushi con carbohidratos mínimos.

POR PORCIÓN

185 calorías
12 g de grasa
5.75 g de proteína
11 g de carbohidratos
6 g de fibra
177 mg de sodio

INGREDIENTES

¾ de taza de almendras fileteadas, picadas del tamaño del arroz cocido

1 taza de agua

Sal

2 paquetes de extracto de fruto del monje

1 cucharada de semillas de chía molidas

1 cucharadita de vinagre de vino de arroz

1 pepino inglés, despepitado y cortado en tiras delgadas, del tamaño de un fósforo

¼ de aguacate maduro, sin hueso, pelado y hecho puré

1 cucharada más 1 cucharadita de polvo de wasabi mezclado con 1 cucharada de agua

Nori (hojas de alga)

1 cucharada más 2 cucharaditas de aminos de coco

PREPARACIÓN

1. Hervir las almendras y el agua en una sartén pequeña a fuego medio-alto. Revolver y cocinar hasta que el agua casi se evapore y las almendras estén suaves, unos 3 minutos. Verter la mezcla en un tazón y sazonar con sal y el extracto de fruto del monje. Añadir la chía y meter en el refrigerador para que se espese y enfríe. Una vez frío, agregar el vinagre.

2. Mezclar el pepino con el aguacate y un poco de pasta de wasabi. Colocar el *nori* en una superficie limpia y untar el "arroz" de almendra en cada hoja. Agregar el pepino al centro de la hoja y formar rollos apretados.

3. Cortar cada rollo en seis piezas y servir con el wasabi restante y los aminos de coco como salsa para acompañar.

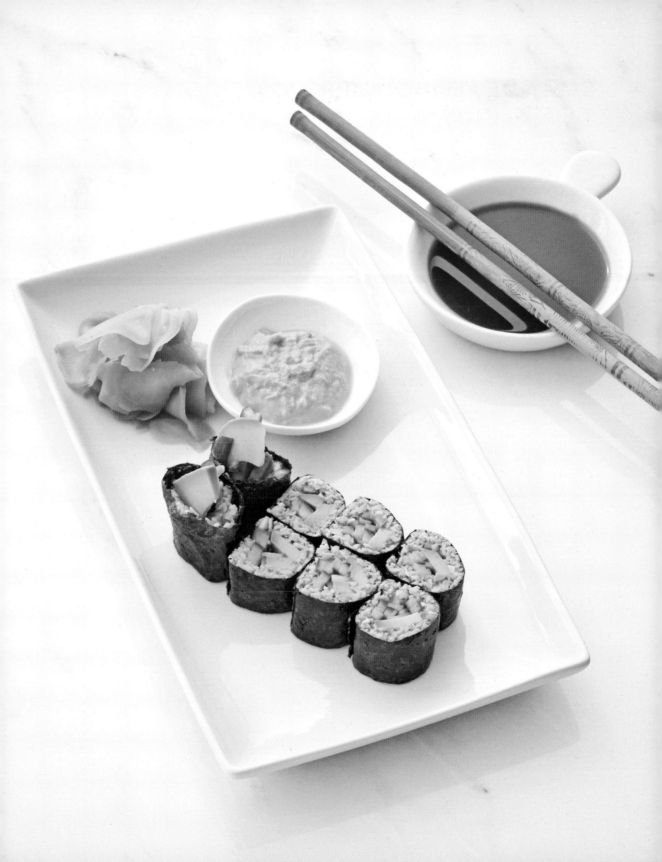

SALSA DE ARÁNDANOS ORGÁNICA Y SIN AZÚCAR AÑADIDO

RINDE: 4 PORCIONES
TIEMPO DE PREPARACIÓN: 5 MINUTOS
TIEMPO DE COCCIÓN/REPOSO: 10 MINUTOS

Este es un refrigerio especial no sólo para disfrutar en noviembre sino todo el año. Es una alternativa rápida para sustituir la salsa de arándanos repleta de azúcar que se encuentra en las repisas del supermercado. Esta salsa es para acompañar tortitas de arroz, tus galletas saladas favoritas (sin gluten) e incluso apio.

Ten en cuenta que la mayoría de la pectina incluye un paquete de calcio en polvo; esta receta no requiere ese polvo, sólo la pectina.

POR PORCIÓN

67 calorías
0 g de grasa
0.5 g de proteína
16 g de carbohidratos
1.88 g de fibra
12 mg de sodio

INGREDIENTES

1 taza de arándanos frescos

¾ de taza de agua

1 cucharada de néctar de coco sin procesar (página 208)

¼ de cucharadita de ralladura de naranja

2 cucharadas de jugo de naranja recién exprimido

5 paquetes de extracto de fruto del monje

½ cucharadita de canela molida

1 cucharadita de pectina cítrica

4 tortitas de arroz integral sin sal

PREPARACIÓN

1. Colocar los arándanos en una bolsa grande con cierre hermético. Sellar la bolsa y aplastarlos golpeándolos con un mazo para carne o la parte inferior de una olla pequeña. Pasar los arándanos a un tazón apto para el microondas junto con el agua, néctar de coco, jugo y ralladura de naranja, extracto de fruto del monje y canela. Cocinar a la máxima potencia hasta que la mezcla hierva, unos 3 minutos y medio.

2. Sacar el tazón del microondas y espolvorear la pectina con cuidado, batir de inmediato para disolver y evitar que se formen grumos. Meter en el microondas a la máxima potencia hasta que hierva, 1 minuto y medio aproximadamente.

3. Servir la salsa de arándanos en un bol de acero inoxidable. Colocar el bol sobre un recipiente con agua helada para enfriar la mezcla. Cuando se enfríe, la salsa espesará.

4. Distribuir la salsa uniformemente sobre las tortitas de arroz y servir.

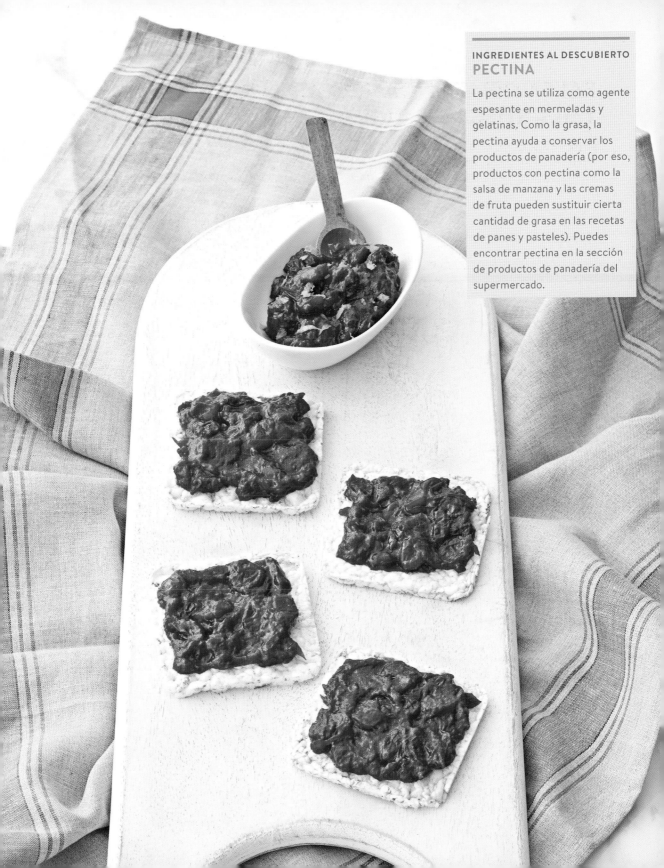

COLIFLOR Y MANZANAS CON SALSA TAILANDESA DE CREMA DE ALMENDRAS

RINDE: 4 PORCIONES
TIEMPO DE PREPARACIÓN: 5 MINUTOS

Alguna vez Mark Twain dijo: "¡La coliflor es como col con una educación universitaria". Bueno, pues con esta receta de inspiración asiática yo le otorgo un doctorado. Vas a remojar coliflor y manzana —dos alimentos con calorías negativas fantásticos— en una salsa agria que satisfará tus antojos en un abrir y cerrar de ojos.

POR PORCIÓN

153 calorías

9 g de grasa

6 g de proteína

13.5 g de carbohidratos

4.5 g de fibra

278 mg de sodio

INGREDIENTES

⅛ de cucharadita de ralladura de limón

1 cucharada de jugo de limón recién exprimido

1 cucharada de pasta de curry tailandés rojo

2 cucharadas de leche de coco

2 cucharadas de aminos de coco

2 paquetes de extracto de fruto del monje

¼ de taza de crema de almendras

2 tazas de coliflor

1 taza de rebanadas de manzana

½ taza de cilantro fresco picado

4 rebanadas de limón para decorar

PREPARACIÓN

1. Poner la ralladura y el jugo de limón con la pasta de curry en un bol y mezclar. Agregar la leche de coco, los aminos y extracto de fruto del monje y la crema de almendras. Mezclar hasta obtener una pasta suave y añadir agua si es preciso para crear una salsa espesa.

2. Verter la salsa en tazones pequeños para salsa y colocar al centro de cuatro platos. Mezclar la coliflor y las manzanas con el cilantro picado y distribuir en los cuatro platos. Presentar con las rebanadas de limón. La salsa se conserva en un recipiente hermético y dentro del refrigerador hasta 5 días.

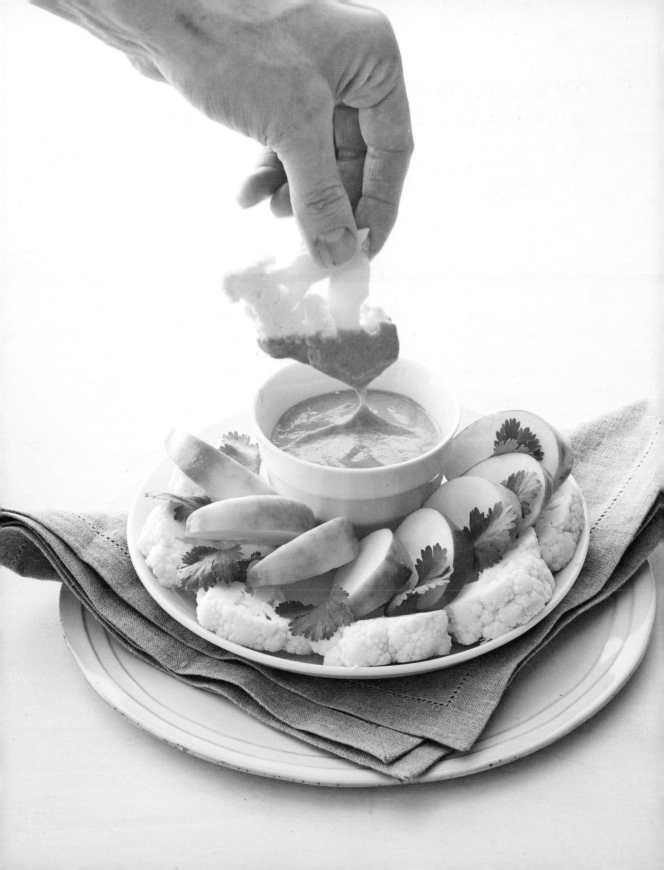

DIP DE BERENJENA Y ALMENDRAS CON APIO

RINDE: 4 PORCIONES
TIEMPO DE PREPARACIÓN: 5 MINUTOS
TIEMPO DE COCCIÓN: 15 MINUTOS

Les presento la versión con calorías negativas del *baba ganoush*, un dip de berenjena con raíces de Oriente Medio muy popular en muchos restaurantes mediterráneos. Mi versión es ridículamente sencilla y gracias a su textura suave y especiada es el dip ideal para verduras crudas como el apio. Puedes preparar porciones grandes, ya que refrigerada se conserva hasta una semana (si es que tu familia e invitados no se lo acaban antes).

POR PORCIÓN

89 calorías
4.25 g de grasa
3.5 g de proteína
12 g de carbohidratos
6 g de fibra
150 mg de sodio

INGREDIENTES

1 berenjena italiana mediana, cortada a lo largo
Sal
2 cucharadas de crema de almendras crudivegana, sin sal
2 cucharadas de jugo de limón recién exprimido
½ cucharadita de ajo finamente picado (hasta formar una pasta)
Chile en polvo
1 manojo de apio cortado en palitos de 15 cm de largo

PREPARACIÓN

1. Precalentar una parrilla o una sartén de hierro fundido a fuego alto. Con la punta de un cuchillo afilado hacer una incisión en forma de cruz de un centímetro de profundidad en la pulpa de las berenjenas y sazonar con sal. Colocar con la incisión bocabajo en la superficie caliente y cocinar hasta que se quemen un poco, voltear y repetir. Transferir con la incisión bocabajo, a un plato apto para microondas y calentar a la potencia máxima, entre 4 y 5 minutos.

2. Sacar la pulpa de la berenjena y escurrir el líquido. Moler la pulpa en un procesador de alimentos hasta obtener una pasta suave. Transferir a un bol de acero inoxidable y colocarlo sobre otro recipiente con agua helada para enfriarlo.

3. Cuando se enfríe agregar la crema de almendras, el jugo de limón y el ajo y revolver bien. Probar y ajustar de sal, si es necesario. Espolvorear con el chile en polvo. Servir como dip con tallos de apio.

TIP

Puedes agregar otras especias a tu dip, como *zaatar*, paprika ahumada o pasta de chile.

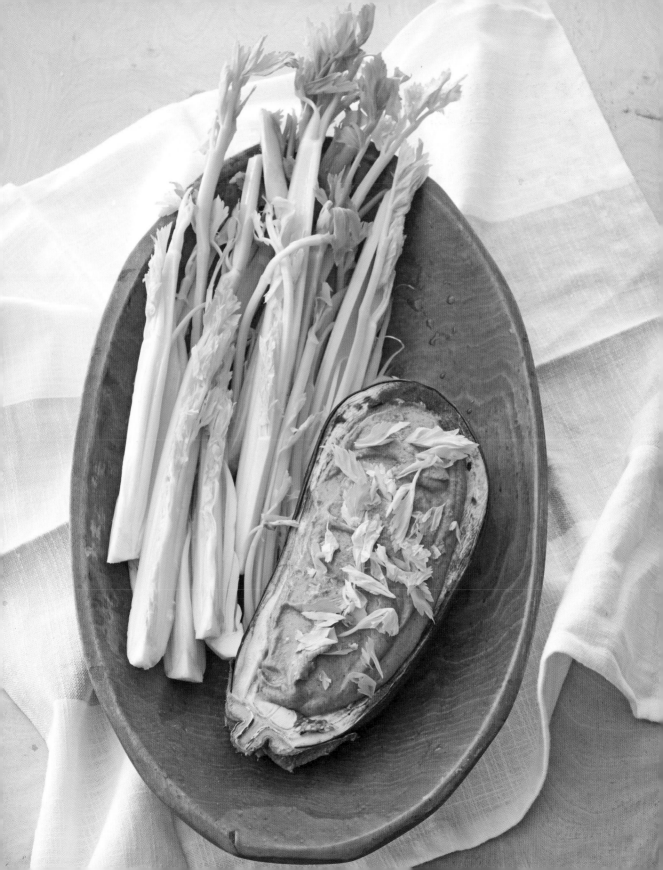

REBANADAS DE MANZANA CON CACAHUATE

RINDE: 4 PORCIONES
TIEMPO DE PREPARACIÓN: 5 MINUTOS

Desde que tuve edad para decir "quiero un sándwich de crema de cacahuate y mermelada, por favor", me ha encantado la crema de cacahuate. Aunque es deliciosa, tiene muchísimas calorías y no sé tú, pero si llega a mi casa ¡no me puedo controlar! La crema de cacahuate en polvo es una alternativa deliciosa. Es un ingrediente fenomenal para la avena, smoothies y refrigerios rápidos como éste.

INGREDIENTES

4 manzanas medianas cortadas en rebanadas
½ taza de crema de cacahuate en polvo

PREPARACIÓN

1. Colocar las rebanadas de manzana en cuatro platos.
2. Espolvorear con la crema de cacahuate en polvo.

TIP

Este refrigerio puede empacarse para llevar.

POR PORCIÓN

102 calorías
0 g de grasa
6.25 g de proteína
18.5 g de carbohidratos
3 g de fibra
95 mg de sodio

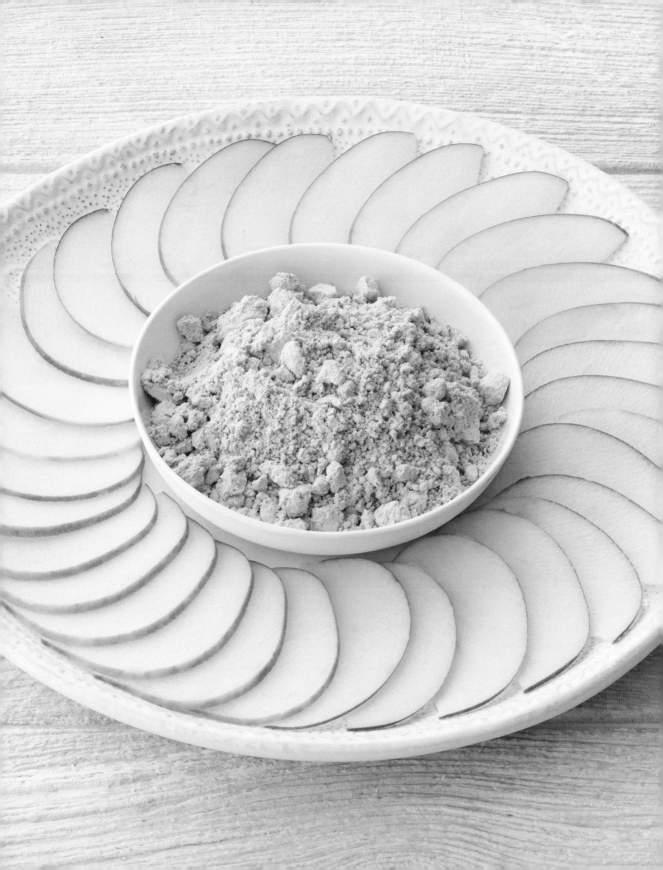

HORMIGAS ROJAS SOBRE UN TRONCO

RINDE: 4 PORCIONES; 4 "TRONCOS" POR PERSONA
TIEMPO DE PREPARACIÓN: 10 MINUTOS

¿Quieres que comer sano y con calorías negativas sea divertido para toda la familia? Prueba mi versión de "hormigas en un tronco" con crema de almendras para llenar los tallos de apio que después se coronan con arándanos deshidratados (puedes utilizar cerezas deshidratadas sin azúcar). A tus hijos les encantará este refrigerio, es perfecto para las fiestas escolares y los días de juego.

POR PORCIÓN

72 calorías
8 g de grasa
4 g de proteína
7.5 g de carbohidratos
3.25 g de fibra
50 mg de sodio

INGREDIENTES

¼ de taza de crema de almendras crudivegana
1 cucharada de néctar de coco sin procesar
2 paquetes de extracto de fruto del monje
Sal
12 tallos de apio de 12 centímetros de largo
2 cucharadas de arándanos deshidratados y sin azúcar

PREPARACIÓN

1. Mezclar la crema de almendras, el néctar de coco y el extracto de fruto del monje en un tazón pequeño y sazonar con sal.
2. Untar la crema en el hueco de los tallos de apio, coronar con arándanos y servir.

TIP

La mezcla de crema de almendras se conserva en el refrigerador en un recipiente hermético hasta 7 días.

INGREDIENTES AL DESCUBIERTO
NÉCTAR DE COCO

El néctar de coco es otro regalo del coco. Es un jarabe hecho con el jugo dulce que cae de los capullos de la flor del coco. Contiene nutrientes que los azúcares refinados no tienen: 17 aminoácidos y un montón de minerales y vitaminas B y C.

El néctar de coco tiene un sabor suave y dulce, y es un sustituto ideal de la miel o el jarabe de maple. Rocíalo en el yogur, el té o incluso utilízalo para endulzar tus smoothies.

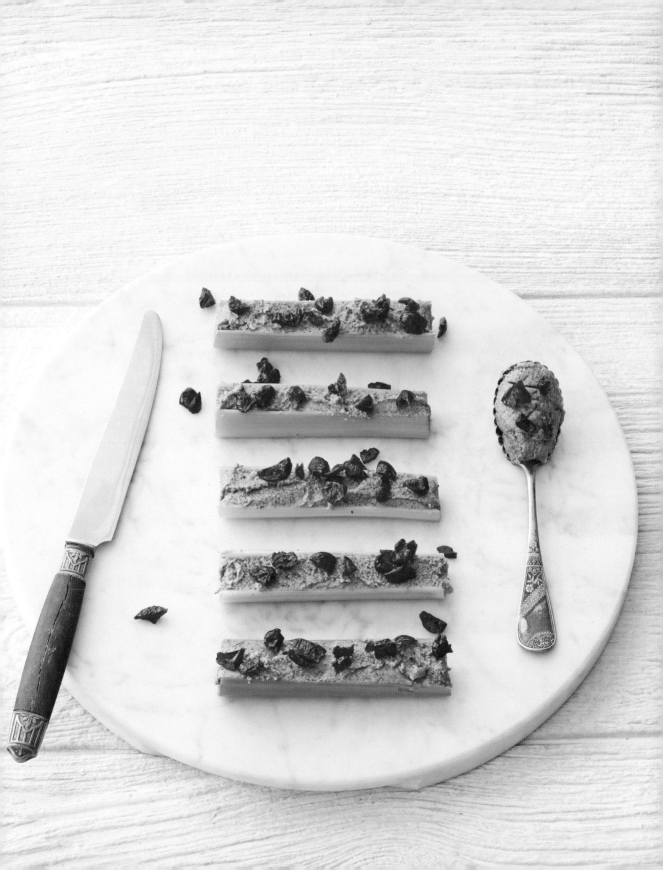

BARRAS DE MANZANA, ARÁNDANOS Y ALMENDRAS

RINDE: 4 PORCIONES
TIEMPO DE PREPARACIÓN: 5 MINUTOS
TIEMPO DE MONTAJE: 10 MINUTOS

Las barras de granola procesadas suelen estar repletas de azúcar e ingredientes que ni siquiera podemos pronunciar; además, son carísimas. Con esta receta sencilla harás tus propias barras de proteína en menos tiempo de lo que te tomaría ir a la tienda a comprarlas. Esta es una barra de proteína crudivegana, no adulterada y sin un gramo de azúcar añadido. La fuente natural de proteína está en las almendras y la fibra en la avena y los arándanos. Es una combinación deliciosa de alimentos naturales.

POR PORCIÓN

211 calorías
7.5 g de grasa
3.5 g de proteína
36 g de carbohidratos
7 g de fibra
11 mg de sodio

INGREDIENTES

2 tazas de chips de manzanas deshidratadas y congeladas
¼ de taza de almendras fileteadas y tostadas
¼ de taza de arándanos deshidratados y sin azúcar
¼ de taza de copos de avena tostados
2 cucharadas de crema de almendra crudivegana
2 paquetes de extracto de fruto del monje
Sal
Pimienta de Cayena
1 cucharada de néctar de coco

PREPARACIÓN

1. Triturar los chips de manzana, las almendras, los arándanos y la avena en un bol. En otro bol, combinar la crema de almendra, el extracto de fruto del monje, una pizca de sal y la pimienta de Cayena, y mezclar hasta obtener una pasta suave. Verter néctar de coco en una sartén antiadherente pequeña y poner a fuego medio. Cuando hierva, añadirlo al bol de la crema de almendras con una espátula de plástico y revolver bien. Incorporar los ingredientes triturados y mezclar bien.

2. Colocar un trozo de papel film de por lo menos 40 centímetros de largo en una superficie limpia y untar la mezcla de almendras en el centro. Doblar el papel sobre la mezcla y formar una barra larga. Cortar la barra en cuatro piezas y servir o refrigerar en un recipiente hermético no más de 5 días.

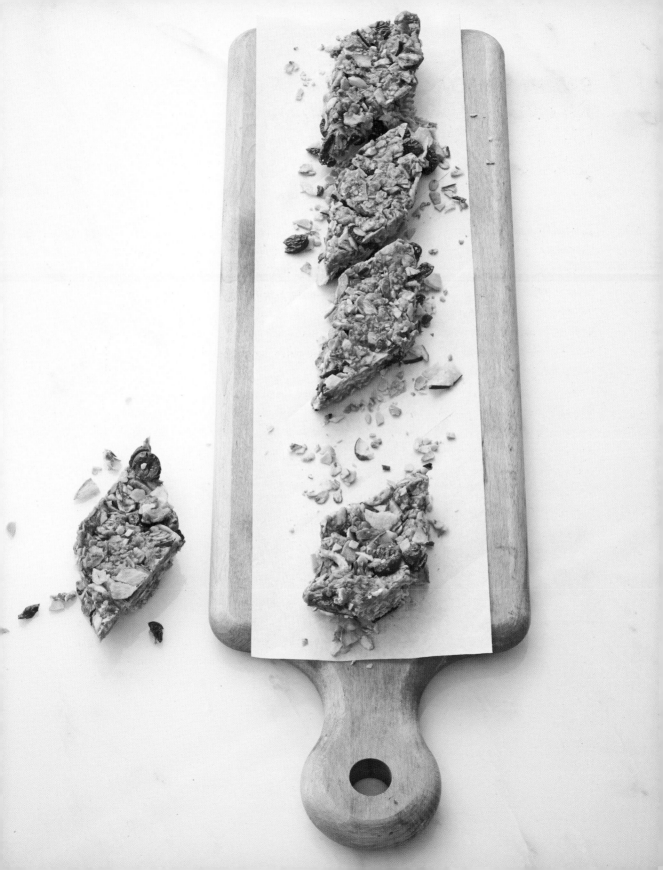

SALSA CRUDA DE MANZANA DE ROCCO

RINDE: 4 PORCIONES
TIEMPO DE PREPARACIÓN: 15 MINUTOS

Te estarás preguntando: "¿Por qué hacer mi propia salsa de manzana?". ¿Por qué no? Puedes hacerla con tus manzanas favoritas y sin conservadores. Ahorrarás dinero al prepararla tú mismo. Y puedes hacerla en menos tiempo del que te toma pelearte con la tapa del frasco de la salsa que compres. La salsa de manzana casera siempre sabe mejor. Además, mi versión es cruda, así que mantiene el efecto glucémico por debajo de las versiones cocidas. Más aún, la salsa de manzana cruda conserva los preciados nutrientes y enzimas. El resultado: un golpe de energía.

INGREDIENTES

4 manzanas medianas

2 paquetes de extracto de fruto del monje

½ cucharadita de canela molida

PREPARACIÓN

1. Lavar muy bien las manzanas. Rallarlas en un bol, detenerse antes de llegar al corazón y las semillas.

2. Añadir el extracto y la canela, y servir.

TIPS

1. Experimenta con distintos tipos de manzana, según tus gustos.

2. Añade 1 cucharada de semillas de chía para obtener una salsa más densa y aún más saludable.

POR PORCIÓN

93 calorías

0 g de grasa

0.5 g de proteína

25 g de carbohidratos

4.5 g de fibra

1.75 mg de sodio

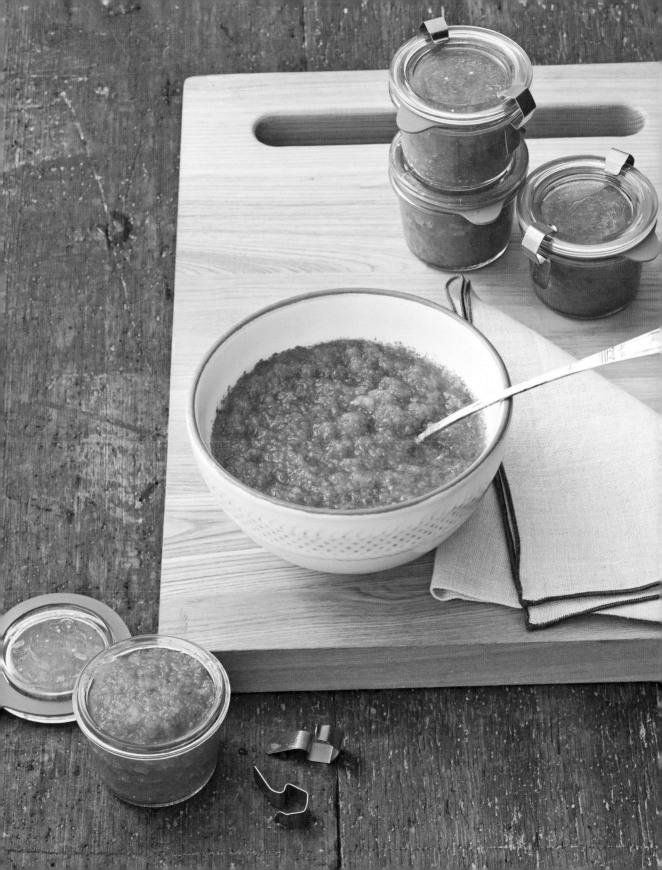

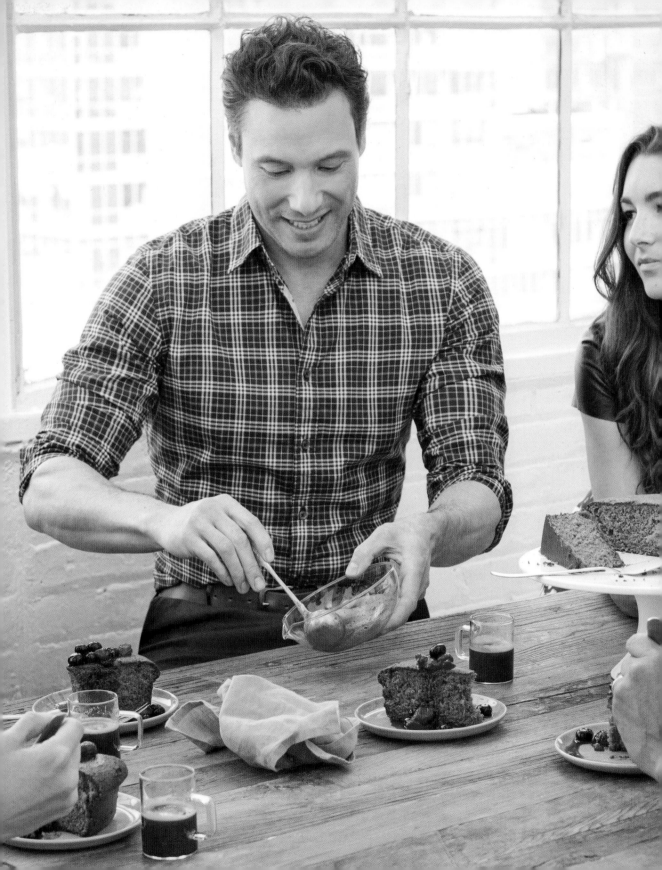

CAPÍTULO ONCE

POSTRES

TRUFAS DE CHOCOLATE Y CREMA DE ALMENDRAS

RINDE: 8 TRUFAS; 4 PORCIONES; 2 TRUFAS POR PORCIÓN
TIEMPO DE PREPARACIÓN: 2 MINUTOS
TIEMPO DE MONTAJE: 20 MINUTOS

Se cree que la trufa de chocolate se inventó por accidente en la cocina del famoso chef francés Auguste Escoffier. Un día, su asistente estaba preparando crema pastelera cuando por error vertió la crema caliente en un bol de chocolate y descubrió que podía moldear la mezcla en bolitas. Después las pasó por chocolate en polvo y parecían trufas, unos hongos comestibles. De tal forma los llamó *trufas de chocolate*. Aquí he sustituido la crema por crema de almendras.

POR CADA PORCIÓN DE TRUFA

123 calorías
9.5 g de grasa
3.5 g de proteína
4 g de carbohidratos
7 g de fibra
50 mg de sodio

INGREDIENTES

¼ de taza más 2 cucharadas de crema de almendras crudivegana
2 cucharadas de néctar de coco sin procesar
3 paquetes de extracto de fruto del monje
Sal
1 barra de chocolate amargo, sin azúcar

PREPARACIÓN

1. Mezclar la crema de almendras, el néctar de chocolate y el extracto de fruto del monje en un bol hasta obtener una pasta cremosa, sazonar con una pizca de sal. Hacer 8 bolitas del mismo tamaño, insertar un palillo en cada una y colocar en un trozo de papel encerado sobre un plato. Congelar una hora, hasta que estén muy firmes.

2. Colocar ¾ del chocolate en un tazón apto para microondas y cocinar a la máxima potencia hasta que el chocolate se haya derretido, entre 30 segundos y 1 minuto. Agregar el chocolate restante y revolver hasta que la pasta de chocolate esté suave y tibia.

3. Retirar las bolitas de crema de almendras del congelador y con la ayuda del palillo, pasar la trufa por la mezcla del chocolate hasta que quede bien cubierta; colocar en el platón con el papel encerado para que se enfríen. Repetir con las trufas restantes, regresar al congelador otros 5 minutos y servir.

TIP

Pasa las trufas por un ¼ de taza de almendras picadas inmediatamente después de la capa de chocolate para lograr una presentación más bonita y poder adicional de calorías negativas.

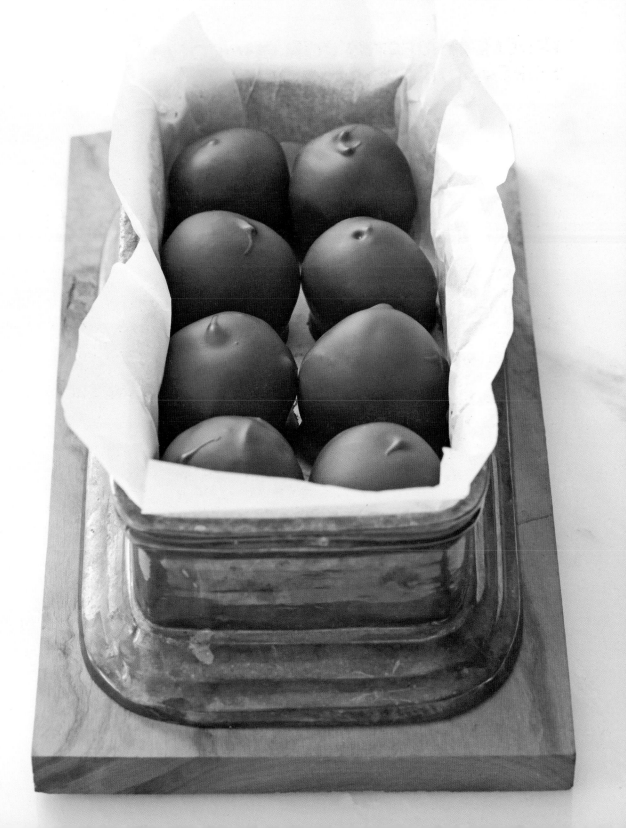

FRESAS CUBIERTAS CON CHOCOLATE Y ALMENDRAS TROCEADAS

RINDE: 4 PORCIONES; 4 FRESAS POR PERSONA
TIEMPO DE PREPARACIÓN: 10 MINUTOS
TIEMPO DE COCCIÓN: 10 MINUTOS

Me gustaría reavivar un postre clásico, el adorable regalo de Día de San Valentín que seguro has recibido o dado muchas veces: ¡las fresas cubiertas con chocolate! En esta receta deliciosas fresas con calorías negativas y sin azúcar añadido están cubiertas con chocolate amargo y espolvoreadas con almendras, ricas en proteína. ¡Por favor, come las que quieras!

POR PORCIÓN

131 calorías
10.5 g de grasa
3.5 g de proteína
11 g de carbohidratos
5.5 g de fibra
2 mg de sodio

INGREDIENTES

1 barra de chocolate amargo, sin azúcar añadido
¼ de taza de almendras tostadas y machacadas
16 fresas medianas

PREPARACIÓN

1. Colocar ¾ del chocolate en un tazón apto para microondas y cocinar a la máxima potencia hasta que el chocolate se haya derretido, entre 30 segundos y 1 minuto. Incorporar el resto del chocolate y revolver hasta obtener una pasta suave y tibia. Colocar las almendras en un platón.

2. Remojar cada fresa en el chocolate, pasar por la mezcla de almendras y colocar en un platón cubierto con papel encerado. Refrigerar las fresas hasta que se enfríen y solidifiquen. Servir bien frías.

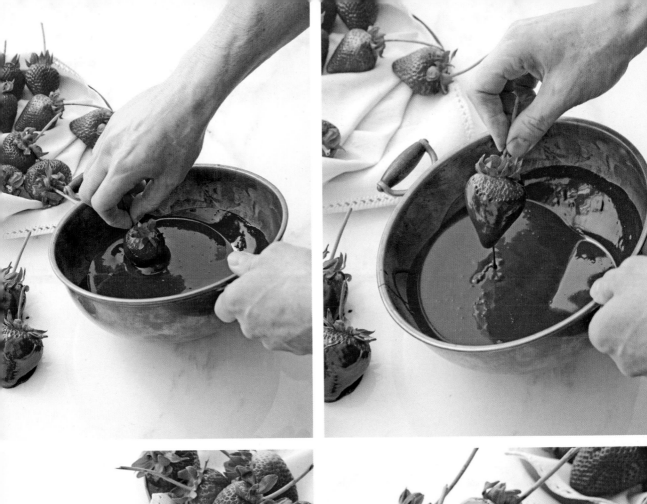

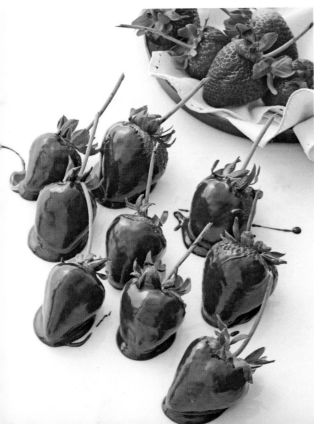

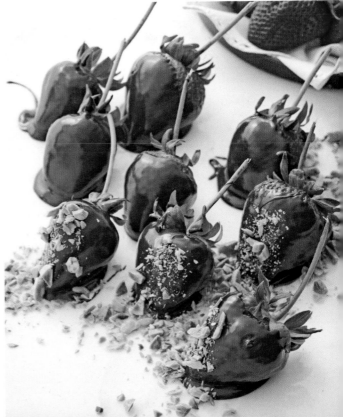

ALMENDRAS ESPOLVOREADAS CON CHOCOLATE

RINDE: 4 PORCIONES
TIEMPO DE PREPARACIÓN: 10 MINUTOS
TIEMPO DE COCCIÓN: 10 MINUTOS

Este es el tipo de refrigerio que satisface el antojo de algo dulce sin ser necesariamente un postre completo. Puedes ajustar el dulzor: menos fruto del monje para un sabor amargo y más para un sabor más dulce. Estas almendras se conservan bien mientras estén refrigeradas.

POR PORCIÓN

230 calorías
18 g de grasa
8 g de proteína
12.5 g de carbohidratos
4.5 g de fibra
50 mg de sodio

INGREDIENTES

1½ cucharadas de néctar de coco sin procesar

4 paquetes de extracto de fruto del monje

Sal

1 taza de almendras (para una versión especial, intenta conseguir almendras Marcona)

3 cucharadas de cacao en polvo orgánico y sin azúcar

PREPARACIÓN

1. Precalentar el horno a 180° C.

2. Combinar el néctar de coco, la mitad del extracto de fruto del monje y una pizca de sal en un bol grande y reservar.

3. Colocar las almendras en una charola para hornear forrada con papel encerado y tostar en el horno hasta que adquieran un color dorado intenso. Añadir las almendras a la mezcla de coco y cubrirlas bien, después regresarlas a la charola. Hornear, volteando de vez en cuando, hasta que el néctar de coco se integre a las almendras, entre 5 y 8 minutos. Pasar las almendras a un bol limpio.

4. Mezclar el cacao en polvo y el extracto restante en un tazón aparte. Añadir las almendras y revolver bien. Sacudir el exceso de cacao y colocar las almendras en un platón limpio para enfriarlas. Servir a temperatura ambiente o frías.

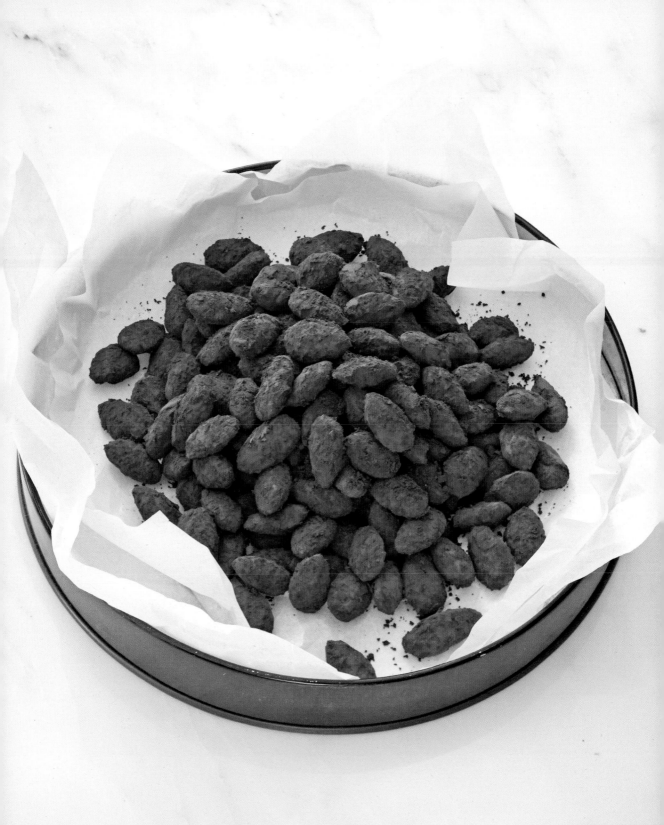

PASTEL INSTANTÁNEO DE ALMENDRAS CON MEZCLA DE MORAS

RINDE: 4 PORCIONES
TIEMPO DE PREPARACIÓN: 5 MINUTOS
TIEMPO DE COCCIÓN: 7 MINUTOS

Con esta receta hornearás 4 minipasteles en el microondas en cuestión de segundos. Si prefieres un pastel más grande (como el de la fotografía), cuadruplica los ingredientes y hornea en un molde antiadherente de 25 centímetros (engrasado con un poco de aceite de coco) a 180° C, hasta que se dore ligeramente, unos 10 minutos. Después disminuye la temperatura del horno a 150° C y hornea hasta que esté bien cocido, entre 15 y 20 minutos. Enfría en una rejilla y sirve en rebanadas con las moras. El pastel rinde 16 porciones.

POR PORCIÓN

155 calorías
7 g de grasa
6.5 g de proteína
17 g de carbohidratos
3 g de fibra
80 mg de sodio

INGREDIENTES

½ taza de harina de almendras

2 claras de huevo y 1 yema

4 paquetes de extracto de fruto del monje

4 vasos de papel sin cera con capacidad para 170 mililitros

Aceite de oliva en espray

1 cucharadita de extracto de vainilla

Sal

3 cucharadas de néctar de coco sin procesar

1 taza de moras mixtas (frambuesas, moras azules, zarzamoras, incluso fresas), machacadas con un tenedor

PREPARACIÓN

1. Precalentar el horno a 200° C.

2. Colocar la harina de almendras en una charola y hornear hasta que se tueste y desprenda sus aromas, entre 3 y 5 minutos. Sacar del horno y pasar la harina tostada a un recipiente limpio.

3. Poner las claras de huevo y el extracto en un bol y batir las claras a punto de nieve. Engrasar los vasos de papel con espray. Hacerle hoyos a la base de los vasos con un tenedor o palillo.

4. Agregar la yema, la vainilla, la sal y el néctar de coco al recipiente de la harina. Incorporar las claras y llenar los vasos. Cocinar 30 segundos en el microondas, después voltear los vasos y cocinar otros 45 segundos. Sacar los vasos y colocarlos en cuatro platos, desmoldarlos y servir con las moras.

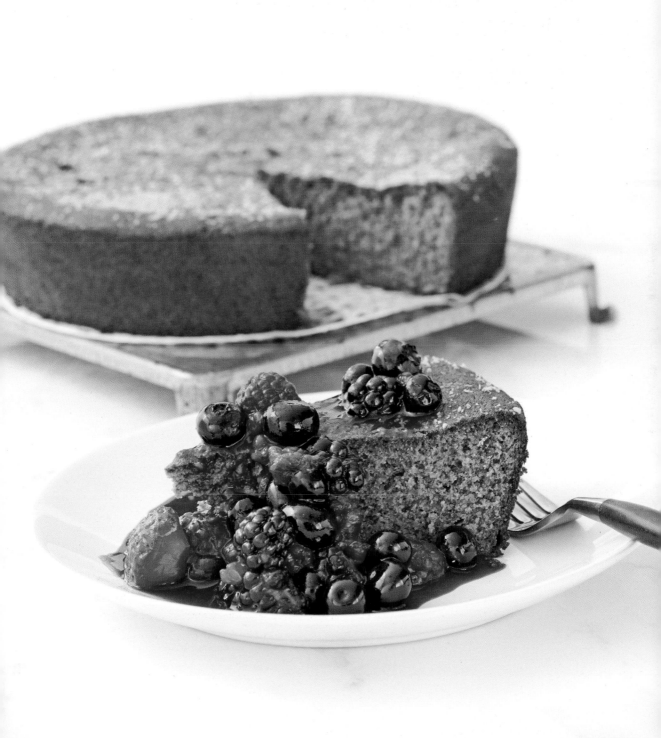

CRÊPES SUZETTE CON NARANJAS Y CREMA DE VAINILLA

RINDE: 4 PORCIONES
TIEMPO DE PREPARACIÓN: 5 MINUTOS
TIEMPO DE COCCIÓN: 10 MINUTOS

En 1895, Henri Charpentier, un camarero auxiliar de catorce años de edad, creó por accidente el clásico postre francés *Crêpes Suzette* cuando preparaba unas crepas para el príncipe de Gales. El postre de Charpentier se incendió, pero las llamas se mezclaron con los sabores dulces y de hecho mejoraron el sabor. Al príncipe le gustaron tanto que insistió en que el postre recibiera el nombre de uno de los comensales que lo acompañaban, una hermosa francesa de nombre Suzette.

POR PORCIÓN

162 calorías
3.5 g de grasa
11 g de proteína
23 g de carbohidratos
6 g de fibra
151 mg de sodio

INGREDIENTES

Aceite de oliva en espray

¼ de taza de yogur griego sin grasa

1 cucharadita de extracto de vainilla

1½ tazas de agua fría

2 cucharadas más 2 cucharaditas de hojuelas de fibra de psilio (disponible en la sección de productos naturales u orgánicos de la mayoría de los supermercados)

6 cucharadas más 2 cucharaditas de clara de huevo en polvo

1 cucharadita de ralladura de naranja

1½ tazas de gajos de naranja

3 paquetes de extracto de fruto del monje

3 cucharadas de néctar de coco sin procesar

3 cucharadas de almendras tostadas y fileteadas

PREPARACIÓN

1. Precalentar el horno a 180° C. Engrasar una sartén de 30 cm, antiadherente y apta para el horno con un poco de espray.

2. Mezclar el yogur y la vainilla y reservar. Verter el agua en un bol grande, añadir las hojuelas de fibra y batir hasta que se haya disuelto todo el psilio y el agua esté un poco densa, unos 2 minutos. Añadir la clara de huevo en polvo y batir despacio para disolver el huevo, pero sin airearlo, un minuto.

3. Agregar ¼ de la mezcla en la sartén. Inclinar para que la mezcla cubra la superficie por completo. Poner a fuego medio-alto y cocinar hasta que el fondo de la crepa se solidifique, unos 30 segundos. Meter la sartén en el horno y hornear hasta que la

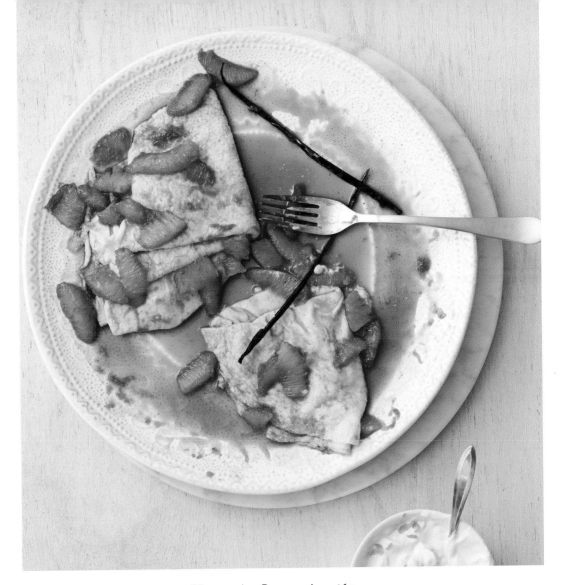

parte superior se cueza, unos 30 segundos. Regresar la sartén al fuego, voltear la crepa para dorarla ligeramente del otro lado, servir en un plato y reservar. Repetir para hacer otras 3 crepas y colocar en un plato cada una.

4. Agregar la ralladura y los gajos de naranja a la sartén y cocinar hasta que estén suaves y tibios. Apagar el fuego. Añadir el extracto de fruto del monje y el néctar de coco. Rellenar cada crepa con ¾ de la mezcla. Doblar las crepas por la mitad y otra vez por la mitad. Coronar con el yogur, las almendras y lo que reste de la mezcla de naranja.

TAZÓN DE CÍTRICOS Y MEZCLA DE MORAS CON CUBIERTA BATIDA

RINDE: 4 PORCIONES
TIEMPO DE PREPARACIÓN: 10 MINUTOS
TIEMPO DE COCCIÓN: 15 MINUTOS

De niño mamá preparaba nubes de exquisita crema batida. Por supuesto, en aquel entonces tenían muchísima azúcar. En estos días, sabemos cómo hacer que la crema batida sea más saludable sin que pierda su textura de ensueño y su sabor delicioso. Ésta es una forma.

POR PORCIÓN

128 calorías
1.5 g de grasa
5.6 g de proteína
4.7 g de carbohidratos
7 g de fibra
64 mg de sodio

INGREDIENTES

1 taza de leche de almendras sabor vainilla, sin azúcar, o leche casera de almendras (página 91)

1¾ de cucharadita de grenetina

4 paquetes de extracto de fruto del monje

1 cucharada de néctar de coco

1 vaina de vainilla partida a lo largo

½ taza de yogur griego sin grasa

4 tazas de moras mixtas

½ taza de gajos de naranja en trozos del tamaño de un bocado

PREPARACIÓN

1. Verter 1 cucharada de leche de almendras en un tazón pequeño. Mezclar la grenetina y reservar.

2. Colocar el resto de la leche, el extracto de fruto del monje y el néctar de coco en una sartén pequeña. Con la punta de un cuchillo pequeño despepitar la vainilla y poner las semillas en la sartén; dejar hervir. Incorporar la mezcla de grenetina en la leche caliente y batir hasta disolverla. Verter la mezcla en un bol de acero inoxidable y agregar el yogur. Colocar el bol dentro de un recipiente con agua helada.

3. Con una batidora manual, batir la mezcla a baja velocidad y aumentar a alta velocidad. A medida que la mezcla se vaya enfriando se inflará hasta adquirir la consistencia de crema batida densa. Seguir batiendo hasta punto de nieve, entre 3 y 5 minutos. Distribuir las moras y los gajos de naranja en cuatro tazones y coronar con la crema batida. Servir de inmediato.

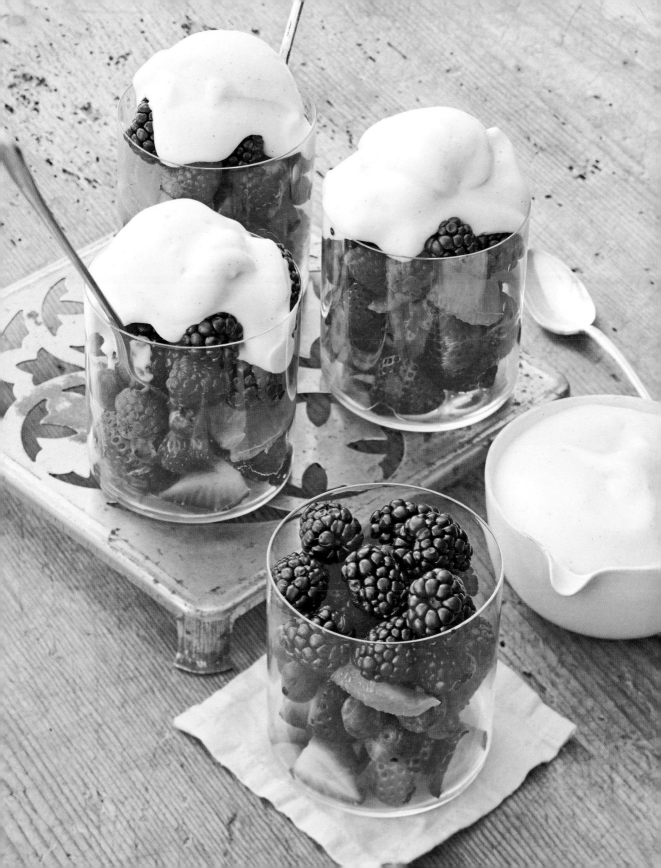

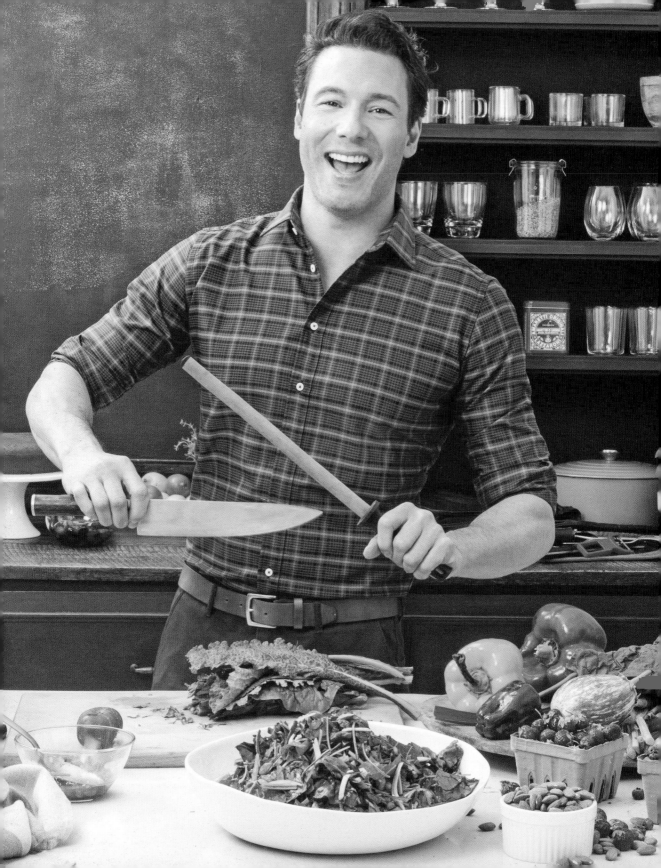

TERCERA PARTE

EL ESTILO DE VIDA DE LAS CALORÍAS NEGATIVAS

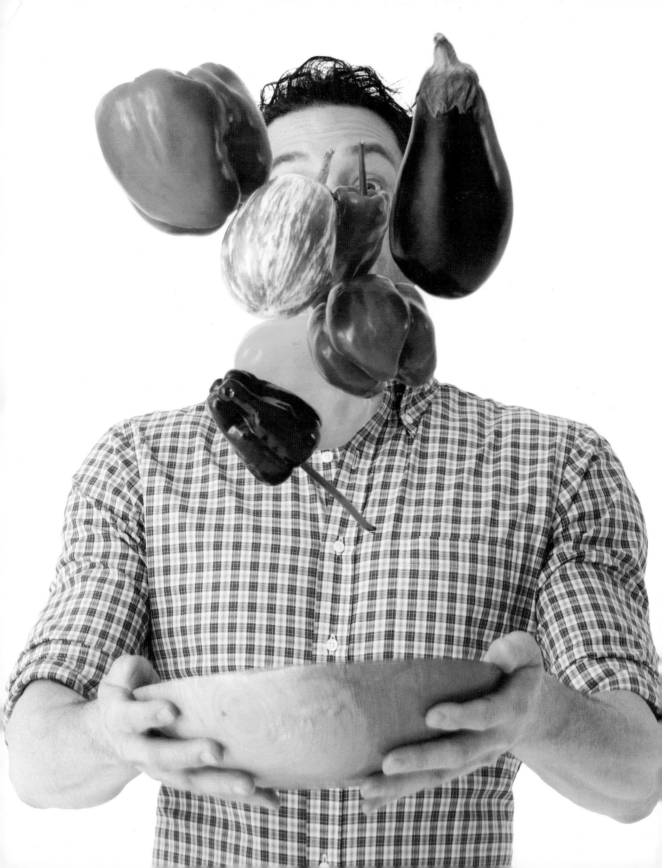

CAPÍTULO DOCE

DEJAR DE COMER CARNE

EN OTROS tiempos era más frecuente considerar el vegetarianismo y el veganismo con cierta actitud escéptica, pero en estos días, cada vez tenemos más información sobre los beneficios de una dieta vegetariana, por lo que no comer carne es práctico y *cool*. Cuando me preguntan si las entradas vegetarianas en este programa saben igual de ricas que los platillos carnívoros, siempre respondo: "¡Sí! Y muchas veces no notarás la diferencia". Cuando preparo un platillo vegetariano en casa incluso mis invitados carnívoros no pueden creer lo satisfactoria y deliciosa que puede ser una comida sin carne.

Una razón por la que las dietas vegetarianas se han popularizado tanto es porque son sumamente nutritivas y pueden ser una opción estupenda para bajar de peso. Las dietas vegetarianas aportan mucha fibra, agua y fitonutrientes; excluyen grasa y proteína animal, y la sustituyen por fuentes de proteínas vegetales saludables como frijoles, legumbres, granos integrales, nueces y otras proteínas que todos deberíamos consumir.

Con frecuencia los vegetarianos pesan mucho menos que los carnívoros. De hecho, una investigación que condujo la Universidad de Carolina del Sur en 2013 demostró que los participantes que seguían dietas vegetarianas o veganas bajaban más de peso que quienes estaban a dieta pero comían carne (los veganos no comen ningún tipo de productos de origen animal, en tanto que los vegetarianos comen queso y otros lácteos).

En esa investigación, designaron al azar cinco dietas a 63 hombres y mujeres: vegana, vegetariana, piscivegetariana (vegetales más pescado), semivegetariana (vegetal más algunos productos animales) y omnívora. Las cinco se restringieron a alimentos bajos en grasa, sin procesar y con pocos carbohidratos. Nadie tenía que contar la ingesta de calorías.

Al cabo de dos meses, los participantes que siguieron las dietas veganas y vegetarianas bajaron en promedio 4 y 5 kilos. En cambio, los que consumieron carne o pescado sólo bajaron un promedio de 2 kilos.

Al cabo de seis meses, los veganos habían eliminado cerca de 7% de su peso, los semivegetarianos, cerca de 4% y los piscivegetarianos y carnívoros alrededor de 3%.

Las dietas a base de vegetales incluyen muchos alimentos con calorías negativas, así que es fácil entender por qué pueden ser tan eficaces cuando se trata de bajar de peso.

LAS 10 MEJORES PROTEÍNAS VEGETARIANAS PARA QUEMAR GRASA

Si eres vegetariano, tienes suerte porque de estos 10 alimentos con calorías negativas todos son verduras y frutas. Cuando comes dos o más de estos alimentos en tus comidas principales mantienes tu cuerpo en modalidad quemagrasa.

¿Pero qué hay de la proteína?

Un mito frecuente sobre las dietas vegetarianas es que no aportan suficiente proteína. Pero hay muchas proteínas vegetales maravillosas con beneficios para el control de peso. Estas son las 10 mejores que he encontrado.

1. GARBANZOS

Como otras legumbres, los garbanzos son ricos en fibra y proteína, los cuales fomentan la saciedad. Los garbanzos también contienen "almidón resistente", una variedad de fibra que el organismo no puede digerir y por lo tanto, termina intacto en el sistema digestivo. En este proceso ayuda a producir ácidos grasos que estimulan enzimas que eliminan la grasa (sobre todo en el estómago), y contribuye a quemar grasa en el hígado.

Uno de mis refrigerios favoritos hecho con garbanzos es el hummus, ¡siempre lo tengo en mi refrigerador! Me encanta que es supernutritivo. Es fácil de conseguir pero es mucho más fácil

preparalo y, en mi opinión, sabe mejor cuando es casero. Sólo hay que moler en un procesador una lata de garbanzos, un poco de tahini (mantequilla de semillas de ajonjolí), ajo, jugo de limón recién exprimido y un poco de aceite de oliva. También se puede sazonar el hummus al gusto. ¿Te gusta picante? Ponle jalapeño picado o chile de árbol martajado. ¿Te gusta suave? Ponle menos ajo y más jugo de limón o una hierba como albahaca u orégano. Te tomará alrededor de cinco minutos hacer una porción que te durará toda la semana.

APROVÉCHALO Los garbanzos se pueden disfrutar de muchas formas además de en hummus. Agrégalos a sopas o ensaladas o cómelos solos. Condiméntalos, ponles ajo o hierbas… ¡como quieras!

2. SEMILLAS DE CÁÑAMO

Es probable que cuando pienses en proteínas vegetales no se te ocurra incluir este alimento, pero las semillas de cáñamo son una fuente de proteína vegetal excelente porque son una *proteína completa*. Esto quiere decir que proveen todos los aminoácidos que necesita el organismo para reforzar la función metabólica (el organismo no puede producir ciertos aminoácidos, así que necesitas dárselos mediante los alimentos).

Las semillas de cáñamo son ricas en los aminoácidos metionina y cisteína. Ambos tienen que ver con la reparación y el crecimiento del tejido magro, sobre todo después del ejercicio. El cáñamo también contiene los aminoácidos de cadena ramificada: leucina, isoleucina y valina (BCAA por sus siglas en inglés). Los BCAA tienen propiedades quemagrasa y generan músculo.

Otra cualidad que me gusta del cáñamo es que no está modificado genéticamente, así que no tienes que preocuparte por los OMG. Y para tocar el tema evidente: no, las semillas de cáñamo no "te elevan". Los productos de cáñamo, desde semillas a proteína en polvo, contienen niveles indetectables de THC (el químico que altera la mente y se encuentra en la marihuana), así que descuida, tu smoothie no te hará volar.

APROVÉCHALO Incorporar semillas de cáñamo en tu alimentación es sencillo: espolvoréalas en el cereal y las ensaladas. Añádelas a tus smoothies. También puedes hacer tu propia leche de cáñamo en cuestión de segundos: sólo licua ½ taza de semillas, 1½ tazas de agua, 2 cucharaditas de néctar de coco y 1 cucharadita de extracto de vainilla. Se conserva bien en el refrigerador hasta una semana. Sólo agítala bien antes de servir. Utilízala para smoothies o en el cereal.

3. FRIJOLES ROJOS

Me encantan los frijoles. No sé qué me gusta más, si su sabor (intenso y delicioso) o su versatilidad, ya que pueden incorporarse a todo: sopas, chile con "carne", ensaladas, brownies (sí, componen una deliciosa base sin harina de estos postres que encantan a todos).

Algunos estudios demuestran una relación clave entre comer frijoles —*phaseolus vulgaris*: frijoles negros, rojos, pintos, etcétera—, la eliminación de la grasa corporal y el mejoramiento de la composición corporal.

Los frijoles también tienen índice glucémico muy bajo. Esto quiere decir que después de comerlos incrementan poco la glucosa, a diferencia de alimentos cuyo índice glucémico es alto, como el arroz blanco, y que por lo tanto elevan mucho la glucosa. Otros estudios han revelado que los frijoles incrementan la saciedad.

Quizá comer muchos frijoles no sea tan recomendable en tu próxima cita o compromiso social (para algunos, los frijoles suponen problemas digestivos), así que es mejor comerlos en la privacidad de tu casa.

APROVÉCHALO Algunas de las mejores recetas con frijoles rojos incluyen chile con "carne", estofados y sopas. Tienen un sabor tan carnoso que nadie se enterará de que tu platillo es vegetal. Si los compras crudos, remójalos toda la noche. Esto ayuda a prevenir los gases y la inflamación que algunos padecemos después de comerlos. Si los compras enlatados, enjuágalos con agua fría en una coladera y después cuélalos, así evitarás las molestias digestivas.

4. LENTEJAS

Si sólo pensar en lentejas te hace bostezar, presta atención: las lentejas están infravaloradas. Además de tener muchísimo sabor, tienen fibra y proteína quemagrasa. Lo que me fascina de ellas es que es muy fácil y rápido cocinarlas. Están listas para servirse en 30 o 40 minutos, no hace falta remojarlas toda la noche. No te estoy sugiriendo consumirlas en exceso, pero sí recomiendo ampliamente convertirlas en un esencial de tu alacena y cocinarlas a menudo.

Algunos estudios han revelado que consumir lentejas incrementa la saciedad, debido a que 1) contienen almidón de digestión lenta, 2) tienen mucha proteína, 3) son ricas en fibra, la cual te hace sentirte satisfecho.

APROVÉCHALO Las lentejas son maravillosas en estofados, sopas y como base para hamburguesas vegetarianas. Requieren muy poco esfuerzo. Sin embargo, sí recomiendo limpiarlas para tirar las piedritas o basura que se encuentran en las bolsas. Después enjuágalas en un escurridor y estarán listas para cocinarlas. No tienes que remojarlas como los frijoles. Sazónalas con especias como comino, ajo en polvo o pimienta de Jamaica.

5. CHÍCHAROS

Me fascinan los chícharos. Por mucho son mi legumbre favorita y tengo el congelador repleto de ellos. Los chícharos tienen muchas vitaminas y contienen una variedad de fitoquímicos para combatir enfermedades.

En fechas recientes, científicos han comenzado a estudiar y aislar las proteínas de los chícharos, por eso ahora en las tiendas orgánicas se encuentra mucha proteína de chícharo en polvo. La proteína de chícharo es una de las pocas proteínas vegetales que no provoca alergias ni contiene gluten. Los chícharos tampoco se modifican genéticamente. La proteína de chícharo en polvo aporta BCAA, los aminoácidos quemagrasa que, además, generan músculo y también se encuentran en las semillas de cáñamo.

En cuanto a la saciedad, la proteína de chícharo también se luce. En un estudio, 39 sujetos sanos tomaron proteína de chícharo, de suero de leche o de leche. Los participantes que consumieron la proteína de chícharo indicaron tener menos hambre que quienes consumieron otros tipos de proteína. ¡Los chícharos son lo mejor!

APROVÉCHALO Como la mayoría de las legumbres, los chícharos son deliciosos en sopas y estofados o como guarnición. Los puedes hacer puré, añadir ajo, un poco de jugo de limón recién exprimido y aceite de oliva para crear un rico hummus verde para remojar verduras con calorías negativas como apio, coliflor o brócoli crudo. También intenta agregar proteína de chícharo en polvo a tus smoothies.

6. PISTACHES

Los pistaches se ganaron el apodo de "la nuez delgada" y con razón. Uno de los estudios más interesantes en torno a ellos demostró de nuevo que no todas las calorías son iguales. Investigadores de la Universidad de California, en Los Ángeles, decidieron averiguar si cantidades casi idénticas de calorías provenientes de pistaches y pretzels producirían cambios significativos en la composición corporal después de comerlas durante una dieta de restricción calórica con duración de 12 semanas para bajar de peso. A los voluntarios —un grupo de hombres y mujeres obesos— se les pidió seguir una dieta de restricción calórica. Como parte de ésta, les asignaron un protocolo al azar que incluía un refrigerio a media tarde compuesto de 60 gramos de pretzels sin sal (220 calorías) u 85 gramos de pistaches con cáscara (240 calorías, unos 75).

Al concluir el estudio, los investigadores midieron el índice de masa corporal (IMC) de todos. Los dos grupos habían bajado de peso. Pero los resultados demostraron que el grupo que consumió pistaches había disminuido más IMC, a diferencia del que ingirió pretzels. El IMC de los voluntarios que comieron pistaches disminuyó de 30 a 28.8, con lo que ya no se les consideraba obesos. En cambio el IMC de los que comieron pretzels disminuyó de 30.9 a 30.3, por lo que seguían siendo obesos.

Nótese que el refrigerio de pistaches tenía más calorías que los pretzels y que los sujetos que los comieron terminaron bajando más peso. ¡No todas las calorías son iguales! Sin duda los pistaches se encuentran entre las nueces con calorías negativas. De hecho, es muy probable que el organismo no absorba por completo las calorías de grasa de estas nueces, de modo que resultan mucho más adelgazantes de lo que se pensaba.

Los pistaches también tienen un tesoro de nutrientes: proteína, grasa buena, fibra, potasio, magnesio, vitamina E y una serie de fitoquímicos. Queda claro que deben formar parte de un régimen saludable para bajar de peso.

APROVÉCHALO Un puñado de estos pequeñitos es un refrigerio delicioso. También machácalos y sírvelos en avena, yogur o ensalada.

7. QUINOA

Aunque se considera un cereal saludable, en sentido estricto la quinoa no es un cereal sino una semilla. Se originó en Sudamérica y se remonta el imperio inca.

Igual que las semillas de cáñamo, la quinoa es una proteína completísima que brinda todos los aminoácidos que el cuerpo necesita. La quinoa tiene un índice glucémico bajo (similar al de las verduras), así que no elevará tu nivel de glucosa en la sangre. La quinoa también es rica en fibra. Es una opción maravillosa si se quiere bajar de peso o si se padece diabetes.

Me encanta cocinar con quinoa, tiene un sabor único que se ha descrito como una mezcla entre arroz integral y avena, con un ligero matiz de nuez. Como no tiene gluten, es un sustituto magnífico para todo tipo de platillos a base de granos.

APROVÉCHALO La quinoa es un superalimento, pero además cocinarla es rápido, fácil y tan versátil que puedes comerla a cualquier hora del día. Pruébala en el desayuno con leche de almendras, en vez de avena, o sustitúyela por arroz o pasta.

8. SEMILLAS DE CHÍA

Antes la chía me daba un poco de lástima. Esto fue cuando este tesoro escondido se utilizaba en infomerciales que vendían muñecos "cabeza de pasto" con semillas que germinaban para parecer pelo.

Pero en la última década, la chía ha hecho una entrada triunfal en el contexto de la alimentación sana y no como brote de pelo, sino como un alimento funcional lleno de proteína, fibra (¡sólo 2 cucharadas contienen casi 30% de nuestro requerimiento diario!), grasas saludables y minerales quemagrasa como el calcio. ¿Quién lo diría?

Ahora que el mundo lo sabe, la chía es una de las mejores entradas al mundo de la nutrición saludable. Cocino mucho con ellas porque son un nutriente muy poderoso.

Las adoro porque me satisfacen y me ayudan a no sentir hambre. En ese sentido, las incluyo en la categoría de alimentos con calorías negativas. Son sustanciosas. Después de digerirlas comienzan a absorber mucho líquido en el estómago para formar un gel que te mantiene satisfecho. Un estudio publicado en 2010 en el *European Journal of Clinical Nutrition* demostró que las semillas de chía frenan el apetito dos horas después de comerlas, además, contribuyen a disminuir los subidones de glucosa después de comer.

Las semillas de chía podrán ser la tendencia nutricional más reciente, pero existen desde tiempos antiguos. Eran una fuente de alimento para los mayas y los aztecas, las cultivaban por su valor comercial hace más de quinientos años. Ambas culturas la consideraban alimento y medicina. Pronto las verás en muchos más productos. Atención.

APROVÉCHALO La chía es sumamente versátil. Rocíalas en avena, ensaladas, yogur griego, quinoa o arroz. También puedes licuarlas en smoothies.

9. TOFU

Siempre he sabido que el tofu es saludable, pero hasta hace poco no había cocinado con él. Era típico que pensara: "Esta receta de salteado con tofu se ve deliciosa", pero que luego le pusiera tiras de carne, pollo o pescado.

Ahora me gusta mucho y disfruto cocinarlo porque es uno de los ingredientes más versátiles en una alimentación a base de vegetales. Como el tempeh, el tofu se elabora con soya, la única legumbre que contiene más proteína que carbohidratos. Como tal, la proteína de soya está empatada con la animal en cuanto a su efecto termogénico. La proteína de soya también mejora la resistencia a la insulina, la marca distintiva de la obesidad.

La soya engaña al organismo para que éste secrete una hormona de nombre glucagón, la cual libera depósitos de grasa y carbohidratos para mantener al cuerpo delgado y lleno de energía; como consecuencia, también controla el hambre. Una investigación de 2006 publicada en la revista *Appetite* reveló que el tofu al igual que el pollo te mantiene satisfecho horas después de una comida.

Las distintas variedades de tofu que se encuentran en el supermercado difieren mucho a partir de su contenido de agua. Yo prefiero el tofu sedoso o blando, pues de todas las variedades es el que más agua contiene. Por eso es tan suave y cremoso.

APROVÉCHALO El tofu absorbe los sabores de los ingredientes con los que lo cocines, sin embargo, conserva una textura distintiva, casi carnosa. Incorpóralo a tus ensaladas, salteados y smoothies para obtener una buena dosis de proteína. También es un excelente sustituto del queso en platos italianos tradicionales como lasaña.

10. NUECES DE CASTILLA

En 30 gramos de estas nueces hay 4 gramos de proteína, así que estos ricos frutos secos son una fuente maravillosa de proteína. Las nueces de Castilla también son ricas en grasas saludables, entre ellas, ácido alfa-linoléico (ALA). Esta grasa omega-3 es esencial para la salud de la bioquímica cerebral y para estabilizar el estado de ánimo (¡algunos dicen que por eso se parecen al cerebro humano!). Un estudio de 2011 del *American Journal of Clinical Nutrition* reveló que por cada incremento

de medio gramo en el consumo diario de ALA el riesgo de depresión disminuye hasta 43%.

Otra cosa maravillosa de las nueces de Castilla es que desencadenan una reacción en el cuerpo que retarda el ritmo en el que el estómago se vacía. Esto quiere decir —¡adivinaste!— que son un supresor natural del apetito. Y hablando de estómagos, algunas investigaciones han demostrado que también pueden ayudar a reducir la medida de la cintura.

APROVÉCHALO Intenta ingerir un puñado de nueces de Castilla media hora antes de comer para controlar el apetito. Espolvoréalas en el yogur o la avena o en ensaladas y salteados para obtener una fuente rápida de proteína vegetal.

HAZLO VEGETARIANO

Como puedes ver, la dieta de las calorías negativas se puede adaptar perfectamente a un estilo de vida vegetariano o vegano. Empieza con una base de frutas y verduras con calorías negativas y sigue este sencillo proceso de tres pasos para armar tus comidas.

PASO 1: ELIGE TU ENFOQUE

Selecciona el tipo de alimentación vegetariana que más te convenga. En sentido estricto, un vegetariano no come carne, pero sí puede comer productos animales como queso, leche o huevos. Por otra parte, un vegano no come productos de origen animal, como huevo, leche, chocolate, yogur o queso. Los lactovegetarianos tampoco comen huevo, pero son más flexibles que los veganos para comer productos de origen animal. Los ovovegetarianos sí comen huevo, aunque no lácteos, así que el huevo es el único producto animal que consumen.

Los semivegetarianos se alimentan primordialmente a base de vegetales, pero no son vegetarianos en sentido estricto. No hay reglas para establecer la cantidad de carne que alguien debe comer para considerarse semivegetariano.

PASO 2: PERSONALIZA TU PLAN

Sin importar tu nivel de vegetarianismo, la dieta de las calorías negativas exige los mismos principios nutricionales. La proteína es obligada. Una dieta para bajar de peso debe incluir fuentes de proteína saludable. La lista de los 10 alimentos ricos en proteína que se detalló en este capítulo (página 232) es un buen comienzo si estás pensando en seguir un estilo de vida sin carne.

Si no quieres prescindir de la carne por completo y quieres bajar de peso recomiendo que consideres disminuir su consumo. En tus platillos favoritos, intenta sustituir la carne molida de res con tofu, pollo o legumbres.

He tenido numerosos clientes que son veganos o vegetarianos, y me parece divertido concebir comidas creativas para ellos. Puedes hacer lo mismo: prueba distintas recetas con mucha proteína y fibra y pocos almidones. No me gusta utilizar "carnes vegetarianas" falsas en mis recetas, prefiero recurrir a proteínas vegetales naturales y a una variedad de ingredientes frescos, orgánicos y de temporada.

PASO 3: PLANEA COMIDAS CON CALORÍAS NEGATIVAS

Si quieres un régimen vegetal para bajar de peso combina alimentos con calorías negativas con proteínas y grasas saludables. Utiliza esta ecuación básica en tus comidas: 2 o más alimentos con calorías negativas + 1 proteína magra + una cantidad moderada de grasa como aceite de oliva extravirgen.

Por ejemplo, para desayunar prepara uno de mis smoothies con calorías negativas y añade proteína de chícharo o cáñamo en polvo o bien, un tazón de avena o quinoa con leche de almendras y con moras.

Para la comida, prepárate una ensalada generosa con verduras de hoja verde, tomate, apio picado, rebanadas de pepino o cualquier otra verdura con calorías negativas, tofu, nueces de Castilla o legumbres. Rocía con aceite de oliva, vinagre y una o dos especias quemagrasa: y así tienes una ensalada perfecta con calorías negativas. O consulta la página 151 y prueba alguna de mis recetas sin carne para la comida.

Para la cena, combina alguna proteína vegetal como quinoa o lentejas con verduras con calorías negativas crudas o cocidas para preparar una comida que te mantendrá satisfecho hasta el día siguiente. También puedes incluir otras verduras que no estén en la categoría de calorías negativas, la lista está en la página 48. Intenta incluir por lo menos dos alimentos con calorías negativas en tus comidas principales. Para concluir la cena, prueba alguno de mis postres con calorías negativas.

Los refrigerios también son pan comido: recurre a frutas con calorías negativas como las manzanas, los cítricos o las moras, o bien, a alguna verdura con calorías negativas. Combínalos con almendras, nueces de Castilla, pistaches o hummus.

EJEMPLO DE MENÚ SIN CARNE PARA UNA SEMANA

Esta es una muestra de cómo planear un menú sin carne y con calorías negativas.

LUNES

DESAYUNO

Risotto de manzana y canela con salvado de avena y almendras (agrega una cucharada de semillas de cáñamo para obtener una dosis adicional de proteína) o algún smoothie con calorías negativas y proteína de chícharo o cáñamo en polvo.

COMIDA

Ensalada estilo tailandés de brócoli asado con almendras y limón

CENA

Rollos de berenjena

REFRIGERIO

Sushi de pepino y arroz de almendras

MARTES

DESAYUNO

Avena de quinoa y moras azules con menta o algún smoothie con calorías negativas y proteína de chícharo o cáñamo en polvo

COMIDA

Coles de Bruselas trituradas con aderezo tibio de ajo rostizado, almendras y limón (sin queso)

CENA

Pot-au-feu de verduras

REFRIGERIO

Barras de manzana, arándanos y almendras

MIÉRCOLES

DESAYUNO

Ensalada de cítricos con pepino y albahaca o algún smoothie con calorías negativas y proteína de chícharo o cáñamo en polvo

COMIDA

Bouillon de champiñones, poro, tofu y wasabi

CENA

½ taza de frijoles rojos + coles de Bruselas trituradas con aderezo tibio de ajo rostizado, almendras y limón

REFRIGERIO

Un puñado de pistaches + 1 manzana mediana

JUEVES

DESAYUNO

Pizza con champiñones y brócoli o algún smoothie con calorías negativas y proteína de chícharo o cáñamo en polvo

COMIDA

Tazón de ensalada de verduras ralladas con aderezo de chía

CENA

Cena de sopa y ensalada: 1 taza de sopa de lentejas orgánica + ensalada de fresa y espinaca con almendras y albahaca

REFRIGERIO

Hormigas rojas sobre un tronco

VIERNES

DESAYUNO

Tazón con quinoa y moras o algún smoothie con calorías negativas y proteína de chícharo o cáñamo en polvo

COMIDA

Ensalada de verduras de hoja verde con aderezo cremoso de almendras y rábano

CENA

Salteado de shiitake y bok choy

REFRIGERIO

Un puñado de nueces de Castilla + 1 naranja mediana

SÁBADO

DESAYUNO

Risotto de manzana y canela con salvado de avena y almendras (agrega una cucharada de semillas de cáñamo para obtener una dosis adicional de proteína) o algún smoothie con calorías negativas y proteína de chícharo o cáñamo en polvo

Caldo de garbanzos y verduras de hoja verde mixtas

Coliflor rostizada con chile verde, curry de almendra y limón

Dip de berenjena y almendras con apio

DOMINGO

Avena de quinoa y moras azules con menta o algún smoothie con calorías negativas y proteína de chícharo o cáñamo en polvo

Pot-au-feu de verduras

Rollos de berenjena

Rebanadas de manzana con cacahuate

Ahí tienes: un menú sencillo de alimentos sin carne, recargado con calorías negativas. Cada semana compra una variedad de alimentos con calorías negativas y mi recomendación de proteínas vegetales. La clave es llenar el refrigerador y la alacena para facilitarte seguir el programa el tiempo necesario para cumplir tu objetivo.

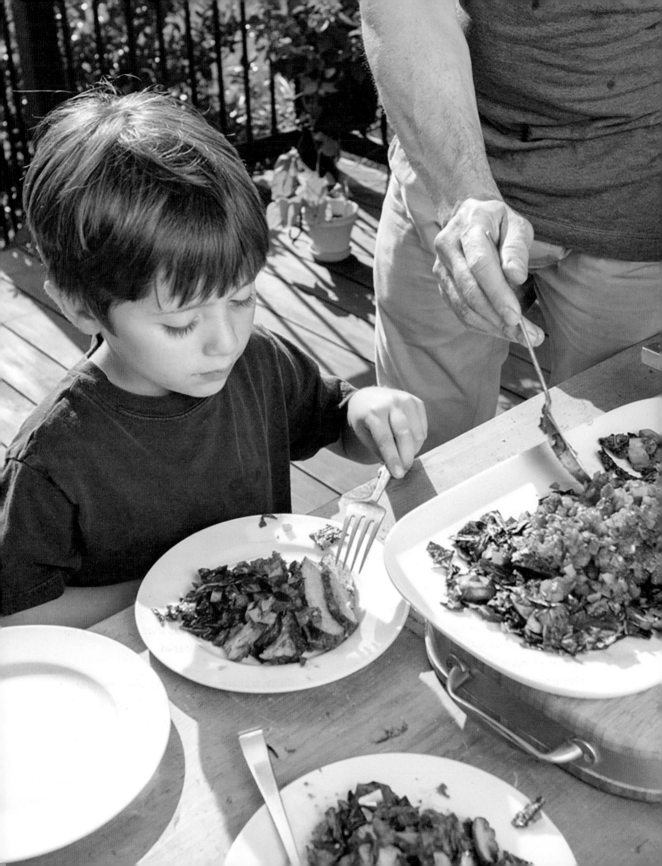

CAPÍTULO TRECE

EL PLAN FAMILIAR

HACER dieta en solitario es un esfuerzo infame. El problema es que comer es una actividad social. Nos sentamos a la mesa con nuestras familias al finalizar un día atareado, compartimos una comida especial con nuestra pareja, vamos a casa de una tía, una hermana o una abuela por sus comidas legendarias de los fines de semana. Comemos con nuestras familias, pero hacemos dieta sin ellas.

Muy a menudo hacer dieta en solitario puede ser poco favorable. Sin el apoyo de otros que sigan el mismo programa es muy sencillo retomar los hábitos nocivos de siempre. ¿Cuántas veces has abandonado tu dieta porque otras personas te han desviado del camino? Sería muy fácil seguir una dieta si vivieras solo en una isla desierta, pero aquí, en el mundo real (y muy poblado), la familia y los amigos que no están a dieta pueden desafiar tu enfoque y determinación.

Repasemos algunas estrategias para tener éxito en la dieta de las calorías negativas, sin importar cuán grande o pequeño sea tu hogar.

SI ERES EL ÚNICO QUE ESTÁ A DIETA

Puede ser que tu pareja o tus hijos no necesiten bajar de peso o que simplemente no les interese ponerse a dieta. No importa porque puedes hacer la dieta de las calorías negativas por tu cuenta, y la buena noticia es que toda tu familia se beneficiará de esta forma más saludable de comer. Esto es lo que sugiero para facilitarte las cosas si lo harás solo:

• Dale a tu familia lo que quiere, pero de la forma más saludable posible: asa, hornea o rostiza en vez de freír, por ejemplo. Incluye muchas verduras con calorías negativas y no te compliques al cocinarlas.

• No le prepares a tu familia algo completamente distinto a lo que tú vas a comer. De lo contrario, caerás en la tentación de probar lo que les cocines.

- Ten a la mano versiones con poca azúcar, reducidas en sodio o ricas en fibra de los alimentos favoritos de tu familia. Compra salsas, caldos y sopas reducidas en sodio. Opta por panes y cereales orgánicos para desayunar.

- Ten a la mano refrigerios como nueces y frutas, pero no los impongas. Permite que tu familia pruebe las botanas más saludables por cuenta propia. Lo más probable es que las disfruten y queden satisfechos, y decidan comerlas habitualmente.

- Si tus hijos se resisten a los cambios ve con calma. Comienza con la regla de que la comida nutritiva va primero que la chatarra. Permíteles decidir si quieren alimentos saludables o no. Evita enojos. No peleen por comida. Sé paciente y persistente. Tus esfuerzos valdrán la pena.

- Acepta que tal vez tendrás que hacerlo solo, por lo menos por ahora. No intentes cambiar todo de la noche a la mañana. Si lo haces, tu familia se sentirá abrumada y se rebelará.

- Pide apoyo. Si sientes que tu familia está saboteando tu dieta, ya sea de forma consciente o inconsciente, envíales un correo o un mensaje para pedirles que te respalden. Cuéntales que sus conductas te orillan a hacer trampa, como al preguntarte constantemente cuántos kilos has bajado o dejar la comida chatarra a la vista de todos. Por ejemplo: "Quizá les parezca que preguntarme sobre mi peso es útil, pero me siento presionado y frustrado cuando no he bajado de peso". O siéntate con ellos para hablar acerca de por qué para ti es importante bajar de peso y recalca las razones de salud. Ex-

plícales que ellos no tienen que modificar sus hábitos alimenticios, pero que por lo menos deberían apoyarte.

- Reúne a un grupo de apoyo fuera del círculo familiar. Invita a amigos o colegas del trabajo que quieran ponerse a dieta contigo.

- Da un buen ejemplo a tus hijos. Ellos aprenden de ti. Si te ven disfrutando frutas y verduras intentarán emularlo y verán que la dieta es un cambio positivo.

Tu estilo de vida puede inspirar a tu familia y a tus amigos, los puede animar a dar el salto y, en otra instancia, a sentirse más sanos y con más energía. ¡No puedes pedir más que eso!

UN MOTIVO PARA PONERSE A DIETA JUNTOS Y HACERLO BIEN

Según los Centros para el Control y la Prevención de Enfermedades (CDC por sus siglas en inglés), desde principios de la década de 1970 el porcentaje de niños y adolescentes estadunidenses con sobrepeso u obesos ha aumentado más del triple, cerca del 17%. Tres de cada cuatro adolescentes con sobrepeso mantienen ese peso en la adultez.

No es un asunto meramente estético. La obesidad infantil provoca problemas para la salud inmediatos y de largo plazo. Si eres padre, ten en cuenta que si tus hijos pequeños o adolescentes son obesos, los Centros para el Control y la Prevención de Enfermedades aseguran que es más probable que:

- Tengan mayor riesgo de padecer enfermedades cardiovasculares como colesterol o presión sanguínea elevada.

- Presenten prediabetes, un padecimiento en el que los niveles elevados de glucosa indican mayor riesgo de desarrollar diabetes.

- Sean más proclives a problemas óseos o en las articulaciones, trastornos del sueño y autoestima baja.

Me interesa contener la oleada de obesidad infantil y adolescente. Si quieres a tus hijos —estoy seguro de que sí—, espero que hagas todo lo que esté en tus manos para darles una vida longeva y saludable. Creo que la dieta de las calorías negativas, con su énfasis en las frutas y verduras, proteínas magras y grasas saludables, puede ofrecer a muchas familias un camino hacia la salud.

LA DIETA DE LAS CALORÍAS NEGATIVAS EN FAMILIA

Si a tu familia le vendría bien bajar unos kilos y llevar una vida más sana, ¿por qué no ponerse a dieta en familia? Es mucho más fácil hacer las compras y cocinar cuando todos siguen el mismo régimen; además es mucho más divertido cuando juntos se esfuerzan en cumplir un objetivo.

Otro beneficio de ponerse a dieta en familia es que incrementa tus posibilidades de tener éxito. Investigadores de la Facultad de Medicina de la Universidad de Pittsburgh dividieron un estudio de personas a dieta en dos grupos: al primero se le pidió que se pusiera a dieta solo, al segundo se le dijo que lo hiciera con familia o amigos. Al término de las 16 semanas, las personas que tuvieron apoyo bajaron más kilos que las que se pusieron a dieta solas. Al cabo de casi 10 meses, 66% del grupo con apoyo seguía bajando de peso, mientras que sólo 24% de los solitarios lo logró.

DESINTOXICACIÓN DE 10 DÍAS CON UN AMIGO

La desintoxicación de 10 días de las calorías negativas también puede ser mucho más divertida —y eficaz— si la haces acompañado. Ya sea con un amigo, vecino, colega o compañero de trabajo es maravilloso compartir las trincheras con alguien que entienda tu experiencia. Estas son algunas recomendaciones:

- Que no te dé pena pedir a algún amigo (o varios) hacer la desintoxicación contigo. Estoy seguro de que hay muchas personas en tu vida a quienes les encantaría y que además lo necesitan.

- Comparte qué smoothies, ensaladas y sopas te gustan más.

- Reúnanse varias veces durante los 10 días para comer juntos o tomarse un smoothie.

- Si uno de tus compañeros de *detox* es hombre y tú eres mujer, no seas tan competitiva. Los hombres bajan de peso más rápido que las mujeres.

- Que tu compañero te acompañe a hacer ejercicio moderado: caminar, yoga o Pilates.

- Hagan un pacto para motivarse, sobre todo si alguno tiene la tentación atiborrarse de helado.

- Mantengan una lista actualizada de todos los efectos positivos de la desintoxicación, como piel brillante, menos kilos, mejor calidad de sueño, más energía, etcétera, y compartan sus experiencias.

También recomiendo que intenten comer juntos en la medida de la posible. Incluso si durante la semana laboral no tienen tiempo para comer con calma, casi todas las recetas de este libro son muy fáciles como para prepararlas al final de una jornada laboral de muchas horas. Prioriza sentarse a comer juntos por lo menos una vez a la semana. En mi familia dedicamos los domingos a eso.

Siempre había por lo menos veinte o treinta miembros de mi familia durante la cena. Dedicábamos la mayor parte del día a cocinar y a comer. Jugábamos cartas o *boccia* mientras la pasta hervía, la carne se asaba y los postres se horneaban; todas las recetas se habían pasado de generación en generación y formaban parte fundamental de nuestro estilo de vida. Todos se aseguraban de que durante estas reuniones nos sintiéramos bien, animados, alimentados y amados.

Las comidas familiares no tienen por qué ser espectaculares, lujosas ni complicadas. De hecho, no deberían serlo, sobre todo si tú cocinas. Deberías relajarte y disfrutar a tu familia.

Por desgracia, las comidas familiares como las que experimenté de niño se han extinguido, así como las batidoras manuales de huevo, y esto afecta a los niños y los adolescentes.

Un grupo de pediatras y psicoterapeutas estudiaron este problema y publicaron sus resultados en *Canadian Family Physician* en 2015. Concluyeron que las comidas familiares poco frecuentes están relacionadas con trastornos alimenticios, abuso de alcohol y drogas, depresión o pensamientos suicidas entre adolescentes, y que "hay una relación positiva entre las comidas familiares frecuentes y una autoestima elevada y éxito escolar".

Vale la pena tener en cuenta estudios como éste. Para mí, comer en familia es una forma sencilla, natural e instintiva de expresar amor y valo-res familiares, lo cual los niños necesitan hoy más que nunca.

Si tus familiares expresan interés en acompañarte en este programa es buena idea sentarse a hablar del plan antes de comenzar. Asegúrate de que el enfoque, sobre todo para los niños, sea la salud, así como divertirse y sentirse mejor, no nada más bajar de peso.

Estas son algunas sugerencias para que la dieta de las calorías negativas sea un asunto familiar positivo:

• Permite que tus hijos participen en las decisiones sobre su lunch. A veces vas a tener que mandarles el sándwich de crema de cacahuate y mermelada que tanto te piden, y está bien. Compra crema de cacahuate natural, mermelada sin azúcar y pan de granos integrales. Prepara las mejores versiones posibles de las "comidas para niños".

En ese sentido, encajar con sus amigos durante el lunch puede estar sobrevalorado. Mi mamá me mandaba de lunch rebanadas de su delicioso pan casero, un trozo de provolone y una manzana o un plátano de postre. Todos los demás comían sándwiches de crema de cacahuate con mermelada y Twinkies, mientras yo me comía mi lunch italiano y me miraban como si fuera extraterrestre. Pero ¿sabes qué? Lo superaron. Y comer así me enseñó a adorar la comida y entender el valor de los alimentos e ingredientes naturales.

• Ve introduciendo algunas de las sopas, ensaladas, entradas y postres en tu menú semanal gradualmente. Son alimentos que de todas formas todos deberían comer en mayor medida. Si somos objetivos, pocos niños comen todo tipo de frutas y verduras. Incluso si tus hijos comienzan comiendo un par de piezas de frutas o verduras al día es mejor que nada. A medida que se vayan habituando a esta comida desarrollarán su paladar.

- Intenta que tus hijos prueben algunos de los smoothies con calorías negativas como el de pastel de fresa (página 88) o el especiado de pay de manzana (página 92). Si les gustan las malteadas, probablemente les gustarán los smoothies. También los niños pueden improvisar sus propios smoothies, pueden licuar una o dos porciones de verdura (kale, arúgula o espinaca) con frutas dulces como moras o manzanas, que además tienen calorías negativas.

- Incluye a toda la familia en proyectos divertidos como cultivar sus propias verduras. Si te ayudan a sembrar, cuidar y cosechar las plantas después les emocionará comerse los alimentos que con tanto empeño cultivaron.

- Lleva a tus hijos a la tienda o el mercado. Permíteles que seleccionen fruta o verdura que les llame la atención. Invítalos a la cocina y deja que te ayuden a preparar la comida. De niño me encantaba ayudar a mi mamá en la cocina y siempre había aciertos y errores. En aquel entonces no lo sabía, pero estaba entrenando y desarrollando mi paladar. De adolescente, mamá trabajaba hasta las cinco o seis de la tarde, así que mi hermano y yo teníamos que arreglárnoslas en la cocina solos. Esas ocasiones me brindaron enseñanzas increíblemente valiosas en cuestión de alimentación y nutrición.

- Recuerden qué los motiva. Bajar de peso es parte del plan para estar sanos y disfrutar una vida longeva juntos, como familia.

Siempre es maravilloso ponerte a dieta y hacerte cargo de tu salud, ya sea de manera individual o en familia. Ser una familia sana tiene una serie de recompensas. Cuando cambien su estilo de vida irán adoptando otros hábitos saludables como cocinar más en casa, hacer más ejercicio, pasar más tiempo al aire libre y adoptar nuevas tradiciones y actividades en familia. Sin duda serán una familia más feliz y unida, lo cual debería ser suficiente motivación para toda la vida.

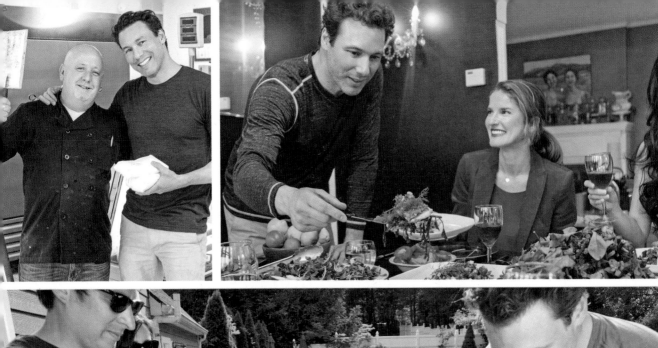

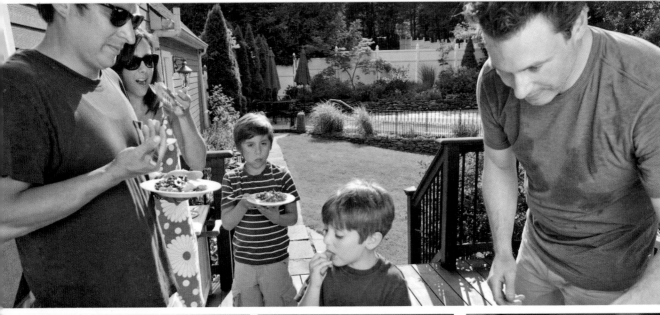

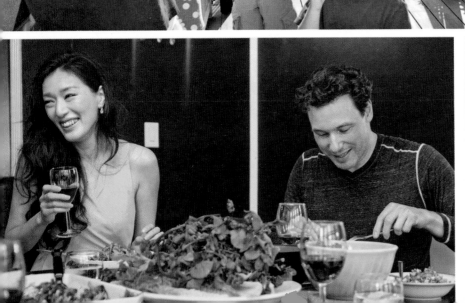

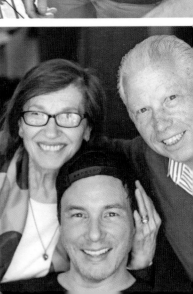

CAPÍTULO CATORCE

COMER FUERA DE CASA Y PARA EL CAMINO

NO IMPORTA en dónde comes sino qué comes. Con la dieta de las calorías negativas puedes comer en cualquier restaurante, mientras viajas, esperas en el aeropuerto o de vacaciones, porque todos los locales para comer en el planeta cocinan y sirven alimentos con calorías negativas. No se requiere la disciplina de un sargento de la Marina, sino creatividad y confianza. Cuando se trate de modificar tu orden no seas tímido, ¡es por tu bien!

Cuando elijas tus comidas en restaurantes evita las cosas que engordan y mantén las siguientes configuraciones en mente.

Desayuno: 1 proteína magra (como clara de huevo) + verduras con calorías negativas como espinaca, tomate y champiñones o 1 cereal + una fruta con calorías negativas o 1 proteína magra + una fruta con calorías negativas.

Comida: 1 proteína magra + 2 o más verduras con calorías negativas (incluida una ensalada con verduras de hoja verde) + 1 fruta con calorías negativas, si se desea.

Cena: 1 proteína magra + 2 o más verduras con calorías negativas (incluida una ensalada con verduras de hoja verde) + 1 fruta con calorías negativas, si se desea.

Refrigerios para el camino: lleva bolsas pequeñas con nueces, corta verduras crudas y frutas frescas como manzanas o moras, ambas con calorías negativas.

Para una guía más puntual sobre qué pedir cuando comas fuera he definido las normas siguientes, las cuales cubren una variedad amplia de restaurantes. En cada caso he compilado una lista de muestra con 10 comidas con calorías negativas que puedes pedir en estos restaurantes y también he indicado qué evitar. Utiliza esta información para planear por adelantado e identifica las opciones con calorías negativas para que los menús extensos no te agobien y no sientas el impulso de pedir lo que sea.

RESTAURANTES DE CADENA DE COCINA ESTADUNIDENSE

(Applebee's, Chili's, Fridays)

Antes descartaba por completo estas cadenas, pero ahora que algunas han modificado sus menús, yo también he cambiado mi postura: están bien como último recurso siempre que tu pedido sea responsable. Esto es, alimentos naturales, orgánicos si es posible y frescos. Busca las opciones "light". Estos son algunos ejemplos de lo que puedes pedir si estás en el programa de las calorías negativas:

1. Sirloin a la parrilla con hongos portobello
2. Ensalada de pollo a la parrilla con aderezo de aceite y vinagre.
3. Ensalada de mariscos (como verduras de hoja verde con camarones a la parrilla) con aderezo de aceite y vinagre.
4. Salmón a la parrilla con brócoli o cualquier platillo con pescado fresco, verduras de temporada y ensalada con aderezo de aceite y vinagre.
5. Sirloin a la parrilla con tomate rostizado y mezcla de verduras de hoja verde con aderezo de aceite y vinagre.
6. Pollo a la parrilla, verduras al vapor y ensalada con aderezo de aceite y vinagre.
7. Chile con carne de alubias y pollo.
8. Ensalada de manzana, arándanos y espinaca con aderezo de aceite y vinagre.
9. Hamburguesa de pavo a la parrilla con brócoli al vapor.
10. Trío de verduras: tres guarniciones de verduras con calorías negativas para crear tu propio platillo sin carne: brócoli al vapor, tomates rostizados y ensalada, por ejemplo.

EVITA: entradas fritas, hamburguesas de carne de res o sándwiches con mucha grasa y cualquier cosa bañada en salsa.

RESTAURANTES ASIÁTICOS

Me crié en el barrio jamaicano de Queens y a veces pedíamos comida china de un restaurante cercano. Siempre pedíamos lo mismo: sopa de wonton, camarones con salsa de langosta y arroz frito con cerdo, además de una orden de rollos primavera, por supuesto. La comida siempre era deliciosa y para mí, inspiradora: era una introducción a los sabores asiáticos, los cuales integré a mi repertorio como chef. Así que le tengo mucho cariño a la cocina asiática.

En estos días me gusta aún más porque muchos platillos son saludables y, por lo tanto, pueden formar parte de un régimen para bajar de peso. Lo que hay que tener en cuenta al pedir comida asiática es que suele tener muchas salsas. Evita pedir cualquier platillo que esté bañado en salsa y limita tu consumo de salsa de soya porque tiene mucho sodio (incluso la versión reducida en sodio es bastante salada). Estas son algunas sugerencias de qué pedir mientras sigues la dieta de las calorías negativas:

1. Wraps (sin carbohidratos) de lechuga, o rollos vietnamitas con relleno de tofu sellado, cebolla morada, nueces, castañas de agua u otras verduras.
2. Sopa (las opciones saludables incluyen sopas con caldo como sopa de huevo, miso, sopa agripicante) y ensalada de algas.
3. Platillos al vapor como chow mein, lo mein o chop suey, con arroz integral al vapor de guarnición.

4. Sushi con pescado crudo, verduras y de preferencia, arroz integral. Evita el sushi que contenga mayonesa o salsas especiadas "sospechosas".

5. Sashimi y ensalada de algas, ensalada de pepinos o una ensalada sencilla con aderezo de jengibre y zanahoria aparte.

6. Tofu encurtido estilo Sichuan con verduras al vapor.

7. Edamames al vapor (soya en vaina) y ensalada de algas, ensalada de pepinos o una ensalada sencilla con aderezo de jengibre y zanahoria.

8. Pollo o carne de res teriyaki con verduras al vapor.

9. Entradas con verduras, al vapor o salteadas, pero con muy poco aceite.

10. Moo shi (verduras, pollo o camarones al vapor).

EVITA: costillas, pato, pollo General Tso, rollitos primavera, wontons fritos, pollo a la naranja, pollo agridulce, entradas agridulces, entradas fritas y cualquier cosa bañada en alguna salsa densa y pegajosa.

RESTAURANTES BARBECUE

Cuando piensas en lugares para comer carne, seguro te imaginas costillas jugosas y carnosas. No hay nada mejor, ¿no crees? Si comes demasiadas costillas barbecue, difícilmente podrás ver y tocar las tuyas. En cualquier caso, no temas acercarte a una parrilla. Con tantas proteínas a la parrilla en el menú hay muchas opciones saludables. Estas son algunas ideas:

1. Pollo rostizado con guarnición de ejotes.

2. Pechugas de pollo a la parrilla con guarnición de ejotes o ensalada de col con vinagre.

3. Brisket con ensalada sencilla con aderezo de vinagre y aceite o ensalada de col con vinagre.

4. Camarones a la parrilla con ensalada sencilla con aderezo de vinagre y aceite o ensalada de col con vinagre.

5. Bagre asado con ensalada sencilla con aderezo de vinagre y aceite o ensalada de col con vinagre.

6. Costillas de cerdo con ejotes.

7. Pavo ahumado a la parrilla con ensalada de col con vinagre, cebollas rebanadas y pepinillos en salmuera.

8. Pulled pork con ensalada de col con vinagre, cebollas rebanadas y pepinillos en salmuera.

9. Pollo a la parrilla sobre una cama de verduras de hoja verde, con aderezo de aceite y vinagre.

10. Salmón a la parrilla con ejotes o una ensalada sencilla con aderezo de aceite y vinagre.

EVITAR: costillas, alitas, entradas fritas, sándwiches y cualquier cosa bañada en salsa barbecue.

RESTAURANTES PARA DESAYUNAR

Me encanta desayunar fuera. Si alguien me prepara un expreso caliente y unos huevos revueltos o un omelet perfecto, estoy en el cielo gastronómico. Al parecer no soy el único entusiasta de desayunar fuera. Según NPD Group, una empresa de análisis sobre el consumo, casi 14% de los estadunidenses desayuna fuera de casa todos los días. Si estás en este grupo y desayunas fuera a menudo, busca desayunos que contengan fibra y proteína magra. Estas son las mejores 10 apuestas con calorías negativas:

1. Omelet de verdura con espinaca, tomate y champiñones.
2. Claras revueltas con verduras (como espinaca, tomate y champiñones).
3. Tocino de pavo con fruta fresca de temporada.
4. Avena y fruta fresca de temporada.
5. Polenta y fruta fresca de temporada.
6. Salchicha de pavo y fruta fresca de temporada.
7. Yogur griego con nueces y fruta fresca de temporada.
8. Huevos revueltos y tomate en rodajas.
9. Salmón ahumado con fruta fresca de temporada.
10. Un smoothie con muchas frutas con calorías negativas y de ser posible, algunas verduras de hoja verde.

EVITAR: huevos estrellados, croquetas de papa, hot-cakes, waffles, jamón ahumado, muffins y pastelitos, salchichas, tocino, quiché y crepas.

DELICATESSEN

Me encantan los *delis*. Como buen neoyorquino crecí entre los mejores del mundo. La comida sencilla y poco costosa que se sirve en estos lugares nunca pasa de moda. Estos platillos figuran en los menús de algunos restaurantes delicatessen y quedan muy bien con el estilo de vida de las calorías negativas:

1. Sopas a base de caldos como pollo, verdura y cebada.
2. Ensalada de verduras, puedes elegir tu base de hoja verde y las verduras frescas con calorías negativas que quieras.
3. Pollo a la parrilla con verduras de hoja verde, con aderezo de aceite y vinagre.

4. Salmón ahumado con ensalada verde, con aderezo de aceite y vinagre.
5. Ensalada griega (con poco feta), con aderezo de aceite y vinagre.
6. *Parfait* de fruta fresca y yogur griego sin grasa (sin granola).
7. Pechuga de pollo o pollo rostizado.
8. Hamburguesa de verduras o pavo con lechuga, tomate y pepinillos, sin pan.
9. Un tazón de "chile con carne" de pollo o pavo.
10. Wrap de lechuga con carne magra como pavo o pollo fresco, con mostaza y pepinillos.

EVITA: sándwiches, pasta, ensaladas con mayonesa, carnes grasosas como pastrami y corned beef, sándwiches Reuben y papas fritas.

COMIDA RÁPIDA

Seguro iré al infierno de los chefs por el sólo hecho de mencionar la comida rápida, pero hay algunas opciones que te permitirán comer comida rápida sin dejar de serle fiel a la dieta de las calorías negativas. Ten en cuenta que muchas comidas de estos lugares son tan vastas que podrían alimentar a un ejército, aunque aseguren ser porciones individuales. No te impongas las comidas de tamaño descomunal que tanto te ofrecen y opta por la porción más pequeña, incluso la porción para niños si es preciso. Las mejores opciones incluyen:

1. Ensalada Southwest (sin tazones hechos con tortilla ni totopos).
2. Ensalada César de pollo, sin aderezo.
3. Pechuga de pollo a la parrilla, ejotes y ensalada de col (en un lugar de pollo frito).
4. Pollo a la parrilla con guarnición de ensalada.
5. Pollo rostizado con verduras al vapor.

6. Cualquier hamburguesa asada a la parrilla (quítale el pan) con guarnición de ensalada.
7. Entrada de la barra de ensaladas, elige sobre todo verduras con calorías negativas y pechuga magra.
8. Roast beef (quítale el pan) con guarnición de ensalada.
9. Hamburguesa de pavo asada con guarnición de ensalada.
10. Pescado al horno con verduras al vapor.

EVITAR: ¡Todo lo que no esté en la lista!

RESTAURANTES FRANCESES

Si estuviera condenado a muerte y tuviera que pedir mi última comida sería un platillo francés bañado en salsa de queso. Pero antes de que empiece a salivar, permíteme decir que la comida francesa no debería intimidarte y tampoco tienes que sucumbir a las salsas de crema y queso. Muchos platillos no son para nada densos ni grasosos y se pueden incluir en cualquier día de la semana del régimen de las calorías negativas. Echa un vistazo:

1. *Bouillabaisse*: estofado de pescado a base de caldo.
2. Tartar de salmón con ensalada y aderezo ligero de vinagre.
3. Navarin: estofado de cordero y verduras.
4. Cualquier carne o ave rostizado y ensalada de verduras con aderezo ligero de vinagre.
5. Cualquier carne o ave estofada y ensalada de verduras con aderezo ligero de vinagre.
6. Pescado a la parrilla y ensalada de verduras con aderezo ligero de vinagre.
7. Filete a la pimienta y ensalada de verduras con aderezo ligero de vinagre.

8. Ensalada Niçoise sin papas.
9. Ancas de rana a la parrilla y ensalada de verduras con aderezo ligero de vinagre.
10. *Bourguignon* de carne con verduras salteadas.

EVITAR: cualquier entrada frita o con alguna salsa densa y por supuesto, ¡los quesos y los postres!

RESTAURANTES GRIEGOS

Me encanta la comida griega, en mi opinión nunca habrá suficientes restaurantes griegos en el mundo. Cuando veo un menú griego y estoy siguiendo un régimen saludable me enamoro más de esta cocina en la que abundan las verduras y las proteínas magras. Es raro equivocarse en un restaurante griego. Estas son algunas de mis opciones favoritas:

1. Kebabs de verdura.
2. *Souvlaki* (brochetas de verduras con pollo, cordero o cerdo).
3. Portobellos, calabacitas, pimientos morrones, cebollas y tomates a la parrilla con una guarnición pequeña de ensalada griega, con aderezo de aceite y vinagre.
4. Ensalada griega grande.
5. Ensalada de quinoa.
6. Hummus con pepinos u otras verduras para remojar, sin pan pita.
7. Hojas de parra rellenas (*dolmade*) con una guarnición pequeña de ensalada griega, con aderezo de aceite y vinagre.
8. Plato vegetariano con hummus, *baba ganoush* y verduras crudas, o una pequeña ensalada griega, con aderezo de aceite y vinagre.
9. Sopa *Kakavia*: la sopa griega de los pescadores hecha con la pesca del día o de temporada, como huachinango, mújol o pescado blanco.

10. Cualquier marisco a la parrilla o asado, no frito, guarnición de verduras frescas o ensalada.

EVITAR: *Gyros, moussaka,* pay de espinaca y *baklava.*

RESTAURANTES INDIOS

Cuando no cocino y tengo una de esas raras tardes libres, me gusta comer en un restaurante indio. Como buena parte de las cocinas étnicas, la cocina india tiene un lado bueno y otro malo. El bueno es que incluye muchos granos, recurre mucho a la fibra y en menor medida a la proteína animal grasa. También es una cocina de legumbres y verduras, otro punto a su favor, sobre todo si eres vegano o vegetariano. El lado malo es que muchos platillos son fritos o salteados. Sin embargo, hay muchas selecciones saludables de dónde elegir:

1. Pollo o camarones *tandoori.*
2. Dal (platillo de lentejas con poca grasa y dos verduras con calorías negativas) tomate y coliflor. Pídelo sin arroz.
3. Garbanzos con curry.
4. Pescado con curry, siempre que no sea frito.
5. Sopa de lentejas.
6. *Tikka* de pollo o carne (es un platillo rostizado y un poco especiado).
7. *Gobhi matar tamatar* (un excelente platillo vegetariano de coliflor, chícharos y tomates, todos contribuyen a quemar grasa).
8. Verduras al curry.
9. *Vindaloo* de pollo.
10. *Lassi:* este postre es esencialmente un smoothie hecho con fruta, hielo y yogur.

EVITAR: platillos hechos con leche o crema de coco; pan frito o con manteca (*papadums, chapati, naan, kulcha* o *roti*); entradas fritas.

RESTAURANTES ITALIANOS

Es viernes por la noche y quedaste con tus amigos en un italiano. Comienzas a preocuparte: "¿Cómo voy a lograr comer bien con tanta pasta?". Aquí la respuesta:

1. Filete toscano a la parrilla y una ensalada con aderezo de aceite y vinagre.
2. *Cacciatore* de pollo sin la pasta (siempre confirma que puedes sustituir la pasta con calabaza).
3. Sopa minestrone y una ensalada con aderezo de aceite y vinagre.
4. Ensalada César con pollo o camarones a la parrilla con aderezo.
5. Las ensaladas frías pueden ser una opción deliciosa, rocía con un poco de aceite de oliva.
6. Pollo a la parrilla y una ensalada con aderezo de aceite y vinagre o ensalada de tomate y pepino.
7. Pescado a la parrilla y una ensalada con aderezo de aceite y vinagre o ensalada de tomate y pepino.
8. Ternera a la parrilla y una ensalada con aderezo de aceite y vinagre o ensalada de tomate y pepino.
9. Marsala de pollo o ternera y una ensalada con aderezo de aceite y vinagre aparte o ensalada de tomate y pepino.
10. Calamar ligeramente salteado (no empanizado) con verduras italianas como calabacín o berenjena a la parrilla.

EVITAR: antipasto, entradas con salsas a base de crema y queso, pollo parmesano, pan de ajo, ravioli, berenjena a la parmesana, lasaña de carne, espagueti con albóndigas, fettuccini Alfredo y ñoquis.

RESTAURANTES
TEX-MEX

Los restaurantes *tex-mex* tienen una reputación injusta por los omnipresentes totopos, queso y margaritas repletas de calorías. Pero puedes disfrutar de la cocina *tex-mex* mientras sigas este programa. La próxima vez que comas fuera, pide alguno de estos platillos:

1. Pide pescado al vapor o bañado en salsa fresca de tomatillo.
2. Pescado a la parrilla y una ensalada de guarnición con aderezo de aceite y vinagre aparte.
3. Pollo a la parrilla y ensalada de col con vinagre (no cremosa) y pico de gallo.
4. Frijoles negros y una ensalada de guarnición con aderezo de aceite y vinagre.
5. Fajitas de pollo, carne de res o camarones, sin tortillas.
6. Fajitas de verduras, sin tortillas.
7. Ensalada de tacos, sin crema ni tortilla frita.
8. Tiras de carne de res marinada y a la parrilla y una ensalada de guarnición con aderezo de aceite y vinagre o ensalada de col con vinagre (no cremosa).
9. Pollo a la parrilla o tacos de verduras con tortillas de maíz.
10. Mole con pollo, sin arroz ni frijoles refritos.

EVITAR: porciones grandes o combos, cosas fritas como totopos, chimichangas, burritos y crema.

PARRILLAS

Siempre es bueno leer la información nutricional de los restaurantes. Una vez lo hice y me quedé perplejo al leer que el rib eye a la parrilla tenía casi 800 calorías (no estamos contando calorías, pero consumir esa cantidad en una sola comida estropeará tu dieta). Así que ten cuidado. También vigila las porciones. ¡No tienes que comerte el animal entero! Cada porción de proteína no debería sobrepasar la palma de tu mano o una baraja. Elige filete miñón, sirloin, pollo o pescado con verduras. Por ejemplo:

1. Filete miñón o sirloin pequeño, mezcla de verduras y guarnición de ensalada con aderezo de aceite y vinagre.
2. Pechuga de pollo a la parrilla, mezcla de verduras y guarnición de ensalada con aderezo de aceite y vinagre.
3. Salmón o tilapia a la parrilla, mezcla de verduras y guarnición de ensalada con aderezo de aceite y vinagre.
4. Colas de langosta o piernas de cangrejo de las nieves, mezcla de verduras y guarnición de ensalada con aderezo de aceite y vinagre.
5. Camarones a la parrilla, mezcla de verduras y guarnición de ensalada con aderezo de aceite y vinagre.
6. Aperitivo de atún aleta amarilla y ensalada con aderezo de aceite y vinagre.
7. Cualquier entrada de verduras o de la barra de ensaladas, pero sin crutones, queso ni tocino y con aderezo a base de vinagre.
8. Kebabs a la parrilla, de carne de res, pollo o camarones y verduras con calorías negativas como pimientos morrones, tomates y champiñones.
9. Platón con verduras al vapor que incluya verduras con calorías negativas.
10. Coctel de camarones y ensalada con aderezo de aceite y vinagre.

EVITAR: porciones enormes de cortes grasos como rib eye o prime rib; alimentos fritos, salsas, guarniciones como puré de papa, espinacas con crema o papas fritas.

Cuando hayas puesto en práctica estas opciones un par de veces crearás hábitos que se volverán automáticos cada que comas fuera. Recuerda, si no comes fuera con frecuencia y estás siguiendo este programa: disfrútalo cuando lo hagas. Permítete tener una comida especial y memorable. Si comes fuera con frecuencia y estás intentando bajar de peso, intenta seguir las recomendaciones de este capítulo para no sabotear tu progreso.

MIS 10 TIPS PARA COMER FUERA AL ESTILO DE LAS CALORÍAS NEGATIVAS: COMPROBADOS

1. Cuando pidas ensalada, pide el aderezo aparte. Selecciona una vinagreta sencilla o pide aceite y vinagre.

2. Pide opciones más saludables como guarnición de ensaladas, fruta fresca o verduras al vapor, en vez de alimentos fritos como papas fritas, aros de cebolla o croquetas de papa.

3. Selecciona pollo al horno o a la parrilla en vez de frito. Lo mismo para el pescado.

4. Familiarízate con ciertas palabras clave: los platillos fritos, rebozados, empanizados, cremosos, crujientes o al gratín son muy altos en calorías. Igual que los guisos con salsa de mantequilla o crema.

5. Ten la confianza de personalizar tu orden. Los restaurantes querrán tenerte contento y deben esforzarse para que vuelvas —estás pagando—, así que en general te darán gusto y modificarán un platillo haciendo una versión más saludable o te ofrecerán sustituciones. Sólo debes pedirlo. Por ejemplo, pide platillos sin salsa o pide el aderezo aparte. Indícale al mesero que no quieres la canasta de pan ni ver la carta de postres.

6. Aprende a compartir. En los restaurantes las porciones son exorbitantes. Divide tu entrada con un amigo o pide la mitad para llevar para la comida o cena del día siguiente.

7. Hidrátate. Recuerda, el agua es el máximo nutriente con calorías negativas. Cuando el mesero te pregunte qué quieres de beber, pide agua con rebanadas de limón para quemar grasa.

8. Anticípate. Haz una breve investigación. Haz una lista con tus restaurantes favoritos que tienen opciones con calorías negativas deliciosas, incluso en las ciudades que visitas cuando estás de viaje.

9. Viaja ligero. Estar a dieta mientras viajas es estar en tierra de nadie. Por eso te sugiero que cuando viajes en carretera, prepares un paquete de refrigerios de nueces y fruta. Siempre viaja con tu paquete para evitar comer chatarra cuando viajes y tentaciones en los aeropuertos. En los restaurantes utiliza las técnicas que sugiero para una buena comida con calorías negativas.

10. Informa. Avisar a tus anfitriones, parientes y colegas del trabajo que estás a dieta puede ayudarte a evitar situaciones incómodas.

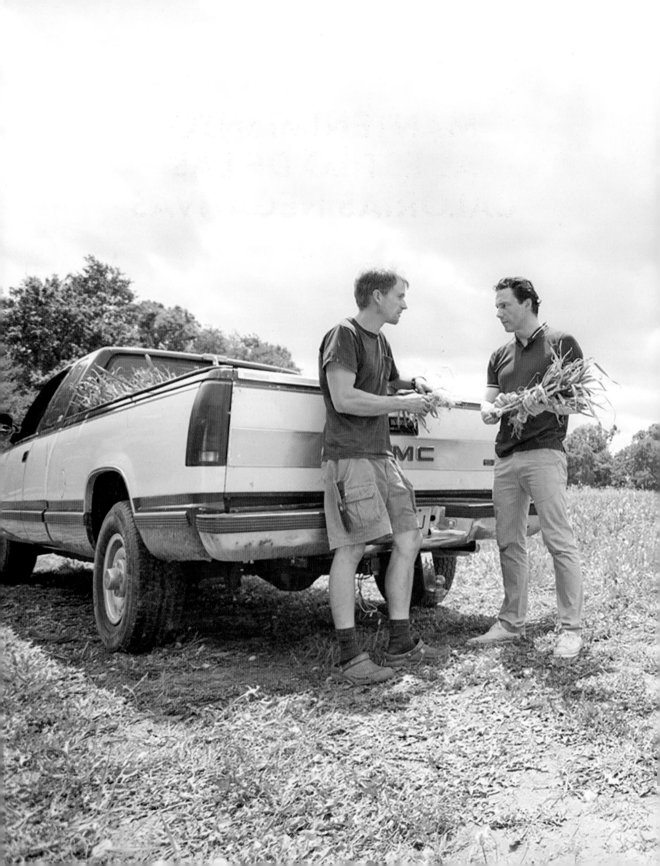

CAPÍTULO QUINCE

MANTENIMIENTO AL ESTILO DE LAS CALORÍAS NEGATIVAS

BAJAR de peso es una cosa, pero mantenerte es otra. Creo que a diferencia de ponerse a dieta, mantenerte es el nuevo campo de batalla en la guerra contra la obesidad, la cual se cobra un promedio de 300,000 vidas al año en Estados Unidos y supone 100 mil millones de dólares de inversión en salud al año. Una dieta nos puede ayudar a ganar una batalla, pero el mantenimiento gana la guerra.

Muchos expertos afirman que la parte más difícil de bajar de peso es no recuperar esos kilos a largo plazo y es cierto que para muchas personas es muy complicado mantenerse en su peso al término de una "dieta" tradicional.

Uno de los aspectos positivos de la dieta de las calorías negativas es que se trata de un estilo de vida sostenible. Esto es porque no renuncias a grupos alimenticios ni reduces drásticamente tu ingesta, simplemente consumes alimentos más sanos aunque deliciosos. Tras 20 días mis clientes se vuelven apasionados del programa: se sienten de maravilla, tienen más energía, ya no se les antoja el azúcar y cambian sus papilas gustativas.

¡Ya no quieren volver a sus hábitos dañinos de antaño!

Igual que la pérdida de peso, el mantenimiento depende de la ingestión de alimentos nutritivos, termogénicos y que te ayuden a sentirte satisfecho, esto es, frutas, verduras y proteínas magras. No caigas en la trampa de contar calorías ahora que ya no estás siguiendo una dieta; si antes no necesitaste esas cifras, tampoco las necesitarás ahora. Es muy fácil obsesionarse con las calorías y perder de vista el aspecto más importante, la nutrición. También puede ser seductor intercambiar comidas: "Mmm… me puedo comer este pay de queso que tiene 350 calorías en vez de una pechuga de pollo de 170 gramos con 320 calorías". Recuerda: no todas las calorías son iguales. El objetivo es la calidad no la cantidad.

EL PLAN DE MANTENIMIENTO DE LAS CALORÍAS NEGATIVAS

Ahora que has alcanzado tu objetivo, ¿cómo hacerle para no recuperar el peso perdido? El plan de mantenimiento de las calorías negativas se fundamenta en tus hábitos saludables recién adquiri-dos. No implica un cambio drástico, tampoco un giro radical en tu estilo de vida. Déjate guiar por el sentido común y elige sobre todo alimentos na-turales.

En esta etapa de mantenimiento puedes aña-dir más variedad a tu alimentación, ya que vas a reintroducir una gama de verduras ricas en almi-dones y de calidad, como papas, camote, betabel, nabos, calabaza de invierno y más frijoles y legum-bres. No descuides las porciones: una porción es una papa, camote, betabel o nabo mediano; ½ taza de frijoles o legumbres; y una taza de calabaza de invierno. Puedes consumir una porción al día.

FRIJOLES, LEGUMBRES Y VERDURAS CON ALMIDONES

◊ alcachofa
◊ alubia
◊ betabel
◊ calabaza
◊ calabaza de invierno
◊ camote
◊ chícharo
◊ chirivía
◊ colinabo
◊ elote
◊ frijol azuki
◊ frijol bayo
◊ frijol blanco
◊ frijol caupí
◊ frijol peruano
◊ frijol negro
◊ frijol pinto
◊ frijol rojo
◊ frijol romano

◊ garbanzo
◊ haba
◊ lenteja partida
◊ lenteja
◊ nabo
◊ papa
◊ zanahoria

También podrás reincorporar más alimentos de granos integrales como pasta, arroz integral, pan y cereal. Una porción equivale a ½ taza de pasta, arroz o cereal cocido; 1 o 2 rebanadas de pan, 1 bollo; o 5 galletas integrales saladas. Puedes consumir una porción al día.

WHOLE-GRAIN FOODS

◊ arroz integral
◊ arroz salvaje
◊ avena
◊ bulgur
◊ cebada
◊ cuscús
◊ pan de granos integrales o de granos germinados, sin gluten
◊ pasta (intenta consumir sólo la elaborada con granos integrales, con quinoa o vegetales sin gluten, en vez de pastas de harina blanca refinada)
◊ quinoa
◊ salvado de avena
◊ fideos o arroz de *shirataki*

Para grasas saludables, puedes consumir más aguacate en el plan de mantenimiento: entre ¼ y ½ al día. También puedes incorporar otros que-sos: de cabra, feta, mozzarella, cheddar y otros quesos maduros, no más de 60 gramos al día; y en el caso del queso cottage y ricotta, no más de ½ taza al día.

Cuando alcances tu peso deseado, también puedes añadir más golosinas y postres si puedes disfrutarlas con moderación, sin excesos. Me gusta sugerir que las personas se centren en comer sanamente durante la semana y que guarden las golosinas para los fines de semana.

Queda claro que debes tener cuidado con estos alimentos. Si continúas practicando los principios de las calorías negativas, no deberías tener antojos, además puede ser peligroso agregar alimentos con mucha azúcar o carbohidratos, ya que nos invitan a comerlos en exceso. Estas son algunas sugerencias sobre cómo consumirlas:

- **Alcohol.** Si se te antoja una copa de vino, una cerveza o un coctel en la comida, adelante. Evita las bebidas azucaradas y opta por un vodka, tequila, ron, ginebra o whisky en las rocas, o con agua mineral o quina. En cuanto al vino, resiste la tentación de pedir una botella completa. Tómate una copa, despacio, y altérnala con agua. Si quieres salir, pero no caer en situaciones en las que fluye el alcohol haz lo que yo: pide un vaso de agua mineral o quina con una rebanada de limón o con un chorrito de jugo de arándano que apenas la pinte de rosa.

- **Chocolate.** Elige chocolate amargo que contenga por lo menos 60% de cacao, aunque 70% o más es ideal, y de preferencia que sea orgánico. Este tipo de chocolate contiene antioxidantes, magnesio y hierro. Disfruta una pequeña porción al día.

- **Postres.** Permítete un postre ocasional. Aunque yo tendría cuidado porque es muy fácil reactivar el gusto por lo dulce. No comas más de dos postres pequeños a la semana. Si es posible, elige los que están hechos con ingredientes saludables como huevos orgánicos, harina integral o legumbres, edulcorantes como jarabe de maple o néctar de agave, etcétera. Así consumirás hierro, fibra, vitaminas B, magnesio y otros nutrientes. Si comes saludable 90% de las veces, entonces te puedes permitir un postre o golosina ocasional.

MUESTRAS DE COMIDA DURANTE EL PLAN DE MANTENIMIENTO DE LAS CALORÍAS NEGATIVAS

La comida que consumirás durante el plan de mantenimiento no será muy diferente de lo que has comido en estos 20 días. Tomemos como ejemplo los desayunos. La diferencia principal es que puedes incluir cereal o un muffin con fibra. Las comidas del mantenimiento son muy similares a las de la dieta. También las cenas, con la excepción de que las porciones son un poco más grandes y casi siempre incluyen un almidón o carbohidrato y si quieres, un postre ocasional.

Repasemos comida por comida y verás cómo funciona el plan de mantenimiento.

DESAYUNOS DURANTE EL MANTENIMIENTO

Estos pueden incluir cualquiera de los siguientes:

- UN SMOOTHIE CON CALORÍAS NEGATIVAS Este es el desayuno ligero ideal cuando tienes poco tiempo. Te sugiero tomarlo durante el mantenimiento. Es la mejor forma de comenzar el día con un golpe de fruta, verduras y proteína con calorías negativas, así como vitaminas, minerales, antioxidantes y fibra, con tan sólo accionar la licuadora.

- **DESAYUNO RICO EN PROTEÍNA** Pueden ser claras de huevo revuelto o un par de huevos revueltos, tal vez un poco de salchicha o tocino de pavo, además de una rebanada de pan tostado de granos integrales. Siempre incluye una ración de fruta fresca, de preferencia una fruta con calorías negativas. Para variar, me gusta cambiar la fruta que desayuno todos los días. Pero el mantenimiento también funciona si desayunas tu fruta favorita todas las mañanas.

- **CEREAL Y FRUTA** Puede ser un tazón de avena, quinoa o cereal de granos integrales con moras o plátano rebanado. Prepáralo con leche vegetal sin azúcar, como almendra, coco, cáñamo, linaza o nuez de la India para un toque adicional de sabor y proteína.

- **DESAYUNOS CON CALORÍAS NEGATIVAS** Sigue preparando tus recetas favoritas del desayuno. No las descartes sólo porque ya terminaste la "dieta". Estas recetas te ayudarán a mantenerte en tu peso y, además, ¡ya las preparas como todo un experto!

En cualquier caso, acompaña tu desayuno con té (el verde es el mejor) o café y un chorrito de leche vegetal si gustas.

COMIDAS DURANTE EL MANTENIMIENTO

Las opciones son interminables:

- **ENSALADAS** No te puedes equivocar con las verduras de hoja verde. Cuando prepares una ensalada elige la mayor cantidad posible de verduras con calorías negativas y remátala con una proteína magra (animal o vegetal). También añade grasas saludables como aguacate o aceite de oliva y un chorrito de jugo de limón recién exprimido. Con esto tendrás una ensalada que te mantendrá satisfecho toda la tarde.

- **SOPA** Esta es otra apuesta quemagrasa. Consume sopas a base de caldo, de verduras o ricas en proteína, como de lentejas o chícharos. Evita las sopas cremosas, como las cremas o los *bisques*. Combina tu tazón de sopa con una ensalada pequeña para una comida completa.

- **SÁNDWICHES** Ahora que estás en el mantenimiento puedes comer sándwiches. Entre dos rebanadas de pan de cereales integrales o germinados, coloca verduras, atún, pollo, aguacate machacado, hummus o lo que quieras.

- **COMIDA LÍQUIDA** Hay días que no tengo tiempo, así que es más práctico comer algo líquido, es decir, un smoothie con calorías negativas, hecho en casa y empacado en un termo. Mis smoothies con calorías negativas son sustitutos maravillosos de cualquier comida.

- **RECETAS DE COMIDA DE LA DIETA DE LAS CALORÍAS NEGATIVAS** Vuélvelas parte de tu repertorio de comidas, ya las conoces y te encantan.

CENAS DURANTE EL MANTENIMIENTO

Recomiendo cenar proteína magra como pescado, mariscos, pollo, pavo o carne de res, a la parrilla, rostizada o al horno, o bien proteína vegetal. Combínala con una buena ración de verduras con calorías negativas y una ensalada verde.

También puedes incluir una porción moderada de almidón: ½ taza de arroz integral, ½ taza de pasta de trigo integral o quinoa, una papa o camote al horno, ½ taza de frijoles o legumbres o una taza de verduras ricas en almidones como calabaza de invierno, nabos o apionabos. También se vale comer un postre hasta dos veces por semana. O disfruta los postres con calorías negativas sin restricciones.

REFRIGERIOS DURANTE EL MANTENIMIENTO

Si continúas poniendo en práctica los principios de las calorías negativas será muy raro que pases hambre durante el mantenimiento, pero cuando sea el caso, tienes muchas opciones:

- Un smoothie con calorías negativas.
- Frutas frescas y nueces.
- Una taza de sopa a base de caldo, como cualquiera de mis sopas con calorías negativas.
- Pepinos rebanados u otras verduras crudas con hummus.
- 60 gramos de queso y 5 galletas integrales saladas.
- Fruta fresca con ½ taza de queso cottage.
- 2 tazas de palomitas hechas en olla.
- 60 gramos de chocolate amargo (unos 2 trozos pequeños).
- Cualquiera de mis refrigerios con calorías negativas.

NO OLVIDES LOS LÍQUIDOS

Durante el mantenimiento es esencial tomar mucha agua en el transcurso del día, recomiendo entre 8 y 10 vasos. El agua ayuda al metabolismo a funcionar a toda velocidad, y regula el hambre y los antojos, pues mantiene el estómago parcialmente satisfecho.

RECURRE A LA DESINTOXICACIÓN DE LAS CALORÍAS NEGATIVAS DURANTE EL MANTENIMIENTO

Los que tienen éxito durante el mantenimiento no se arriesgan y no permiten recuperar ningún kilo. Si subes de peso o si empiezas a sentir la ropa apretada, actúa de inmediato. Es tan sencillo como seguir la desintoxicación de las calorías negativas tres o cinco días. Cuando das a tu organismo alimentos naturales y nutritivos comenzará a eliminar toxinas de manera natural y a quemar grasa. Puedes bajar entre 1 y 2.5 kilos, o más, al hacer una desintoxicación corta. Recurre a ella las veces que quieras para bajar kilos que hayas recuperado y síguela utilizando como herramienta para controlar tu peso.

EL FACTOR DEL EJERCICIO

Otra herramienta vital para el control del peso es el ejercicio, un factor importante que te ayuda a adoptar un equilibrio de calorías negativas.

El ejercicio genera masa muscular magra. Cuanto más músculo tengas, más veloz será tu metabolismo y el organismo quemará la energía almacenada con mayor eficiencia. Además de quemar grasa y acelerar el metabolismo, el ejercicio puede estimular la energía y la inmunidad y reducir el estrés, lo cual contribuirá a que controles y mantengas tu peso.

No soy entrenador, pero creo que la clave para mantenerse en forma es incorporar ejercicio cardiovascular y entrenamiento de resistencia en tus rutinas. El cardio es un quemagrasa absoluto, así que elige una actividad que disfrutes o alterna entre varias. Para quemar grasa, deberás ejercitarte unas cuatro veces por semana. Investigaciones han demostrado que muchas personas que se mantienen en su peso después de una dieta lo consiguen caminando en promedio 6.5 kilómetros al día, 45.5 a la semana. Otros practican actividades más vigorosas como correr, trotar o hacer ejercicio aeróbico. Para eliminar más grasa y obtener más masa muscular magra utiliza pesas, bandas de resistencia o tu propio peso corporal.

Otra forma estupenda de incrementar el ritmo de tu metabolismo es mantenerte activo durante el día en la medida de lo posible. Estaciónate una cuadra más lejos del trabajo y sube a pie en vez de hacerlo por el elevador o escaleras eléctricas. Si permaneces buena parte del día sentado en una oficina, intenta romper el ritmo y ponerte de pie parte del día. Si gastas energía a diario en actividades sencillas podrás inclinar la balanza hacia la zona quemagrasa.

Una última recomendación a propósito del ejercicio: programa un smoothie con calorías negativas con tu sesión de ejercicio. Si te tomas uno de mis smoothies dentro de los 30 o 60 minutos posteriores al ejercicio (sobre todo tras un entrenamiento de resistencia), ampliarás el crecimiento muscular y restituirás la energía empleada.

Así funciona: el smoothie contiene proteína y carbohidratos, ambos tienen una labor puntual. La proteína proporciona aminoácidos, útiles para generar músculo. El ejercicio deshace las fibras musculares y el crecimiento comienza después del entrenamiento. Aquí entra la proteína. Si poco después de ejercitar puedes abastecer el organismo con proteína, los músculos absorben los aminoácidos y los reparan y fortalecen, luego de una sesión pesada en el gimnasio.

En cuanto a los carbohidratos, reponen el glucógeno muscular (carbohidratos almacenados que proporcionan energía). La proteína participa en este proceso. De modo que los dos nutrientes trabajan para la recuperación y el desarrollo muscular.

VIVE UNA VIDA DELICIOSA Y SALUDABLE

Para mí, ser longevo supone vivir en las mejores condiciones posibles, mantener una mente aguda y un cuerpo sólido hasta mis últimos años. Sé que puedo aumentar mis probabilidades de alcanzar ese objetivo al llevar una alimentación nutritiva, mantenerme en un peso saludable y ejercitarme con regularidad. Frecuentemente, investigadores reportan las ventajas de largo plazo de un estilo de vida saludable. Estas son algunas razones por las que vale la pena depurar tu dieta:

DISMINUIR EL RIESGO DE PADECER CÁNCER

La Sociedad Estadunidense contra el Cáncer (ACS, por sus siglas en inglés) publicó un estudio reciente titulado "Peso corporal y riesgo de cáncer", en el que enumera los tipos de cáncer vinculados con el sobrepeso o la obesidad. Entre ellos se cuentan:

- colon y recto
- cuello del útero
- endometrio (recubrimiento del útero)
- esófago
- hígado
- linfoma no hodgkiniano
- mama
- mieloma múltiple
- ovario
- páncreas
- próstata (agresivo)
- riñón
- vesícula biliar

La ACS explica que el exceso de peso corporal aumenta el riesgo de padecer cáncer por varios motivos, concretamente porque debilita el sistema inmunitario, aumenta la inflamación del organismo, afecta el equilibrio de ciertas hormonas (como la insulina y los estrógenos), perturba la división celular e interfiere con proteínas que el organismo da a ciertas hormonas.

Los científicos siguen investigando cómo bajar de peso puede ayudar a disminuir estos riesgos, pero cada vez hay mayores pruebas que señalan que bajar de peso puede eliminar el riesgo de muchos tipos de cáncer. Bajar de peso comiendo alimentos nutritivos puede ser la mejor forma de medicina preventiva. ¿Quién no querría reducir el riesgo de padecer cáncer tan sólo llevando una alimentación saludable y natural? La respuesta es sencilla.

MEJOR SALUD CARDIOVASCULAR

Sé de primera mano el efecto que produce bajar de peso en la salud cardiovascular. Hace unos diez años mi doctor revisó mi presión sanguínea y niveles de colesterol y luego me preguntó si tenía planes para comprar un lote en el cementerio. Me quedé impresionado. En ese entonces trabajaba como chef en un restaurante y probaba muchos alimentos grasosos todo el día. Había acumulado bastante peso, sobre todo en el estómago. Tenía un vientre enorme. Era alarmante porque sabía que la grasa abdominal es la más nociva para la salud. Sobra decir que cambié mi alimentación y comencé a hacer ejercicio. Incluso participé en varios maratones. Mi peso disminuyó, igual que la presión sanguínea y los niveles de colesterol.

Bajar de peso —incluso entre 5 y 10% de tu peso— supone diversos beneficios para la salud. Primero, reduce el esfuerzo para el corazón, como consecuencia los vasos sanguíneos tienen menos presión. Cuando bajas unos kilos la presión sanguínea también se normaliza.

Después está el tema de las grasas o lípidos en la sangre: triglicéridos, colesterol LDL (el "malo")

y colesterol HDL (el "bueno"). Al bajar de peso puedes reducir los triglicéridos, el colesterol LDL y aumentar el HDL. Cuando las tres cosas suceden a la vez, tienes más colesterol bueno y menos colesterol malo, y menos grasa en el torrente sanguíneo. Esto quiere decir que es menos probable que tu organismo forme placas que obstruyan las arterias coronarias.

Bajar de peso también puede prevenir la formación de coágulos anormales, ocasionados cuando el flujo sanguíneo se desacelera. Los coágulos son mortales porque tienen la capacidad de viajar al corazón, los pulmones o el cerebro y provocar un infarto o derrame cerebral. Mantener un peso saludable y una presión sanguínea normal reduce el riesgo de formar coágulos.

Cuando hace años empecé a ponerme en forma, el primer aspecto positivo fue que comencé a deshacerme de la grasa abdominal. Un estudio de 2013 publicado en *Internal Medicine News* explicaba que no es la obesidad la que aumenta el riesgo de padecer enfermedades cardiovasculares sino la parte del cuerpo donde se almacena esa grasa excesiva. Y la peor es "la grasa visceral", ubicada dentro de la cavidad abdominal, esa es la que yo tenía. El estudio reveló que las personas con grasa visceral en exceso y menores de 40 años de edad (¡ese era yo!) corrían mayor riesgo de padecer enfermedades cardiovasculares que las personas mayores de 40. Queda claro que el tejido visceral es más peligroso para la gente joven. Gran enseñanza: ¡cuanto antes bajes esa barriga cervecera, mejor!

MANTENTE ALERTA

Si estás engordando en la zona de la cintura el cerebro también corre peligro. Tener sobrepeso o estar obeso puede dañar las habilidades cognitivas, sobre todo a medida que una persona envejece. La buena noticia es que hay datos que indican que bajar de peso podría revertir algunos de esos efectos adversos.

En una investigación publicada en el *Journal of the American College of Nutrition* en 2012, investigadores estudiaron a 50 hombres y mujeres obesos antes y después de seguir una dieta. Los científicos aplicaron exámenes de función cognitiva y encontraron que después de bajar entre 8 y 12% de su peso corporal, sus puntuaciones en los exámenes mejoraron significativamente. Los científicos concluyeron que "bajar de peso puede tener un efecto significativo en las estrategias de salud pública para la prevención de la demencia".

¿Por qué la obesidad deteriora el cerebro? Los investigadores creen que la obesidad causa inflamación, la cual puede estar relacionada con el deterioro de los vasos sanguíneos del cerebro.

Ciertos alimentos con calorías negativas no sólo te ayudan a bajar de peso, también pueden proteger tu cerebro, como las verduras crucíferas y las verduras de hoja verde, también frutas como moras y naranjas. En todos estos alimentos abundan los antioxidantes, los cuales se ha demostrado reducen la inflamación del organismo. Otros alimentos que protegen el cerebro son el pescado, el cual contiene ácidos grasos omega-3, y las nueces, fuentes excelentes de vitamina E (otro antioxidante).

ESTIMULA TU ESTADO DE ÁNIMO

No queda claro si la obesidad causa depresión o la depresión causa obesidad. Un estudio que se publicó en *Diabetes Care* en 2014 sugiere que bajar de peso podría ayudar a mejorar el estado de ánimo.

Un grupo de científicos investigó si bajar de peso podía aliviar la depresión a corto y largo plazo. Analizaron a individuos obesos y diabéticos antes del estudio, cada año, durante ocho

años y al final del octavo año. Al principio sometieron a los participantes a una dieta de entre 1,200 y 1,800 calorías al día con la idea de que bajaran 7% o más de su peso corporal en un año.

Al final del primer año, el estudio descubrió que la dieta y la pérdida de peso consecuente redujo significativamente la depresión ligera y severa. Tras ocho años de seguimiento, la pérdida de peso también ayudó a prevenir la depresión y reducir el riesgo de que en los casos con síntomas menores, éstos se agudizaran.

Según muchos nutriólogos y médicos, lo que comes mientras bajas de peso también afecta tu estado de ánimo. Por ejemplo, hay alimentos que estimulan la serotonina, el químico natural del cerebro "que causa felicidad". Los kiwis, los plátanos, las ciruelas, la piña, las cerezas, los tomates y las nueces de Castilla ayudan a incrementar la producción de serotonina.

También se ha demostrado que aumentar el consumo de triptófano mejora el estado de ánimo, ya que incrementa la producción de serotonina en el cerebro. Los alimentos que lo contienen en abundancia son el pollo, el pescado, el queso cottage, las nueces, los huevos y las legumbres.

Por último, consumir alimentos ricos en vitamina B6 es muy importante. Esta vitamina es esencial para producir químicos cerebrales como dopamina y serotonina. Los alimentos que tienen vitamina B6 en abundancia son el arroz integral, el pollo, los huevos, las verduras de hoja verde, las legumbres, las nueces y los chícharos.

Es evidente que al tener sobrepeso eres vulnerable a enfermedades que ponen en riesgo tu vida, deterioro cognitivo, trastornos del estado de ánimo y otros padecimientos. No quiero extenderme con los riesgos. Prefiero pensar en que mantener un peso saludable y comer alimentos naturales contribuye a que el corazón, el cerebro y otros órganos se mantengan saludables y te acompañen durante una vida longeva y feliz.

En lo que a mí respecta, trabajar en la industria de la comida y el estilo de vida saludable ha cambiado mi existencia por completo. Estoy más sano que nunca y todos los días aprendo algo nuevo sobre nutrición y sobre cómo podemos aprovechar el poder de los alimentos naturales para vivir mejor. También es sumamente satisfactorio ser testigo de los cambios positivos que experimentan mis clientes al eliminar los alimentos procesados de su dieta y sustituirlos con alimentos naturales, frescos y orgánicos. Ellos son la prueba absoluta de que si te esfuerzas y cuidas tu cuerpo puedes cambiar tu vida.

Todos los días llevas un estilo de vida saludable y delicioso al tomar decisiones inteligentes sobre tus alimentos, comprando los productos de la más alta calidad (que puedas encontrar y costear) y al hacer toda la actividad física posible. Cuando vives así, te sientes inspirado para seguir en ese camino. Tienes la energía y la vitalidad necesaria para hacer todo lo que amas y para cumplir tus sueños.

Espero que la dieta de las calorías negativas sea un cambio positivo en tu estilo de vida y el de tu familia. Mi deseo más grande es que utilices la información de este libro para convertirte en la versión más sana y feliz de ti mismo, y que te enamores de tu nueva vida, saludable y deliciosa, más de lo que hubieras creído posible.

Te deseo lo mejor,
Rocco DiSpirito

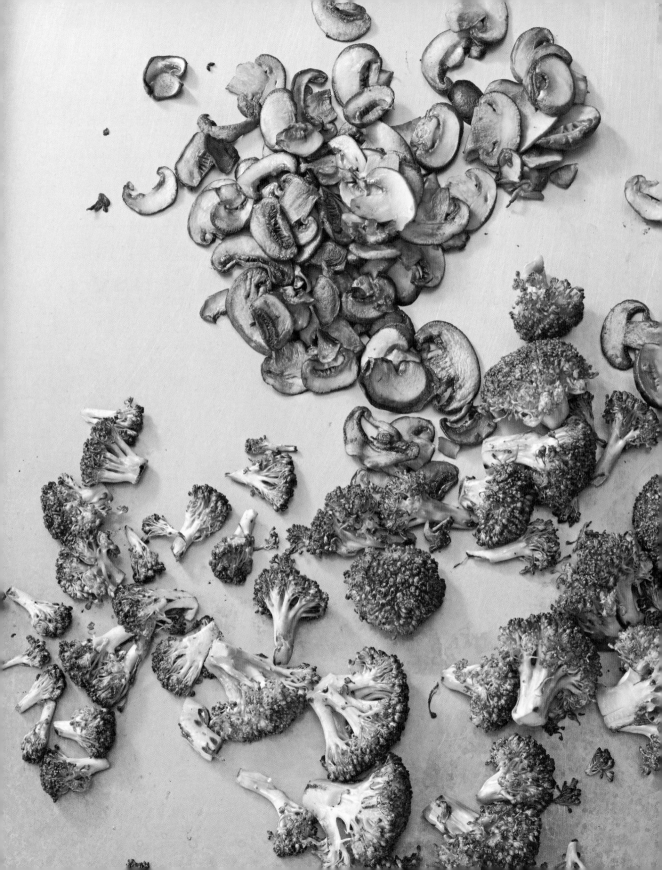

ÍNDICE ANALÍTICO

Los números en cursiva se refieren a fotografías.

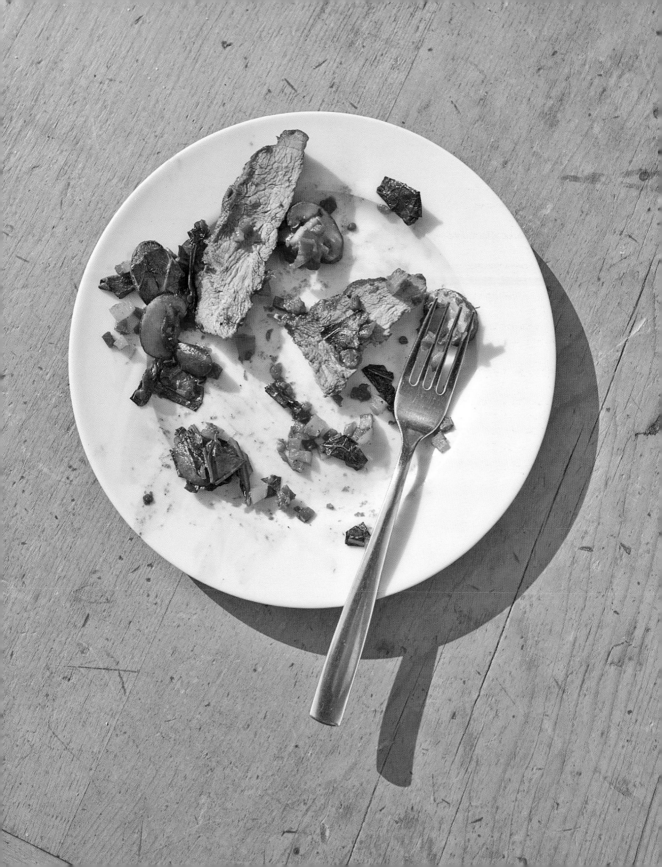

Esta obra se imprimió y encuadernó
en el mes de mayo de 2017, en los
talleres de GRAFILUR S.A.,
que se localizan en Av. Cervantes 51,
48970 Basauri (España)